基礎から学べる
医療現場で
役立つ心理学

大川一郎／土田宣明／高見美保 編著

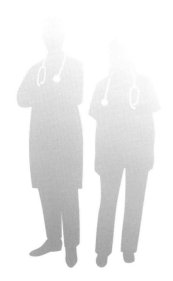

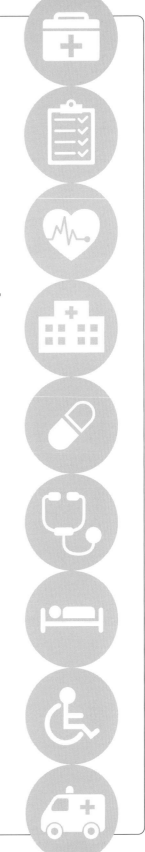

ミネルヴァ書房

はじめに

●ねらい

　本テキスト『基礎から学べる　医療現場で役立つ心理学』は，医療現場で現在働いている方々，医療現場で働くために大学，短期大学，専門学校等で医療系の勉強をされている方々，医療現場で役立つ心理学に関心をもっていただいている方々をイメージして編集しました。

　本書のねらいは，幅広い心理学の領域の中から，医療現場の方々にぜひ知っていただきたい，役立てていただきたい基礎領域から応用領域に至るまでの心理学の多くの知見を系統的に紹介することにあります。

　このねらいを達成すべく編集にあたっては，心理学だけでなく，医療関係者も加わり，それぞれの視点から編集の過程の中で，様々な議論も行いました。また，執筆にあたっては，執筆者の方々に，医療関係者を念頭におきながら，それぞれの専門領域の中で，これだけは知っておいていただきたいという「知識」「情報」「理論」，エビデンスに基づく「最新の知見」，医療領域への適用のヒントもできるだけ入れ込むことをお願いしました。また，「このことを医療関係者やその卵となる人にぜひ伝えたい，理解してほしい」という執筆者の「思い」を執筆内容に反映させていただくこともお願いしました。

　執筆者は総勢40名になりますが，その思いがいっぱいつまっているテキストが本書になります。

●内　容

　本テキストで扱っている心理学の内容は広範囲で多岐にわたりますが，大きくは，「第Ⅰ部　心の働きをつくるもの」「第Ⅱ部　心理臨床・医療の中で役立つ心理学」の2部構成になっています。

　第Ⅰ部では，私たちの心の働きをつくり上げている諸機能に焦点を当てています。環境を認識するための入力器官である「感覚・知覚」，入力した情報を処理する「認知機能」，環境との相互作用の中で形成される行動としての「学習」，人を行動へとかりたてる「感情・情動・動機」，人それぞれの特徴や個性を彩る「パーソナリティ」，そして，生まれてから，年をとり，死に至るまでの「生涯発達」の中での各発達段階の特徴について，図表等もふんだんに交えながらわかりやすく説明しています。

　第Ⅱ部では，私たちの生活や健康，心理臨床の領域面にかかわる内容に焦点を当てています。人と人との関係をつくり上げる「人間関係」にかかわるいろいろな要因，心身の健康やウェルビーイングに貢献する「健康心理学」における様々な知見，そして，人の多様な心理的問題にかかわる「心理的問題への理解と支援」など，心理学の応用領域の中で知っておいていただきたい内容，実際に生活場面の中で役に立てていただきたい内容，心理臨床場面において押さえておいていただきたい内容について網羅的に紹介しています。

● 構　成

　本テキストは，先に示した内容による全9章，そしてさらにそれぞれの章は内容のまとまりごとに4節～6節によって構成されています。本テキスト全体では44節になり，医療に役立てていただきたい心理学のおおよそは，網羅できているものと自負しています。

　さて，それぞれの節は，見やすさ，読みやすさを考慮して，2色刷りにしました。そして，節の内容への誘いとなる「エピソード（Episode）」，そして，「本文」へとつながる構成となります。本文の理解を助ける図表も，見開き（2頁）に1つは入るように工夫してあります。欄外には，側注として本文の中の難しい用語等を解説する「語句説明」，また類書にない試みとして，本文の内容について臨床場面ではこのように応用できる，このように考えてみたらどうか，というような臨床へ応用する際のヒントとなるような「臨床の芽」も入れ込みました。これについては，新しい試みになりますので，みなさんのご意見をいただければありがたいです。さらに，各章末にその領域の最新の話題や研究，押さえておいていただきたいテーマ等を紹介する「コラム」も準備しました。

● 医療現場で役立つ心理学

　このようにしてできあがったのが本テキストです。本書のねらいがどこまで達成されたかについては，読んでいただいたみなさんの判断に委ねられるところですが，どの部分からでもいいですので，ぜひ関心のある節やエピソードに目を通していただければと願っております。

　「知識」「情報」「理論」「最新の知見」「思い」「医療面への適用のヒント」がつまった本書を，できるだけ大勢の方に手に取って読んで現場で役立てていただきたいというのが，私たち執筆者・編者の願いです。そのために，上述したように，心理学の基礎から応用まで，幅広く，なおかつ，専門的な内容を初めて学ぶ方にとっても「わかりやすい」「読みやすい」テキストにするための工夫を重ねました。

　最後になりましたが，企画の段階から編集の最終段階に至るまで，辛抱強く，二人三脚で一緒に編集にかかわっていただきましたミネルヴァ書房の丸山碧さんには，心より御礼申し上げます。

2019年12月

編者　大川一郎・土田宣明・高見美保

基礎から学べる　医療現場で役立つ心理学

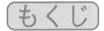

第 I 部

心の働きをつくるもの

Contents

第 1 章

感覚・知覚
（環境を認識する）

視覚系の構造と働き

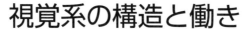

Episode 1-1　「盲点」はなぜ意識されないのか？

だまされたと思って，次の手順にしたがって実験してみてください（図1-1）。

1．この本を両手で持って，右目を閉じてください（必ず右目を閉じてください）。
2．＋印が左目の前にくるようにしながら，腕を伸ばして本を少し遠くにしてください。このとき＋印は左目だけで見てください。（この段階では，ピントはぼやけていると思いますが，左側に●が存在するのを確認できると思います）。
3．左目でまっすぐ＋印を見たまま，本を少しずつ近づけてみてください。
4．これまで見えていた●が「すーっと」消えてしまうのを感じるはずです。（ピントは＋印にあるので，●はぼやけたままですが，●の存在が消えると思います）。
5．●が消えたとき，●があった場所が空白になってしまうのではなく，なんとなく縦横の線がつながっているように感じると思います。

　●が消えたあとに，本来はないもの（縦横線）が見えてしまいます。目がとらえた像は「網膜」というところに映し出されて画像として認識しますが，このとき画像を感受できない箇所があります。専門用語を使うと，「視神経乳頭」という箇所で，ここには視細胞がありません。そのため，この領域に光を与えても受容することができません。この領域が盲点です。一方で，周辺の情報から，脳が盲点の情報を補うため（周りの刺激に「つじつま」を合わせるため），われわれは盲点を意識することがないのです。

　盲点の例からもわかるように，われわれの“視覚世界”は，眼球を通して得られた外界の情報をカメラのようにそのまま写し取るわけではなく，脳で“解釈する”ことによって成り立っているのです。「ものをみる」ことに重要な役割を果たしている視覚系の構造や働きについて，次に詳細にみていきましょう。

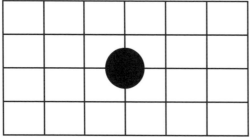

図1-1　盲点の検出

1 視覚系の構造

　私たちの日常生活で視覚から得られる情報は80%以上を占めるといわれています。健康診断で視力の低下を指摘され，メガネやコンタクトレンズで矯正をしている人も多いのではないでしょうか。さて，この視覚系の構造と働きはどうなっているのでしょうか。

　視覚系の感覚器官である眼球の構造（図1-2）はカメラにたとえられます（図1-3）。眼の虹彩はカメラの絞り，水晶体はレンズ，網膜はフィルムに相当します。角膜を通り瞳孔から入った光は虹彩で調節され，ピントを調節する水晶体で屈折し，硝子体を通過して，網膜に焦点を結びます。ただし，カメラと眼の役割は似ている面がありますが，その仕組みは基本的に異なっています。たとえば，ピントの合わせ方はカメラと眼ではまったく異なります。カメラはレンズの位置を変えることで調節しますが，眼はオートフォーカス▶1 です（後述するように加齢にともない，この調節力が弱体化します）。

　網膜に投影された光の情報は視細胞▶2 で電気信号に変換され，神経系を通じて脳へと出力され，後頭葉の第一次視覚野というところに到達します（図1-4）。その伝達ルート▶3 には大きな特徴があります。図に示したように，両眼で物を見ているとき，ピントの中心から見て右側に見えている情報（右視野：図1-4は脳を下からみた図なので左右が逆転しているので注意）は反対側の左脳の（一次）視覚野に伝わり，左側に見えている情報はやはり反対側の右脳の（一次）視覚野に伝わります*1。

　さらに後頭葉にある第一次視覚野に到達した神経信号は，その後2つの経路に分かれて処理されます。後頭葉から側頭葉に至る経路は腹側経路あるいは"what"経路とよばれ，物体の認識に関わる処理に

▶1　オートフォーカス

水晶体は毛様体筋の収縮によって形態を変え，網膜上に結像する光の焦点を調節します。

▶2　視細胞

視細胞には桿体細胞と錐体細胞があります。桿体細胞は，周辺視野からの情報を集める部位に高密度で分布し，夜間などの光量が少ない暗所で働きます（暗所視）。一方，明所で働き（明所視），視野中心から情報を集める部位に高密度で分布する錐体細胞は，鋭敏な空間解像度と優れた色覚の基礎を担います。

▶3　伝達ルート

脳梁という部位を切断した患者を対象として，この伝達ルートの特性をもとに，スペリーらが有名な「分離脳患者の実験」を実施しました。

臨床の芽 *1

視野の半分が欠損してしまう「半盲」と，視野の半分を無視してしまう「半側空間無視」は別の概念なので注意してください。

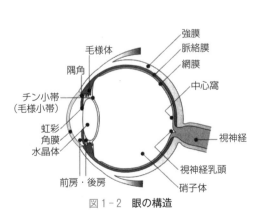

図1-2　眼の構造
出所：石松，2011

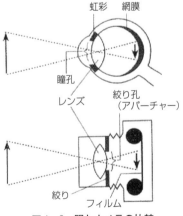

図1-3　眼とカメラの比較
出所：松田，2007

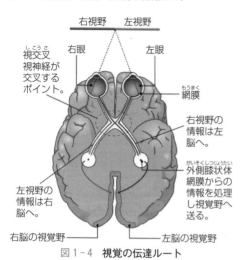

図１-４　視覚の伝達ルート

出所：岩田，2011

臨床の芽＊2

レビー小体型認知症（後頭葉の有意な機能低下）の患者さんの幻覚や，物の位置関係がわかり難くなる，という現象の理由ですね。

関与します。後頭葉から頭頂葉に至る経路は背側経路あるいは"where"経路とよばれ，主に物体の位置や動きに関する処理に関与します＊2。

2 視覚機能の加齢変化

「物が見づらい」「新聞や本などの小さな文字が読みにくい」など年齢とともに視覚機能に関連する問題が増えてきますが，加齢にともないどのような変化が起こるのでしょうか。近い距離での視力（近視力）や動いている物体を認識する能力（動体視力）をはじめ，空間内の対象を三次元的に把握する能力（奥行き知覚）や物体を背景から区別する能力（コントラスト感度）などは加齢とともに低下します（Baltes & Lindenberger, 1997；Fozard & Gordon-Salant, 2001；Kosnik et al., 1988）。

また視覚機能に生じる加齢変化は，日常生活にも影響を及ぼします。たとえば，奥行き知覚やコントラスト感度の低下は，対象までの距離判断や対象を検出する能力の低下を引き起こすため，段差につまずいたり，段差を踏み外したりする機会が年齢とともに増加する原因ともなっています。また，読書や自動車の運転，歩行などの視覚作業において重要な役割を担っている有効視野（眼球運動をともなわずに情報を獲得できる視野の範囲）も加齢にともなって狭くなることが知られています（石松・三浦，2003）。さらに加齢にともなう桿体細胞（▶2の「視細胞」の注を参照）の減少によって，暗い照明や夜間など暗所視での視覚作業が困難になります。ただ，視力をはじめ，視覚機能に生じる加齢変化の現れ方には個人差が大きいことも忘れてはなりません。

3 加齢と障害

視覚系の加齢変化は日常生活に様々な影響を及ぼします。しかし，病気になることによって目が見えなくなるなど大きな障害がもたらされる場合があります。視覚機能の障害は，感覚器官の問題だけでなく，脳を含めた神経系の問題によっても生じます。したがって，視覚機能の障害が，たとえば加齢にともなう感覚器官の生理的変化や白内障や緑内障といった眼疾患によって生じたものなのか，あるいはそれ以外の問題によって生じたものなのかを見極めることが重要となります。

水晶体の透過度や調整能力は年齢とともに低下します。水晶体の弾性劣化による近視力の低下は老眼（老視：presbyopia）とよばれています。老眼の場合，適切な矯正眼鏡を使用することで日常生活に問題

が生じない程度の視力を獲得することが可能です。

　水晶体の白濁によって生じる白内障では，眼球に取り入れられる光が乱反射して網膜上に正確な像が結べなくなり，物が二重に見えたり，まぶしさを感じたりするなどの症状が現れます。白内障はほとんどの場合手術などの外科的介入によって視覚機能を回復することができます。一方，眼圧[4]の上昇によって視神経が傷害され視野の欠損が生じる緑内障では，一度失われた機能を回復することはできないため，眼圧を下げ，進行を遅らせることが主な治療となるため，早期発見が重要となります。

4 障害の様相と対応

　人生の途中で失明した人の心理や行動はどのようなものなのでしょうか。ここでは松田（2007）に基づき，特に中途失明者の心理と行動についてみていきます。まず，視覚障害はその障害の程度や時期によって，いくつかのカテゴリーに分類されます（図1-5）。全盲[5]は，生まれつきの「先天盲」と，生後に失明した「後天盲」に分けられます。さらに後天盲のうち，視覚的な経験の記憶があるかないかによって，「早期全盲」と「後期全盲」に分けられます。

　「後期全盲」の場合は視覚イメージが利用可能であり，その点はいい面なのですが，逆に，日常行動へネガティブな影響を及ぼすことがあります。たとえば歩行時には視覚イメージを想定できる分，現実とのギャップを確かめようがないので，恐怖心が先行してしまうようです。さらに，失明後の不自由さ不便さに絶望し，無力感・劣等感を抱きやすくなるといわれています。一方で，視覚機能を補う聴覚と触覚についても，後期全盲の場合は視覚の代替機能として活用するのは困難をともないます[*3]。このように後期全盲者の場合，その後の生活への適応が難しいという現実もあります。

（石松一真・土田宣明）

▶4　眼圧

眼圧とは「目の中の圧力」，つまり「目の硬さ」のことを指します。目の中では，一定量の水（房水）が作られ，それと同じ量の水が目から流れ出ていくことで，圧力は一定に保たれています。

▶5　全盲

明暗の区別ができる程度（明暗弁）や眼の前での手の動きが分かる程度（手動弁）も含めて，視力のない状態を指します。

臨床の芽 ＊3

中途失明者へのケアでは，視覚障害が及ぼす日常生活の不自由さと，その障害を受け入れることの困難さの両側面で理解することが必要となります。

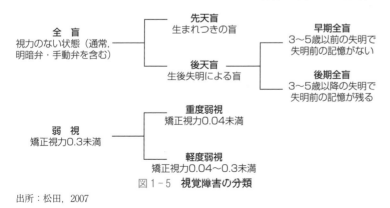

図1-5　視覚障害の分類

出所：松田，2007

1-2

聴覚系の構造と働き

Episode 1-2　自分の声じゃない!?

　録音した自分の声を初めて聴いたときのショックを忘れられない人は多いはずです。自分の声を録音して，再生しているはずなのに，いつもの声ではありません。なにか違って聴こえます。家族や友人に「なにか変に聴こえるよね」と尋ねたところ，「いつもの君の声だよ」と言われて，さらにショックを受けたのではないでしょうか。自分が聴いている声は自分だけにしか聴こえないのです。

　なぜ，自分が聴いている自分の声と，他人が聴いている自分の声は違うのでしょうか。結論からいうと，聴こえる音には2種類あり，自分の声を聴いているときには2つの音を聴いているためです（図1-6）。あなたが発した声は，音波として空気中を伝わり，聴き手の鼓膜へと伝わります（気導音）。録音した声を再生した場合は，空気中を伝わってきた音波を再生することになり，自分以外の人が聴いている声を聴くことになります。一方，声を発した当事者（自分）は，空気中を伝わってきた声の情報と自分の頭蓋骨を伝わってきた声帯の振動による声の情報（骨導音）を自分の声として聴くことになります。そのため，声を発した当事者とそれ以外の人は異なる「声」を聴いていることになります。

　このように，単純に空気中を伝わってきた「音」を聴いているだけだと思っていた聴覚にも，意識しないようなメカニズムが隠されているようです。ここでは，コミュニケーション機能の一翼を担っている聴覚系の構造や働きについて，詳細にみていきたいと思います。

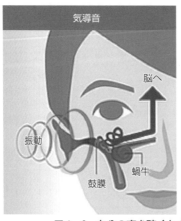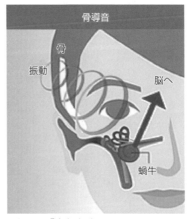

図1-6　**自分の声を聴くときは2つの「音」を聴いている**
出所：エルゴノミクスショップ（https://ergs.jp/products/list.php?category_id=14）より引用

1 聴覚系の構造

「人の話を聞く」「音楽を聴く」などコミュニケーションのためにも，生活史の刺激やうるおいのためにも聴覚は日常生活において重要な役割を担っています。図1-7はその聴覚系の感覚器官である耳の構造を示したものです。耳は，外耳（耳介，外耳道），中耳（鼓膜，耳小骨），内耳（蝸牛，前庭）に大きく分けられます。空気の振動である聴覚刺激（音波[1]）は，耳介から外耳道を通り鼓膜を振動させます。鼓膜の振動は耳小骨（ツチ骨，キヌタ骨，アブミ骨）で増幅され，内耳（蝸牛，前庭）へと伝わります。耳小骨で増幅された振動は蝸牛に配置された有毛細胞によって電気信号へと変換され，聴神経を通じて脳へと伝えられます。

われわれが受け取ることができる音波は，周波数（ヘルツ，Hz）と強度[2]（デシベル）によって，その範囲が決まってきます。人間が音として知覚できる範囲を「可聴域」とよび，周波数にして20 Hz（腹に響くような超低音）〜20 kHz（聞き取れないくらいの超高音）程度であるとされています。また音圧が120 dBよりも強い音を聞くと痛みをともない，強い音を長時間にわたり聴き続けると，有毛細胞が損傷を受け，難聴となる場合があります。

2 聴知覚の特徴

聴覚が関わる，日常生活の中の現象としては腹話術効果（ventriloquism effect）があります（図1-8）。誰かが演説をしている光景をテレビで見ているとします。このとき，われわれは画面上の話者の口から声が出ているように感じます。しかしよく考えると，画面から音が出ているわけではありません。画面から離れたスピーカーから出ているはずです。このように音と映像の空間的位置が一致しない場合は，

▶1 音波

音波はその発生源から，あたかも水面に波紋が拡がるように空気中を四方に伝搬します。常温では秒速約340 mです。

▶2 強度

松田（2007）によると，生活環境で聞く騒音でおおよその見当をつけると，通常の会話が60 dB，電気掃除機が80 dB，地下鉄の車中が100 dBです。

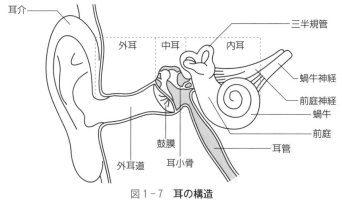

図1-7 **耳の構造**

出所：石松，2011より改変して引用

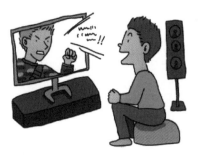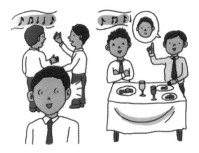

スピーカーが離れたところにあっても，音声は画面から聞こえるように感じる。

騒がしい環境にあっても，自分が話題にあがっていることにはすぐに気づく。

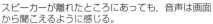

図1-8　腹話術効果とカクテルパーティ効果

出所：岩田，2011

音は映像から聞こえるように感じられます。腹話術において，音は演者から出ているにもかかわらず，人形が話しているように感じることも同じ原理です（名前の由来になっています）。

またこんな経験はありませんか。ざわついた会場の中で，自分の名前を呼ばれたとします。様々な音が入り乱れている中なので，通常ならば聞き取れないほどの音なのに，自分の名前だけがなぜか聴き取れたことはないでしょうか。このように，音の強弱や遠近にかかわらず，特定の音を選択的に聞き取れる現象をカクテルパーティ効果▶3（cocktail-party effect）とよびます*1。ちょうど図1-8で示したような場面です。

3 聴覚機能の加齢変化

聴覚機能の加齢変化の一つに聴力の低下があげられます。「耳の聞こえが悪くなった」「日常会話において相手の発話の聞き取りが難しくなった」など，年をとると「耳が遠くなる」ことは疑いようもない事実です。聴覚感度の低下は，周波数による違いや個人差はあるものの，すべての周波数において，男性は30歳までに，女性は50歳までに認められます（Pearson et al., 1995）。さらに，図1-9に示したように加齢にともなって，高い音ほど大きな音でないと聞こえにくくなっていることがわかります（たとえば，85歳以上の高齢者ならば8000 Hzの音を聴こうとすると80 dB以上の大きさの音が必要なことを意味しています*2）。

高齢期の聴覚機能の障害（難聴）は，抑うつ，意欲低下や無関心，脳萎縮，要介護状態につながるリスクなどとの関連も指摘されています。たとえば，1958年から継続実施されている全米最長の縦断研究の一つであるBaltimore Longitudinal Study of Aging（BLSA）では，調査開始時に認知症のない36歳から90歳までの639名の11.9年間の追跡

▶3　カクテルパーティ効果

音声の選択的聴取のことで，選択的注意が関わる現象です。

臨床の芽*1
通勤・通学中に，患者さんや同僚の話をすると，雑踏であっても話題中の"固有名詞"だけが聞きとられ「ウワサ話」として広まる可能性があります。医療職者の職業倫理をもつうえでも，注意が必要です。

臨床の芽*2
高齢者に説明する際は，「ゆっくり，はっきり」だけでなく，「やや低めの声で」ということも意識するといいですね。

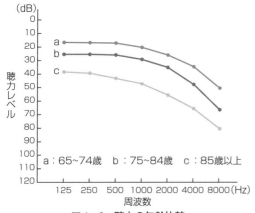

(dB)

a：65~74歳　b：75~84歳　c：85歳以上

周波数

図1-9　聴力の年齢比較

出所：加我，2000

表1-1　聴覚機能の障害

難聴の種類	障害の原因
伝音性難聴	外耳，中耳
感音性難聴	内耳，聴神経，脳
混合性難聴	伝音性難聴と感音性難聴の両方の原因

で，認知症発症リスクは，中等度難聴群（41-70 dB）では聴力正常群の3.00倍，高度難聴群（＞70 dB）では4.94倍であったことが報告されています（Lin et al., 2011）。

4 障害の様相と対応

感覚器官の障害は耳からの情報の制約を生みます。聴覚機能の障害は，単なる聴覚経路そのものに生じる生理的加齢変化ばかりでなく，騒音などの聴力に影響を与える外的因子に曝されることによっても大きく影響されます。聴覚機能の障害は，聴覚刺激の伝達経路において障害が生じたことを意味し，伝音性難聴，感音性難聴，混合性難聴の3つに分類されます（表1-1）。

これら難聴のタイプはエピソードで示した気導音と骨導音とも関わります。伝音性難聴では気導音は聞きづらくなりますが，骨導音は直接内耳に伝わるので基本的に障害はありません。一方で，感音性難聴が含まれると，気導音と骨導音の，どちらも障害を受けます。

老人性難聴は感音性難聴に含まれ，音が聞き取りにくくなる聴力低下や語音明瞭度（言葉を聞き分ける能力）の低下が特徴的な症状としてあげられます。老人性難聴は高齢期においてもっとも一般的な障害の一つです。

さらに聴覚機能が低下すると，声の聞き取りにくさからコミュニケーションが難しくなり，夫婦関係の満足度や幸福感にも影響することが報告されています[3]（Strawbridge et al., 2007）。

対応方法として，難聴の症状によっては外科的な介入なども考えられますが，老人性難聴への対応は，補聴器[4]を用いたリハビリテーションが中心となります。

（石松一真・土田宣明）

臨床の芽＊3

1つの機能低下は，日常生活の様々な場面に波及し，生活の質にまで影響することがある，ということを知っておくことが重要です。

臨床の芽＊4

装用者の聴力特性に補聴器をうまく適合させることが大きな課題となっています。この適合がうまくいかないと，ノイズが多いと感じてしまうことにつながります。また，補聴器利用の際には，「補聴器に慣れる」ことも大切です。利用者にとって"必要な人"の声がもっとも聞き取りやすいものを選び，1日数時間程度，静かな所で自分の声や相手の声を聞くことから始めましょう。

1-3 触覚・痛覚系の構造と働き

Episode 1-3 切断された手足が痛い？

　交通事故や病気等で手や足を切断された人が，実在しないはずの手足に痛みを感じることがあります。ラマチャンドラン（Ramachandran, V. S.）が発見したこの現象は「幻肢痛」とよばれています。幻肢痛は手足を切断された患者さんの7割以上に生じるといわれています。

　なぜ実在しないはずの手足が痛いのでしょうか。いろいろな説がありますが，まだどの説が正しいのか，確定できる段階にはありません。ただ，近年の脳科学研究によると，脳の中の「自己の身体を認識する」ための神経回路が再組織化したのではないかという説が出されています。たとえば，腕を切断された人が口の周りのひげを剃る際に，無くなった腕にも触れている感覚を生じることがあります。大脳の中の顔領域を担当する部位が腕の領域にまで広がった結果，顔と腕を同時に触れている感覚が生じるようになったと考えられます。

　幻肢痛を抑える方法の一つにミラー・セラピーがあります。ラマチャンドランら（Ramachandran et al., 1996）はミラー・ボックス（図1-10）内で切断された腕を疑似的に再現することを試みました。幻肢痛をもつ患者さんが，正常な手をミラー・ボックスの中に入れるとその手が鏡に映り，ボックスの上からはあたかも両手が存在するように見えます。このとき鏡に映った手が幻肢に重なるように手と鏡の位置を調整した上で正常な手を動かすと，手の動きが鏡に映り，患者さんは意のままに幻肢を動かせるようになったと感じ，幻肢痛が緩和される場合があるようです。

　この幻肢痛の例のように，人間の触覚や痛覚は単純な感覚ではないようです。次に触覚・痛覚系の構造や働きについて，詳細にみていきましょう。

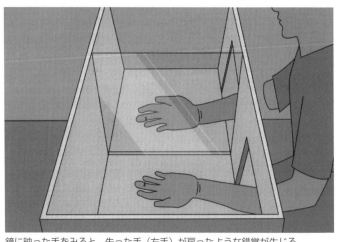

鏡に映った手をみると，失った手（右手）が戻ったような錯覚が生じる

図1-10　ミラー・ボックス

出所：岩田，2011

1 触覚・痛覚系の構造

　何か見慣れないものが目の前にあった場合，多くの人は，まずそれをよく観察するのではないでしょうか。しかし見ただけではわかりません。手を様々に動かして，その物体がスベスベしているかザラザラしているか，熱いか冷たいかなど，触って多くの情報を得ようとするはずです。このとき働くのが皮膚感覚であり，その主たるものが触覚です。

　触覚は，これまで見てきたような視覚や聴覚などの感覚とは異なり，（目や耳のような）特殊な受容器をもちません。たとえば，図1-11に示したように手の指にある無数の受容器[1]から情報を得ます。

　皮膚感覚には，触覚のほか，振動覚，温度感覚（温覚と冷覚），痛覚に分けられます。振動覚はモノのふるえを感じとる感覚，温度感覚は冷たさや温かさを感じとる感覚，痛覚は痛みを感じる感覚です。このような皮膚感覚と固有感覚[2]とを合わせて体性感覚といいます。

　皮膚感覚は身体中にありますが，その感度は異なります。たとえば，触覚の感度に合わせて，感度が高いほど大きく，感度が低いほど小さく描くと，図1-12に示したような身体像を示すことができます。これは「感覚のホモンクルス[3]」とよばれているものです。この図をみればわかるように普段われわれが見ている身体像と，触覚に基づく身体像は大きく異なることがわかります。

　痛覚は，触覚と異なり，痛みだけを感じる特異的な受容器があるわけではありません。神経が枝分かれして密集している箇所があり，それが痛点（痛みを感じる点）となっています。専門用語では自由神経終末[4]とよばれています。痛点の分布は身体の部位によって大きく異なります。

▶1 **無数の受容器**

マイスナー小体，メルケル細胞，ルフィニ終末，パチニ小体などで，それぞれ発見者の名前がつけられています。マイスナー小体は点字のような，わずかな盛り上がりの検出に，メルケル細胞は圧の変化の検出に，ルフィニ終末は局所的な圧迫や皮膚の引っ張りの検出に，パチニ小体は振動数の高いものの検出に優れています。

▶2 **固有感覚**

筋肉や関節などの動きや身体の位置に関する感覚のことです。

▶3 **ホモンクルス**

ラテン語 homunculus。小人を意味します。

▶4 **自由神経終末**

自由神経終末は痛みのほかに温度の感覚にも関わります。

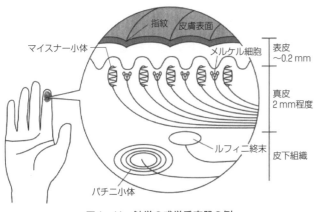

図1-11　触覚の感覚受容器の例

出所：渡邉，2014

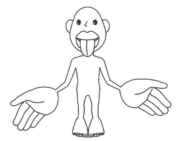

図1-12　感覚のホモンクルス

出所：渡邉，2014

鈍い痛みが続く

転んで膝を打った瞬間

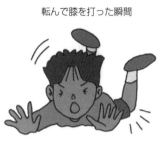
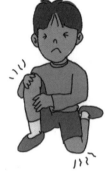

ファーストペイン　　　　セカンドペイン
図 1 - 13　痛みの種類
出所：岩田，2011より改変

2 痛みの種類

　日常生活で，痛い思いをすることは多いでしょう。机の角に足を打ちつけたり，画びょうを誤って踏んでしまったり……とあまり思い出したくありませんが，あえて思い返すと 2 種類の痛みがあることがわかります（図 1 - 13）。

　一つは「ファーストペイン」とよばれるものです。机の角に足を思いっきりぶつけた瞬間の強いショックです。もう一つは，じわじわと後からくる持続的な痛みです。これを「セカンドペイン＊1」とよんでいます。この違いは，痛みが伝わる神経線維の違いなどが原因で起きますが，その痛みの「意味」が重要です。

　「ファーストペイン」は刺激のある部位を正確に特定でき，素早く手を引っ込めるような，逃避行動を可能にしてくれています。いわゆる警告信号のような役割を担っています。

　一方，遅れてやってくる「セカンドペイン」はヒトの QOL（quality of life）にも影響する痛みです。「セカンドペイン」は不安や恐怖などの感情を引き起こし，それが強すぎたり，長引くと日常生活にも影響してしまいます。さらにやっかいなことに，「セカンドペイン」は痛みを起こす刺激がなくなった後にも，持続してしまうことがあります。このようなやっかいな痛みへの対応は後述します。

3 触覚・痛覚の加齢変化

　加齢の影響は触覚を支える皮膚構造の変化として現れます。皮膚の加齢変化は30歳頃から始まります。

　触覚の感受性（触覚系の測定方法は 1 - 4 を参照）は加齢とともに低下します（Stevens, 1992）。またその加齢変化は部位によって異なりますが特に下肢（両足）部位の加齢による低下が顕著となります。

　温度感覚は，温覚，冷覚ともに加齢にともなって感受性が鈍くなります（Stevens & Choo, 1998）。触覚同様，特に下肢部位の機能低下が顕著となります。すなわち，加齢にともなって温度感覚の感度が鈍くなるのです。お湯の温度に対する感覚が鈍くなった場合，お風呂に入る際に火傷をしてしまう可能性が高まります。

　しかし，痛覚に関しては，年齢によって感受性に差がみられないとされています。その意味で痛覚は，かなり特殊な感覚といえるでしょう。個体の生存にとって，痛みの感覚が鈍くならないというのは，病

気のサインを見逃さないという点で，意味のあることかもしれません。しかし，一方でケア場面を考えるとやっかいな感覚といえます。

次にその痛みへの対応方法についてみていきましょう。

4 痛みの様相と対応

山口（2006）によれば，痛みはきわめて主観的な出来事であると考えられます。たとえば，同じ刺激が身体の同じ場所に与えられたとしても，人によって痛みを感じる程度は大きく異なります。さらに，痛みを訴える程度と脳の活動量は一致しません。つまり刺激の程度からも，脳の活動量からも，本人がどれくらいの痛みを感じているかを，第三者が客観的にとらえることは難しいと考えられます。

さらに，痛みの感じ方については経験が大きく影響します（山口，2006）。たとえば，子どもが成長する中で，様々なアクシデントに遭遇するでしょう。そのときの，親などの周りの者の反応は千差万別です。少しのケガでも大きく騒ぎ立てる親もいれば，ほとんど無視する親もいます。このような経験を経て，人は痛みの解釈の仕方を学習している可能性があります。ソーシャル・リファレンシング▶5 とよばれるものです。このような経験が大きく関与する痛みを，少しでも低下させる方法はあるのでしょうか。もちろん，痛みの原因そのものに医学的に対処することが第一義ですが，それ以外にもいくつかヒントになるようなことがあります。

痛みに関する有力な理論に「ゲート・コントロール説」というものがあります。簡単にいえば，痛みの信号が大脳に伝わるときに，その流入をコントロールする門（ゲート）があるとする考え方です。この考え方に従えば，痛みのゲートを閉じる方法を工夫できれば痛みの緩和につながるはずです。たとえば，痛みを感じる部位があったとき，それを撫でたりさすったりして，別の触覚刺激を与えることがこのゲートに影響して，痛みの感覚をブロックしているのではないかと考えられています*2。介護者が思わず痛みのある個所をさするような行為は，実は，理論的にも意味がある行為なのかもしれません（Column 1-3 参照）。

さらに苦しんでいる人を思わず抱きしめるような行為も，意味のあることです。抱きしめるような「圧」の刺激は感情の興奮を鎮め，気分を落ち着かせる効果があります。

一方，日常生活で体験する痛みは，その痛みから注意をそらすことによって，ある程度和らぐことがあります。人を対象とした研究から，痛みと注意との関連も示されています（Miron et al., 1989）。

（石松一真・土田宣明）

▶5　ソーシャル・リファレンシング

ソーシャル・リファレンシング（social referencing）とは，子どもが成長する過程で社会のルールを身につけてゆくとき，周りの者の指示を確認しながら自分の行動を修正していくことを指します。

臨床の芽＊2

“手当て”という行為は，心理面への働きかけだけではなく，脳が感じている痛みを緩和する効果がある，ということになりますね。

1-4

アセスメント

　私たちは細菌のようにあまりにも小さいものを肉眼で見ることはできません。また窓の外を飛ぶチョウの羽ばたきの音を聞くことはできません。小さすぎたり弱すぎたりする刺激は，実際には存在していても気づかない（知覚されない）のです。

　まったく知覚できない弱さから，刺激のレベルを少しずつ上げていくと，ある時点で知覚できるようになります。このようやく知覚できるレベルの刺激の強さ（絶対閾[1]）を測定し比較することで，その刺激にどの程度敏感であるかがわかります。また，感覚・知覚系のアセスメントには，分解能の測定という側面もあります。分解能とは，その感覚によってどのくらい細かいものまで区別できるかを指し，解像力ともいえます。

1 視覚系の測定

　視力検査でよく見かけるランドルド環（図1-14）による検査は，どこが欠けているのかを見分けるように求める視力検査です。この図から何メートル離れて観察しているのか，環の欠けている部分がどのくらいの大きさまで判別できるのか，ということから視力を判定します。ランドルド環による検査は，検査を受ける人が自分の見えを自覚し報告してもらうというものですが，そのようなことができるのは大体3歳頃からであると考えられています（望月，1994）。

　そのため，選好注視法[2]を用いて縞視力（grating acuity）を測定することもあります（下條＆Held，1983）。たとえば乳児に対して，縞模様のパターンと灰色とを同時に提示すると，縞模様のほうを好んで

▶1　絶対閾
感覚・知覚系が検出可能な場合と検出不可能な場合の境目となる刺激の強度。「感じる」と「感じない」の境目。

▶2　選好注視法
心理学における実験的手法の1つで，乳児など言語による計測が困難な場合に行います。乳児は興味のある対象を長く見つめるため，刺激に注目する時間の長さを測定・比較して調べます。

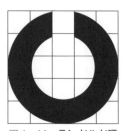

図1-14　ランドルド環
出所：岡嶋，2008を参考に
　　　作成

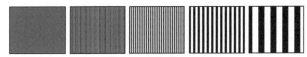

図1-15　縞模様の例

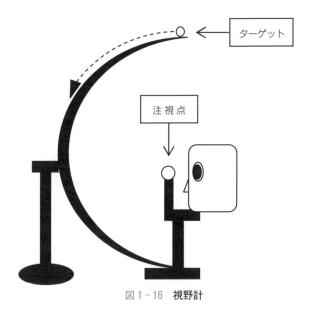

ターゲット

注視点

図1-16　視野計

よく見つめる（選好注視する）ことがわかっています。縞模様があまりに細かくなりすぎて灰色と見分けることができないくらいになると，縞模様への選好注視は生じなくなります。このことを利用して，縞模様がどのくらいの細かさまで判別できるかを調べます（図1-15）。

　色覚の検査は色を見分けられるかを調べるもので，様々な種類があります。よく知られる石原式色覚検査（石原，1968）は，色覚検査表の代表的なもので，スクリーニング[▶3]に用いられます。色覚検査表は，他にも様々な検査表が考案されており，それぞれに特徴があるので，なるべく多種類の検査表で判定します（北原，1994）。

　図1-16は視野を測定する器具です。決められたある点（注視点）をじっと見つめてもらい，視野の外から見つめている点に向かって少しずつターゲット（視標）を近づけていき，ターゲットに気づいたところを視野の境界として測定します。他に，様々な場所に光点を提示し，見えるかどうかの反応で視野の範囲を計測する方法もあります（和田，2013）。

2 聴覚系の測定

　一般的な聴覚検査では，オージオメーターとよばれる機器を用います。被検者にヘッドホンをしてもらい，様々な検査音を与え，聞こえ

▶3　スクリーニング

ある疾患を発見するために，集団に対して検査を行い，疾患があるかないかをふるい分けること。

▶4 音圧

音の強さ。大気の圧力変化の大きさ。

▶5 周波数

音の高さ。大気の振動の速さ（1秒間の振動回数。少ないと低い音，多いと高い音）。

臨床の芽＊1

聴力低下の要因として，耳介，外耳道，鼓膜など音の伝導経路だけでなく，耳垢についても注目する必要があります。

▶6 弁別閾

感覚・知覚系が弁別可能な場合と弁別不可能な場合の境目となる2刺激の差。「違う」と「同じ」の境目。

▶7 信号検出理論

「ノイズ（雑音）」の中の「シグナル（信号）」を検出（感知）するために考えられた理論です。「ノイズ」から「シグナル」を検出するということは，「ノイズ」と「シグナル」を分ける（弁別する）ことでもあるため，弁別閾を調べる研究にも適用されます。信号を正しく検出した場合（ヒット），信号を検出しなかった場合（ミス），信号がないにもかかわらず信号の存在を報告した場合（フォールス・アラーム），信号がないことを正しく報告した場合（コレクト・リジェクション）を想定し，確率に基づいて弁別力を調べます。

たら手元のボタンで答えるというものです。オージオメーターで測定した検査結果は，オージオグラムで記述されます。オージオグラムは，縦軸に音圧▶4（dB），横軸に周波数▶5（Hz）をとるもので，絶対閾が表示されます。閾値の上昇は聴力損失を意味するため，健常者の閾値をプロットし，そこからどれだけ離れているかによって聴力損失の程度を示します（ムーア，1994）。

　なお，このようにヘッドホンから検査音を与える方法を気導，耳の後ろの骨を伝って検査音を与える方法を骨導（骨伝導）といいます。いずれにしても，聞こえを自分で評価し応答するものです＊1。心因性難聴（精神的ストレスなどが原因で起こる難聴）のように，感覚器官に異常がみられないにもかかわらず，音の知覚ができない場合には，音刺激で生じる脳波の変化をとらえる方法もあります（権藤，2007）。

3 触覚系の測定

　図1-17に示しているのは触覚計とよばれる器具です。2本の針を様々な間隔に調整することができます。この2本の針の先端を皮膚に接触させると，2本の間隔が十分に広いときには2点接触していると感じられますが，間隔を少しずつ狭くしていくと2点とは感じられなくなり，ある時点で1点に感じられます（心理学実験指導研究会，1985）。この「実際には2点なのに1点と感じられる幅」が狭いほど，触覚刺激に対して敏感であるといえます。2点と感じられる幅と1点と感じられる幅との境目の幅を弁別閾▶6とよびます。実際の弁別閾の測定には，精神物理学的測定法（触覚の場合は，極限法や恒常法，信号検出理論▶7を用いた測定など）を用いて組織的に調べます。精神物理学的測定法とは，ある感覚とそれを生じさせた刺激の強さとの関係を調べるもので，主な測定法には次の3つがあります。

　①極限法：刺激の強度を段階的に大きくしていく場合（上昇系列）と，小さくしていく場合（下降系列）を設け，2つの反応の中間を絶

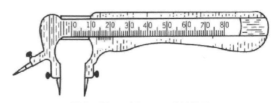

図1-17　スピアマン式触覚計

注：2点刺激として下向きの2本の針の距離を様々に変化させ皮膚に接触させる。左側に飛び出ている針は1点刺激として用いる。

出所：心理学実験指導研究会，1985

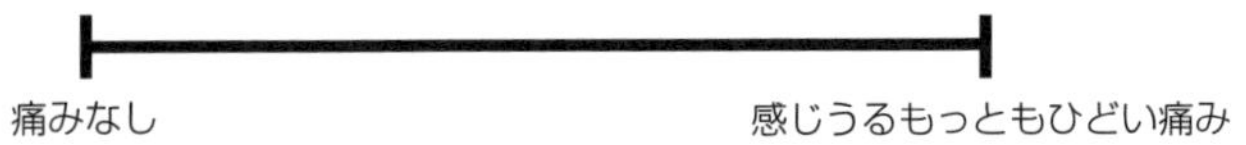

痛みなし　　　　　　　　　　　　　感じうるもっともひどい痛み
図1−18　**VAS の尺度の例**
注：直線は長さ10 cm で，今感じている痛みが直線上のどの位置にあるか
　　印をつけることで回答してもらう。
出所：長谷川・服部，2009

対閾とする。

　②調整法：刺激を連続的に変化させて反応を測る。実験者が調整する場合（実験者調整法），参加者が調整する場合（参加者調整法）がある。

　③恒常法：あらかじめ設定した（段階的に変化する）刺激をランダムに提示して反応を測る。

　なお，この触覚計を用いた検査では器具の扱いの難しさや慣れの誤差の問題などがあります（日本心理学会認定心理士資格認定委員会，2015）。そのため，模様のパターンの密度を様々に変化させた器具を用意し，それを皮膚にあててどのくらいの細かさまでわかるかを調べる方法もあります（清水，2008）。

4 痛覚系の測定

　痛みは主観的なものであり，痛みのメカニズムにはまだわからないことも多いため，本人にしかわからない痛みの程度を測定することは大変難しいものです。現在よく用いられる痛みの強さの評価尺度として VAS（Visual Analogue Scale），感情面も含めた質的評価尺度として MPQ（McGill Pain Questionnaire）があります（佐藤，1994；長谷川・服部，2009）。

　VAS は一本の直線の端を「痛みなし」とし，反対側の端を「感じうるもっともひどい痛み」とした場合に，今感じている痛みが直線状のどの位置にあたるかを答えるもので，非常に簡便な方法です（図1−18；長谷川・服部，2009）。MPQ は「チクチク」「ピリピリ」「ズキンズキン」や，「にぶい」「はれたような」「おもくるしい」など，痛みの言語表現を用いて測定します。また，言語を用いない検査として，痛みを実験的に与えた際の表情や反応，動作分析などからの測定方法もあります（佐藤，1994）。

（多田美香里）

Column 1-1

見ているようで見ていない？ ——変化の見落としの話

　しっかり注意していたにもかかわらず，大事な情報を見落としてしまったという経験をしたことはないでしょうか。しっかりと見ていたはずなのに，場面内に生じた大きな変化を見落としてしまう現象は変化の見落とし（change blindness）として知られています（Rensink et al., 1997；Simons & Levin, 1998）。

　サイモンズ（Simons, D. J.）らは大学キャンパス内で興味深い実験を行いました（図1参照）。実験者（実験者1）が通りがかりの人（歩行者A：白髪の紳士）を捕まえて道を尋ねました【場面a】。尋ねられた歩行者Aは実験とは知らずに丁寧に説明をはじめました。実験者1と歩行者Aが話しはじめて15秒ほど経過した頃に，ドアを抱えた2人組がやってきて【場面b】，実験者1と歩行者Aの間を通り抜けました。実はドアを抱えて通り過ぎた2人組も実験者であり，通り抜ける際に2人組のうちの1人（実験者2）が，歩行者Aに見えないように，道を聞いていた実験者1と入れ替わりました【場面c】。実験者1と実験者2の風貌は異なっ

ていた（【場面d】）にもかかわらず，歩行者Aは自分が説明をしていた相手が入れ替わったことに気づかなかったのです。

　また，われわれは変化の見落としが生じやすいことに気づかないだけでなく，他者に対しても，変化を認識できているはずだという誤った信念をもっているようです（change blindness blindness；Levin et al., 2000）。ほとんどの人は目の前で起こった変化を検出できているはずだという考えです。このように，われわれは環境を認識する能力を過大評価しているといえます。自己認識と実際の能力との乖離は，見えていると思っていたものが見えていないという見落としが生じる可能性を拡大しているようです。

　経験の大小にかかわらず，医療従事者が人間の情報処理の特性や制約に関する知識を身に着けることは，医療の質や安全の問題を考えるうえでも重要になります。

（石松一真）

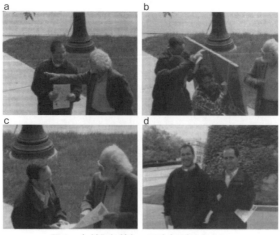

図1　人が入れ替わっても気がつかない
出所：Simons & Levin, 1998より引用

触覚でも錯覚は起こる？

錯覚というと，すぐ錯視が連想されます。しかし，視覚以外の感覚でも錯覚は起きます。身体に関わる感覚である「体性感覚」でも錯覚は起こるのです。

「体性感覚」は，複数の感覚から成り立っています。たとえば，触覚に代表されるような「皮膚感覚」や，筋肉・関節の動きと位置関係を知らせる「固有感覚」を合わせて体性感覚といいます。もし2つの感覚にズレがあった場合，脳はどのように解釈するのでしょうか。そのヒントになるような錯覚があります。

「ねじれ唇の錯覚」というものです。図1に示したように，（少し無理をして）上唇を右方向に，下唇を左方向に動かし，そのままの状態で，鉛筆を垂直にして，唇の真ん中に軽く当ててみてください。そうすると，垂直にしている鉛筆が左に傾いたように感じます（錯覚です）。

触覚（いつもは重なっている上唇と下唇に，「ずれた」位置で，物が触れていること）の情報に基づいて，鉛筆が傾いていると感じてしまうのです。要するに触覚の情報と固有感覚の情報が矛盾するとき，触覚の情報が優先されるようです。

もう1つ錯覚の例です。図2のように右手の人差し指と中指を交差させ，その間に鼻を挟んでください。そうすると鼻が2つあるように感じてしまいます。アリストテレスがこの現象を記述しているので，アリストテレスの錯覚と呼ばれています。

右手の中指と人差し指をみてください。この指で，先ほどのように交差させ，鼻を挟むと，人差し指の左側と中指の右側を同時に刺激していることになります。通常の右手で，人差し指の左側と中指の右側が刺激されるのは，それぞれ別々の物が2つ同時に触れていないと起こりえない感覚といえます。このような触刺激にさらされると，脳は「自分には鼻が2つあるに違いない」と解釈してしまうようです。触覚も視覚同様に，人間にとっては興味深い感覚といえます。

（土田宣明）

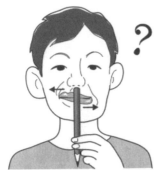

図1　ねじれ唇の錯覚
出所：山口，2006より引用

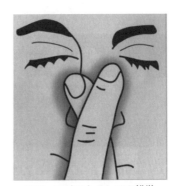

図2　アリストテレスの錯覚
出所：「日経サイエンス」2008年8月号臨時増刊より引用

Column 1-3

「タッチ」の役割

　われわれは，能動的に外界の事物を触ることによって外界を知覚することができます。触られたという印象を経験する受動触（passive touch）に比べ，能動触（active touch；図1参照）はより正しく外界を知覚することが知られています（Gibson, 1962）。

　「手当」という言葉に代表されるように，医療場面においても触覚（能動触と受動触）──タッチは重要な役割を担っています。たとえば，看護の基本となっているタッチして確かめ，相手を直接知ろうとする行為は，手がアセスメントツールとしてのみならず，コミュニケーションツールとしての役割を担っていることを示唆しています。また，タッチすることで様々な症状が緩和することも知られています。たとえば患者の背中や手足を柔らかく包み込むように触れることで症状を緩和する手法であるタクティールケアは，認知症患者や障害者，ターミナル期の患者の看護や介護，リハビリテーションに利用されています。

　日常生活においても，おなかが痛いとき，おなかを自分あるいは他者がさすることによって痛みが軽減することや，打撲をした際に無意識にその部位をさすり，痛みを緩和するような動作をとってしまうなど，われわれはタッチ（手を当てること）の効果を経験的に知っています。

　このようなタッチの効果はホルモンの分泌によって引き起こされます。オキシトシンというものです。このオキシトシンは，タッチのようなスキンシップにより分泌される以外にも，ペットをなでることや，家族団らん・井戸端会議などでのおしゃべりでも分泌されます。さらに，オキシトシンを投与することで，他者との相互作用を促進させることが知られています（Kosfeld et al., 2005）。

（石松一真）

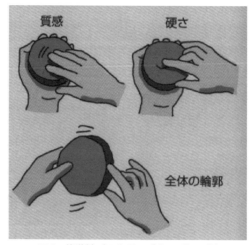

図1　能動触（アクティブタッチ）の例
出所：岩田，2011より改変して引用

第 **2** 章

認知機能
（情報を処理する）

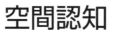

空間認知

Episode 2-1　物がうまくつかめない？

今から指示する動作を行ってみてください。

　右手の人差し指で，今見ているこの本の右のページの上の角に触れてください。

　すぐに簡単にできたと思います。同じように，指で，机の上や自分の身の回りに置いてある物に触れてみてください。どれも簡単に触ることができるでしょう。このような動作は手伸ばし運動（リーチング，到達運動）とよばれています。私たちは日々の生活でこの運動を行っています。テーブルの上にあるコップの水を飲もうとするとき，メモをするために机の上の鉛筆を取ろうとするとき，道に落とした物を拾おうとするときなど，あまり意識せずに行っていることでしょう。

　この，「見ている物に手を伸ばして触れる」という，ただそれだけのことができなくなる障害があります。

　たとえばバリント症候群（Balint's syndrome）では，目の前の物をじっと見つめたり視線を移動することができなかったりします（河内，1994）。また，見ているものに対して正しく手を伸ばせない，同時に一つの物しか知覚できないということもあります。たとえば，ペットボトルからコップに水を注ごうとしたときに，ペットボトルを見ているときにはコップが見えず，コップを見ている時にはペットボトルが見えないため，うまく注ぐことができないということがあります（図２-１）。これは脳の特定部位の損傷によって生じる高次脳機能障害の一つです。

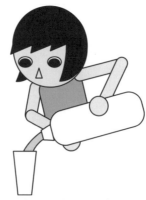

図2-1　ペットボトルの水をコップへ注ぐには，ペットボトルとコップの両方が見えていないとできない

1 空間認知とは

　次のことを判断してみてください。あなたが今いる場所からもっとも近いコンビニエンスストアはどこでしょうか。あなたが卒業した小学校からは，東京と大阪のどちらが近いでしょうか。

　これらのことを判断するのに，心の中で場所やその方角や距離を思い浮かべたことでしょう。このような心の中の空間に関する情報は認知地図[1]とよばれています。ほかの人に説明するために地図を描いたり，どのくらい離れているかを説明したりするときにも使っています。今いる場所から目的地まで，地図を見ながら実際に移動するとき，手に持っている地図を進行方向に合わせて回転させないとよく理解できないという場合がありますが，そのようなことは心の中の認知地図にも生じるといわれています（Levine et al., 1982）（ただし，認知地図は現実の地図や地理的関係にぴったり一致するわけではありません）。

　さらに，今いる場所から目的地まで移動するという場合，空間内に存在する対象の位置だけでなく，自分の身体を空間内に位置づけることをしなければできません。つまり，自分自身の身体感覚の情報もまた必要になります。

2 身体感覚との関わり

　それでは今度は，目を閉じて，右手の人差指で自分の鼻に触れてみてください。これも簡単にできたと思います。この動作は「今自分の手はどこにあるか」と「今自分の鼻はどこにあるか」，つまり，自分の身体が空間内のどこに位置するか（身体図式：body schema）を正確に把握していないとできないことです。また，「手と鼻の間の距離はどのくらいか」も理解していないとできません。私たちは簡単に，それも目を閉じていてさえ，正確に実行することができます。

　Episode 2-1 でみたように，手伸ばし運動をするとき，私たちは常に，目標となる物を見てそれが目標物であることを記憶しておきながら，今自分の手はどこにあるか，目標物までの距離はどのくらいか，目標物はどの方向にあるかなどの様々な処理を瞬時に行っているといえます。このうち，「今自分の手はどこにあるか」という判断は自分の身体が空間内のどこに位置づけられるかという感覚ともいえます。自分と空間との位置関係に慣れている場合に，動作はしやすくなります。たとえばスマートフォンなどの電子機器や家電製品などは慣れた機械のほうが使いやすいものです。ボタンや操作部位と自分の位置関係が，慣れた空間配置にあるためと考えられます[*1]。

▶1　認知地図
空間についての知識・記憶またはその表象。なお，表象とは外界の事物の心的表現を指します。

臨床の芽＊1
車椅子や歩行器を十分にベッドに近づけずに移乗しようとする患者さんがいますが，視力や筋力の問題だけでなく，物との位置関係のつかみづらさにも原因があるかもしれません。

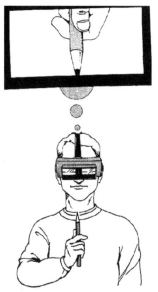

図2-2　上下左右が反転する逆
さメガネをかけている
様子とその見え
出所：太城，2000より作成

▶2　知覚運動学習
知覚と自身の身体運動を関係づ
けた学習。

　私たちが自然に簡単に手伸ばし運動ができるのは，生まれてから自
分と空間との位置関係を訓練してきたからであると考えられます（知
覚運動学習[2]といいます）。たとえば赤ちゃんは，おしゃぶりやガラ
ガラを自分で手に取りそれを口に持っていく，という動作が大変困難
です。自分の身体と空間との位置関係をまだ習得していない状態だか
らです（もしも赤ちゃんが身近にいたら，赤ちゃんの手伸ばし運動の練習
の様子をぜひ観察してみてください）。

　それでは，自分の身体と空間との位置関係をわざと壊してみるとど
うなるでしょうか。これを体験できるのが，「鏡映描写」です（2-2
❸参照）。鏡に映った像を見ながらそれをなぞる，という動作を行う
ものですが，鏡に映すと，目標物や運動の方向が前後に逆になるため，
日常生活で利用している自分と空間との位置関係が崩れます。さらに，
逆さメガネとよばれる器具（図2-2：レンズにプリズムを取りつけたメ
ガネにより視野の方向を歪める装置のことです）を使うと，視野全体が
逆さまになり，手伸ばし運動どころか，目標物を視野の中に入れるこ
とすら困難になり，歩行もできなくなります。このような器具を使っ
て，一時的に自分と空間との位置関係を逆にしてみると，最初のうち
は動作が非常に困難ですが，続けていくと慣れが生じます（積山，
1997；太城，2000；吉村，2003）。つまり，自分と空間との位置関係を
新しく構築しはじめるのです。自分と空間との位置関係は学習[3]し
なおすことができるということです。

▶3　学習
心理学では，経験による行動の
変容を学習とよびます。行動の
一時的な変化ではなく，比較的
持続した変化を指します。

3 空間認知の障害と対応

　空間認知の障害には様々な症状があり，単独で生じるものもあれば複合的に生じるものもあります。そのため分類の方法や定義を整理することは非常に困難です。ここでは，視力や視野に障害がなく，感覚器官にも運動器官にも問題がないのに起こる障害をいくつか紹介します。

　視覚失調[4] (optic ataxia) では，Episode 2-1 でも触れましたが，見えている物に手を伸ばして触ろうとしてもできなくなります。空間失見当 (spatial disorientation) は，自分がよく知っているはずの住み慣れた土地で迷ったり，自宅の間取りがわからなくなったりするという症状があります (河内，1994；積山，1995)。空間失見当の中には，よく知っているはずの建物や街などの視覚像（視覚的なイメージ）は残っているのに迷ってしまうという例や，視覚像は思い浮かべられないけれど空間行動に問題はみられず迷ったりもしないというような例もあります。これらの障害は認知症の症状としても現れ，道に迷ったり事故につながる恐れがあり，早期発見の必要があります。

　半側空間無視 (unilateral spatial neglect) は，空間の半分を無視してしまうという障害で，右半球の損傷により左側の空間を無視するケースが圧倒的に多いといわれています (河内，1994)。日常生活では，食事では左側のおかずだけを食べ残したり，左手で持っている物を取り落としたり，左側の物に気づかずぶつかったりするという症状があります[*2] (山田，2004)。また，絵を模写させると左半分を描かないという報告もあります (図2-3)。これらの症状は行動性無視検査 (BIT；Behavioral inattention test) などによって適切に評価・検出することができます (関，2009)。　　　　　　　　　　(多田美香里)

▶4　失調
ある機能の調節ができなくなることを指します。たとえば，自律神経失調，統合失調などのように用いられる用語です。

臨床の芽＊2
治療経過に沿って，症状がどれだけ改善しているのかを把握するとともに，"半側に注意が向かない"ことに伴う日常生活の障害を補うケアについて考えることが大切です。

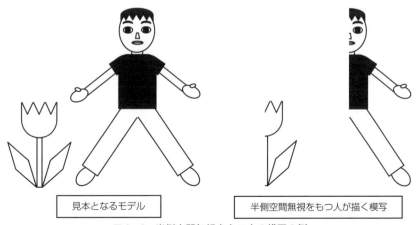

見本となるモデル

半側空間無視をもつ人が描く模写

図2-3　半側空間無視をもつ人の模写の例
出所：河内，1994；関，2009を参考に作成

2-2

記　憶

Episode 2-2　忘却を知らない男の悩み

　試験の答案を前にして，自分の記憶力のなさを嘆いた経験のある人は多いのではないでしょうか。昨晩，暗記したはずなのに，どうしても思い出せない……。下記のような公式（実はまったく意味のない数式）を覚えるように指示されたとしましょう（図２-４）。

$$N.\sqrt{d^2 \cdot X\frac{85}{vx}} \cdot \sqrt[3]{\frac{276^2 \cdot 86x}{n^2 v \cdot \pi 264}} \cdot n^2 b = SV \cdot \frac{1624}{32^2} r^2 \cdot S$$

図２-４　暗記できますか？

出所：Luria, 1968

　このような数式は，たとえ一夜漬けで覚えられたにしろ，試験が終われば，きれいさっぱり忘れてしまうはずです。ところが，ルリヤ（Luria, A. R.）が研究対象にしたシィーという男性は，この意味のない数式をなんと15年後（！）に誤りなく再生できたのです。凡人からするとうらやましい能力といえるでしょう。

　彼の記憶は，鮮明な視覚イメージを喚起させることで，保持できていました。たとえば，上記の数式ならば，「Ｎ（ノイマン）は出かけて，棒でつっついた（・）。彼は，ルート記号（√）に似た高い木をみつめ……」というように，「直観像」を利用して課題（この場合は数式を覚えること）を鮮やかに解決していたのです。

　しかし，彼には大きな弱点がありました。たとえば，ある文章を提示されて，その意味を理解しなければならないとき，あまりにも鮮明な（かつ意味のない）「視覚映像」が浮かんでしまい，文章そのものの理解を邪魔したのです。なんでもない文章であったとしても，彼には，意味のない視覚映像が伴ってしまうのでした。このことは，他人とのコミュニケーションにも少なからず影響したようです。

　われわれが何かを経験したとき，特に大事ではないことは，無意識のうちに捨て去っています。大事なポイントだけをおさえているのです。そのような，ごく自然なことが，この記憶力が抜群な人には逆に困難だったのです。些細なことを忘却することなく，いつまでも鮮明に残ることの「しんどさ」があるようです。

　記憶とは，単にテストのときに必要な能力というだけではない一面がありそうですね。この章では，様々な種類の「記憶」の不思議をみてみましょう。

1 記憶とは

「記憶力」という言葉があります。日常生活の中で「あの人は記憶力がいい」「最近，記憶力が落ちた……」というように，ごく自然に使われる言葉です。

日常生活の中で使うときには大きな問題はありません。しかし，このように「記憶力」といってしまうと，誤解を招いてしまう点があります。それは，記憶が単一の能力のように思われてしまう点です。記憶は，握力や背筋力のように，単一の能力を意味していません。記憶には複数の種類があります。さらに，記憶はシステムで機能*1していると考えられています。複数の要素から構成され，全体で機能しているようなシステムなのです。

2 作業記憶と長期記憶

今，この本を読んでいるときに，恐らく，もっともよく働いている記憶の一つが作業記憶（ワーキングメモリ；Baddeley, 2012）です。一つの文章を読むときのことを考えてみましょう。文章の意味を理解するには，文章を読み終わるまで，文章のはじめにある言葉を記憶しておかなければなりません。このように20～30秒前後の，比較的短い時間，保持される記憶を作業記憶とよびます。

作業記憶▶1は，「心の作業場」と考えられるものです。われわれの意識そのものといってもいいかもしれません。一時的に，作業台に「もの」を置き，それに対してどのように対応するか（処理するか）判断を下しているところです。この作業記憶には容量に限界があり，だいたい7±2つ（チャンク）程度といわれています（Miller, 1956）。この容量には，かなり個人差があることも知られています。

心の作業場で処理されたものの多くは，そのまま廃棄（忘却）されてしまいますが，一部が長期記憶に移行していきます。たとえば，歴史の試験に出る大事な年号であるとして，繰り返し唱えて覚えようとしたり（維持リハーサル），語呂合わせで覚える工夫（精緻化リハーサルの一つで，たとえば，「鳴くよ（794）ウグイス平安京」と覚えること）などを通して，長期記憶貯蔵庫に入ります。

近年では，この長期記憶は記憶の貯蔵庫としての役割ばかりでなく，作業記憶での処理とも密接に関連していると考えられるようになってきています（Ericsson & Kintsch, 1995）。たとえば，あることに習熟している人は，初心者と比較して，作業記憶の容量そのものには大差がないものの，チャンク化▶2を促して，より多くの情報の処理を可能

臨床の芽＊1

臨床現場では，記憶力の障害というように，全体的にとらえてしまうのではなく，記憶システムのどこの障害なのかを考える視点が重要です。

▶1　作業記憶

従来，この比較的短い時間間隔で働く記憶には，「短期記憶」という言葉が使われてきました。近年では，この記憶の「処理」の側面を重視して作業記憶という言葉があてられるようになっています。ワーキングメモリともよばれています。

▶2　チャンク化

チャンクとは人間が情報を知覚する際の「情報のまとまり」のこと。たとえば，「1945」を数字4文字として知覚すると4チャンク，第二次世界大戦の終了年として理解すると1チャンクとなります。複数のチャンクをグループにし，より大きな1つのチャンクにまとめることで，知覚・記憶する情報量を増やすことができますが，これをチャンク化とよびます。

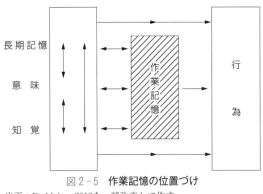

図 2-5　作業記憶の位置づけ
出所：Baddeley, 2012を一部改変して作成

にしていると考えられています。

　さらに、図2-5で示したように、作業記憶は「行為」に直接影響しています。前頭葉機能の中の遂行機能▶3と作業記憶が密接に関連しているのです。遂行しようする行動のために、心の中に情報を保持して、目的の行動を滞りなく遂行できるようにする。そのような前頭葉の保持機能が作業記憶であると考えられています（Goldman-Rakic, 1987）。

3 顕在記憶と潜在記憶

　記憶が障害された例として、もっとも有名なのが H. M. の症例でしょう。H. M. は、9歳のときの転倒事故がもとで、頭部に障害をうけ、後にてんかん発作を引き起こすようになりました。その治療の一環として内側側頭葉という部位が摘出されました。この治療の効果で、てんかんは治まりましたが、いわゆる記憶に障害を受けてしまったのです（Scoville & Milner,1957）。

　H. M. は、新しい記憶を長期記憶に変換して蓄えることが困難になりました。手術前に蓄えた知識にはまったく問題がみられませんでしたが、新しく経験したことを記憶できなくなったのです。

　しかし、驚くべきことに、彼はある種の「記憶」にはまったく問題がみられませんでした。それは技能の獲得でした。心理学の実験実習でよく使われる課題に、鏡に映った星型の図形を鉛筆でなぞるというものがあります。実際に試してみるとよくわかるのですが、意外に難しい課題です。記憶に障害のある H. M. は、何度テストしても、テストしたことを「思い出」としては覚えていません。過去にこのような作業を経験したことはないと彼はいつも主張しました。しかし、その技能は確実に蓄積されていったのです。その経験の蓄積の変化をみたものが図2-6です。試行中の誤り（星型図形からはみ出た回数）は着実に低下していきました。

　この症例からわかることは、われわれがいわゆる思い出として意識できる記憶と、技能のような身体が覚えている記憶*2 はまったく別のシステムで機能しているということです。思い出として意識できる記憶を宣言的記憶、身体が覚えている側の記憶を手続き記憶といいます。宣言的記憶は、意識できる記憶として顕在記憶ともいい、手続き記憶は、言語化できない、意識化できない記憶として潜在記憶ともいいます。その種類を樹形図のようにしてあらわしたものが図2-7で

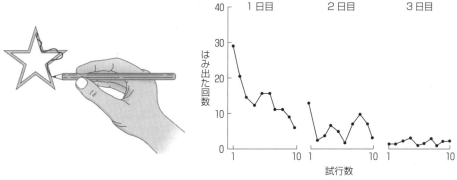

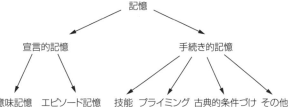

図2-6　思い出せなくとも，技能は蓄積される
出所：Squire & Kandel, 2009を一部改変して作成

す。ひとことで記憶といっても多くのタイプに分かれていることがわかります。

4 記憶の障害と対応

　記憶が障害された方を現場で援助するとき，医療サイドにいる者が注意しておきたい点は2点あります。一つは，機能が障害された影響を相手の立場から想像してみることです。たとえば，新しいことを記憶できない（前向性健忘[*3]），または記憶しにくくなった状態とはどのようなことなのでしょうか。健康な状態にある者にとって，想像することはたいへん困難ですが，たとえていうならば，映画を途中からみているような状況と考えられています。目の前で起こっていることを認識はできるものの，たえず直前の文脈から切り離されたような状況です。とても不安な気分を喚起しやすい状態といえるでしょう。

　もう一つは，たとえ「言葉」で表現できるような記憶として覚えていなくても，残っている記憶がある可能性です。図2-7に示したように，手続き記憶の中で「プライミング」という記憶の種類があります。これは，先に経験したことが，後続する反応になんらかの影響を及ぼすことを指します。たとえば，重度の記憶障害をかかえる認知症の患者さんにとって，思い出としての記憶は残りにくいでしょう。しかし，たとえ言葉で表現できる記憶として残っていなくてもいいケアを受けた，あるいは楽しいことを経験したということは，あとの反応に影響する可能性があります（たとえばいいケアを受けたことで，次回，同じ場所に来たときに楽しい気分を喚起しやすくなるようなことです）。

　記憶の障害への対応は，個々のケースに大きく依存しますが[*4]，まずここで述べたような記憶の基本的なメカニズムに注意しておく必要があるでしょう。
　　　　　　　　　　　　　　　　　　　　　　　（土田宣明）

記憶
├─ 宣言的記憶
│　　├─ 意味記憶
│　　└─ エピソード記憶
└─ 手続き的記憶
　　　├─ 技能
　　　├─ プライミング
　　　├─ 古典的条件づけ
　　　└─ その他

図2-7　長期記憶の種類
出所：Squire, 1987を一部改変して作成

臨床の芽 *3

前向性健忘とは逆に，発症以前のことが思い出せなくなるものを「逆向性健忘」といいます。同じ記憶の障害でも時間軸の中での向きがまったく異なります。

臨床の芽 *4

昨日あったこと，ちょっと前に起きたことを覚えていない，目の前にいる人が誰かわからない，ということが自分に起きたらどのような気持ちになるでしょうか？　患者さんの気持ちを想像し，ケアを考えることが重要です。

2-3

前頭葉機能

Episode 2-3　あの人はなぜ切れるのか？

　「切れる」という言葉を辞書で引くと，様々な意味に交じって，「対人関係上のある状態」がその定義の中に入っています。「切れる」とは，いつ頃からか，怒りの感情を抑えきれず，激高するさまを指す言葉として用いられるようになりました。「マジギレ」「ブチギレ」「逆切れ」など，日常生活においても，広く使用されるようになってきているようです。

　この「切れる」という状態を考えるうえで，特筆すべき症例が今から150年ほど前に紹介されました。ファネアス・ゲージ（Phineas Gage）は，当時25歳，鉄道建設現場の現場監督でした。たいへん人望の厚い人だったようです。1848年９月13日，彼はアメリカ合衆国バーモンド州の小さな町キャベンディシュの近くで，岩盤を爆破する仕事をしていました。この日，仕掛けたダイナマイトが爆発しないため，ダイナマイトを岩盤深くに固定する鉄棒でつついていて事故は発生しました。その瞬間にダイナマイトは爆発し，長さ１メートル以上ある鉄棒は彼の下顎から頭を貫通し彼の後方へ30メートル近く飛んだのです

（ちなみに，彼の死後，その頭蓋骨と鉄棒はハーバード大学の Warren 博物館に保管されています）。

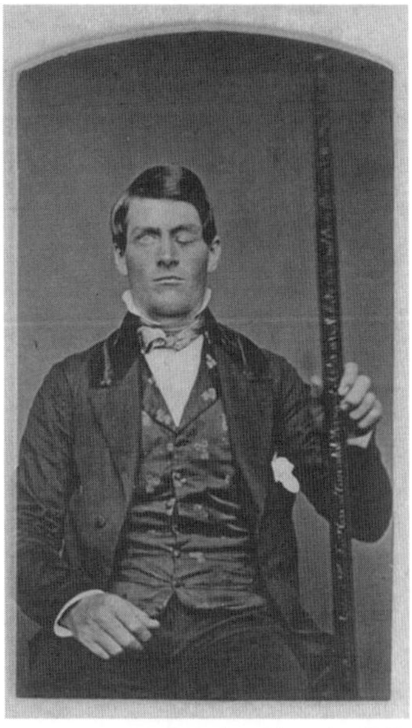

　幸いなことに，彼は一命をとりとめ，ハーロー（Harlow, J. M.）医師の治療を受け，約10週間で退院しました（図２-8）。しかし，事故以降，彼はきまぐれで，辛抱強さを失い，頑固になり，そのくせ，移り気で，優柔不断となってしまいました。いわゆる「切れやすく」なってしまったのです。この症例から，鉄棒が貫通してしまった前頭葉という部位は，感情を抑えたり，計画的に行動するといった高次の精神機能を司る場所であることがうかがわれます。

　この前頭葉の機能や障害について，次に詳細にみていきましょう。

図２-8　ファネアス・ゲージの肖像
　　　　写真と鉄棒
出所：http://www.brightbytes.com/phineas
　　　gage/new_image.html より引用

1 前頭葉とは

　前頭葉とは，大脳半球中心溝より前の部分を指します。前頭葉は通常4つの部分に分けられ，これにそった臨床解剖学的理解がなされています（ウォルシュ，1983）。4つの部分とは，①運動野，②運動前野，③前頭前野，④前頭葉の内側面と底面化です（図2-9では①から③のみ示されています）。ヒトの前頭葉の大きさは，全皮質表面の24～33％と算定されており，他の高等霊長類の中でも特に大きいといわれています（Goldman-Rakic, 1984）。

　前頭葉の研究は，ヒトを他の動物から区別する特性を研究することであるともいわれてきました（Stuss & Benson, 1985）。この前頭葉の神経回路の形成は発達的に時間のかかる領域の一つです（Luria, 1973）。ところが，この領域が逆に加齢による影響を受けやすく，一番早く老化衰退[*1]していくといわれています（半田，1994）。

2 前頭葉の機能

　一般に前頭葉の機能は，「脳の最高経営責任者」または「オーケストラの指揮者」にたとえられています。何かを見たり，聞いたり，記憶したりといった各「部署」の統括機能を担っていることは間違いありません。ただ，何が，どのように，前頭葉のどこで，統括されるのか，まだまだ謎は多いといわれています。知性に関わる最も高いレベルの中枢と考えられている一方で，以前は，ヒトにとってはまったく無意味な場所であるとも考えられてきました。一般に「前頭葉の謎[▶1]」といわれる理由はここにあるのでしょう。

　このように謎が多い前頭葉の機能をアセスメントする簡易版の知的

臨床の芽＊1
「前頭葉をいかに使うか」が注目されています。計算ドリルや本の音読も「前頭葉」を意識した取り組みの一環です。

▶1　前頭葉の謎
前頭葉のパラドックスともいわれます。特定の部位と機能との関連が明確ではないことを指します。

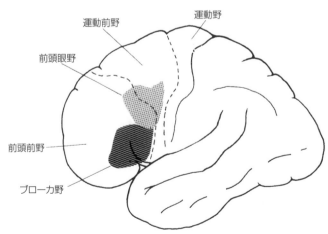

運動前野　　　運動野
前頭眼野
前頭前野
ブローカ野

図2-9　前頭葉の部位
出所：ウォルシュ，1983より作成

機能検査に FAB（Frontal Assessment Battery；Dubois et al., 2000）があります。FAB は6つの検査項目から形成されています。この検査の内容をみる中で，前頭葉の機能を確認していきましょう。

① 抽象化

　第1の項目は，類似点（もしくは抽象化）と題する項目です。2つ，もしくは3つの具体物の名称を示して，その共通点を問うものです。たとえば，「テーブル」と「椅子」の共通点を問います。この項目で必要とされるのは，具体物の抽象化（たとえば，どちらも「家具」）の能力であり，前頭葉損傷患者の多くでこのような抽象化の機能が低下することから，その機能をみる項目として入っているのでしょう。目につく相違点を抑えて，共通性の抽出が必要な課題です。

② 柔軟性

　第2の項目は語の流暢性（もしくは精神の柔軟性）と題する項目です。原著では「s」で始まる単語を60秒間でできるだけたくさん列挙させる項目になっています（日本語でいうならば，たとえば「か」のつくことばを挙げるというものに置きかえられます）。次から次に思い浮かんだ「s」のつく単語を列挙しなければなりません。一つの単語が浮かんでも，それに振り回されずに，すぐに次の単語を検索する能力を必要とします。注意の転換といわれている「シフティング」（shifting）▶2 が関わる課題です*2。

③ 運動プログラミング

　第3の項目は運動プログラミングと題する項目です。手を使い，3つの異なる形を連続的に繰り返す課題です。こぶし―手がたな―手のひらを机におく，という3つの運動を次々に繰り返さなければなりません*3。これは，ルリヤ（Luria, A. R.）の神経心理学的検査課題にあるものです（続く第4，第5項目も原典はルリヤの課題にあります）。このような動作をまず練習し，その後単独で行わせ，そこでの誤りの回数をみます。計画に基づいて，実際の運動を遂行しなければならない課題です。

④ 認知的葛藤

　第4の項目は，葛藤場面での対処をみる課題です。検査者が1回机を叩いたら，対象者は2回机を叩き，検査者が1回叩いたら，対象者は2回叩くというように，弱い（少ない）刺激には強く（多く），強い（多い）刺激には弱く（少なく），反応を返さなければなりません。このような動作の「規則」をまず練習し，その後検査者の動作に合わせて規則通りに反応できるかをみます。検査者の反応につられないようにしながら，別の反応を遂行しなければならない課題です。

▶2　シフティング
課題（場面）が変化するたびに行為や思考を柔軟に切り替える能力を指します。

臨床の芽＊2
会話場面で「質問攻め」にしていませんか？　自分の心身のこととはいえ，様々な質問を次々と投げかけられると，注意の転換がうまくいかず，答えられなくなることもあります。相手の反応に合わせ，言葉を補足しながら聞いてみてはいかがでしょうか。

臨床の芽＊3
認知症予防として取り組まれている指体操（規則に基づき左右の指を動かす）は，前頭葉の機能向上を狙っている，ということになりますね。

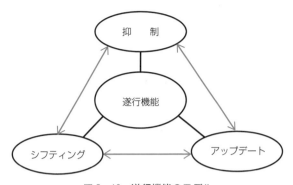

図2-10　遂行機能のモデル
出所：Miyake et al., 2000を改変して作成

⑤　抑　制

　続く第5の項目は，Go/No-Go（抑制コントロール）課題です。検査者が1回机を叩いたら，対象者も1回机を叩き，検査者が2回叩いたら，対象者は叩かない，すなわち反応の抑制（inhibition）[3]が必要となります。第4項目同様，このような動作の「規則」をまず練習し，その後検査者の動作に合わせて規則通りに反応できるか（特に反応を抑制できるか）をみます。健常な成人でも，疲労などの影響で，思わず誤ってしまう（指示と異なり，机を叩いてしまう）課題の一つです。

⑥　環境依存性

　第6の項目は，手の把握反応（もしくは環境依存性：environment autonomy）課題といわれるものです。対象者には，両膝に，自分の手を，手のひらが上になるように置かせ，そこに「私の手をにぎらないで下さい」といいながら，軽く検査者の手をのせるという課題です。教示を無視して，刺激にのみ従うならば，思わず手を握り返してしまう場面といえます。前頭葉損傷患者でみられる道具の強迫的使用（utilization behavior）や模倣行動（imitation behavior）などの環境依存症候[4]の有無を確認する課題です。

　FABに含まれる課題のほかには，作業記憶のように，一時的に情報を保持，更新し，正しく遂行できているかどうかをモニタリングするようなアップデート（updating）[5]も前頭葉機能の重要な要素の一つと考えられています。前頭葉機能をみる課題で必要となる遂行機能（前頭葉の機能を説明する概念の一つと考えられている）の要素とその関係性を示したものが図2-10になります*4。

3　前頭葉機能の加齢変化

　前述したように，前頭葉は加齢による影響を受けやすく，一番早く老化衰退していくといわれています。これは「last in, first out の原

▶3　抑制
抑制はさらに複数の種類に分けられることがあります。近年では，注意や思考面の抑制と，運動面の抑制とは，分けて検討する必要性が示されつつあります。

▶4　環境依存症候
検査者の指示を理解しながらも，提示された刺激や検査者の動作に誘導されて，指示とは異なる反応をしてしまう（櫛を使ってはいけないと指示され，その意味は理解していながら，櫛が提示されるとそれを使って頭を梳いてしまう）ような症状を指します。

▶5　アップデート
ワーキングメモリに保持された情報を更新したり，モニタリングする能力を指します。

臨床の芽＊4
配膳前からおはしやスプーンを握り，使っているような動作を続ける患者さんを目にすることがあります。これは，普段使っているおはしやスプーンに刺激された行動（道具の脅迫的使用）とも考えられますが，周囲は「食事を待てない人」ととらえてしまいがちです。人の行動の誘因を考えてみることも，大切です。

理」とよばれている現象です。発達的にみて，最後に獲得された機能が最初に老化の影響を受けるという意味です。獲得に一番時間を要した機能から，老化の影響をうけやすくなるというのは皮肉なことかもしれません。

　前頭葉は，高齢者を対象とした認知機能の回復をめざすリハビリテーションにおいては，そのターゲットとなる部位といえます。この前頭葉の機能を効率よく使う課題を用い，前頭葉を活性化させて，前頭葉機能，さらに認知機能全般の回復を試みようとする考え方です。さらに，認知症を予防する取り組みにおいても，その機能回復のターゲットになっているのがこの前頭葉の機能です。不必要なものへの注意を抑えて必要なものに効率よく注意を向けたり，作業の計画を考え，その計画通りに手順を効率よく実行するなど，認知症予防のプログラムで実践されている様々な課題（たとえば，料理教室や新しい趣味の実践，世代間交流の取り組み*5）は，まさにこの前頭葉機能と密接に関わっているといえるでしょう。

4　前頭葉機能の障害と対応

　前頭葉機能の障害としては，前述した2-3 2 で述べてきたような遂行機能が低下するということになりますが，もう一つ大きな問題があります。それは社会的認知機能とよばれるものです。われわれは日々，家族や友人，同僚と社会的な関わりをもちながら生活しています。相手の意図をくみ取ったり，相手の感情を読み取りながら，自分の行動を合わせています。あたり前に行っているものです。しかし，この能力もかなり高次の能力*6なのです（鈴木，2013）。

　典型的なのは，心の理論（Theory of Mind）▶6に代表されるものでしょう。心の理論というと，幼児期や霊長類を対象とした研究が主でした。しかし，近年では高齢者を対象としたものや，脳損傷患者を対象とした研究が行われてきています。

　この心の理論で用いられる課題は，認知的課題と情動的課題に分けられます（Coricelli, 2005）。認知的課題とは他者の意図や信念などを推論するものであり，相手の「意図」を読み取る課題といえます。情動的課題とは他者の気持ちや感情などを推論するものであり，相手の「心情」を読み取る課題といえます。図2-11に代表的な認知的課題である「サリーとアン課題」を示しました。誤信念課題ともいわれています。場面の概要は次のようなものです。サリーとアンが，部屋で一緒に遊んでいるときのことです。サリーは突然ボールをかごの中に入れて部屋を出て行ってしまいました。サリーがいない間に，アンは

臨床の芽＊5
前頭葉機能回復をめざす課題も，このように生活の中に取り込める内容であれば，予防的取り組みとして導入しやすいですね。

臨床の芽＊6
発達障害者における「生きづらさ」の問題は，この能力の欠如が大きな要因の一つとなっています。

▶6　心の理論
他人の心の状態を推測する心の働きのことです。

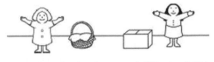
これはサリーちゃんです　　これはアンちゃんです

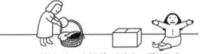
サリーちゃんはボールをもっています
サリーちゃんはそれをかごに入れました

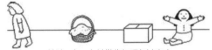
サリーちゃんは散歩にでかけます
アンちゃんは，（サリーちゃんがいない間に）
かごからボールをとり出します

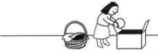
アンちゃんはそれからボールを箱に入れました

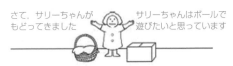
さて，サリーちゃんが　　サリーちゃんはボールで
もどってきました　　遊びたいと思っています

サリーちゃんはどこを探しますか？
図2-11　心の理論課題
出所：Baron-Cohen et al., 1985より作成

ボールをかごから箱の中に移してしまいます。サリーが再び部屋に戻って来たときに，かご（サリーが元々ボールを入れていた場所）を探すか，箱（実際にボールが入っている場所）を探すかという課題です。自分が知っていることを答えてしまうか，相手（箱にボールが移動してしまったことを知らないサリー）の立場から判断できるかというところに課題のポイントがあります。

　認知的課題の成績は前述の遂行機能課題の成績と相関がみられるが，情動的課題の成績は遂行機能課題の成績と相関はみられないとする研究が報告されています（Dual et al., 2011）。ただ，いずれも，前頭葉（特に腹内側部・眼窩面）を中心とした部位がこの心の理論に関わるようです（Gupta et al., 2012）。

　前頭葉機能の障害対応としての「しんどさ」の一つは，その障害が遂行機能に関わる問題であるばかりでなく，相手の意図や心情をくみ取ることができにくくなっているという，人間にとって基本的な能力にも関わる点にあるのかもしれません。医療従事者としては，前頭葉機能の問題の「広さ」を十分認識すべきでしょう*7*8。

（土田宣明）

臨床の芽＊7
杖を使ってデイルームに来る患者さんがいます。楽に座れるよう，「肘掛つきの椅子」を勧めましたが，患者さんは無反応で手前の丸椅子に座りました。ここで「よかれと思ってやってあげたのに」と思うと，その患者さんに“苦手意識”をもつかもしれません。“察することは難しいこと”と認識し，こちらが余裕をもって患者さんを見守ることが大切です。

臨床の芽＊8
相手の心情をくみ取ることの難しさは，治療や訓練で補えるものとは限りません。障害として問題意識をもつのではなく，そのような難しさとともに暮らしていける環境づくりを考えることが大切ですね。

37

2-4

知　能

Episode 2-4　知能テストとは一体なに？

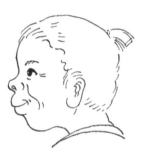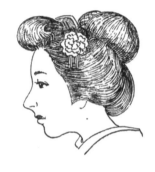

図2-12　武政ビネー知能検査の図版
出所：武政ほか，1952より引用

　図2-12の図版を見てください。これを提示して，「どちらが美しいか」を答えてもらう問題があったとしましょう。これは一体何の検査だと思うでしょうか。これは「武政・ビネー知能検査」という検査で実際に使われていた図版です。美しさの判断に女性の顔を使うこと自体時代遅れなのですが（佐藤，1997），実際にこのような問題が知能を測定する課題として使われていたということに驚かされます。ちなみに正解は右の女性です。

　このような例から一ついえることは，「知能」という構成概念は，価値観やそれに基づく測定方法によって値が大きく変化する可能性があるということです。どのような方法で，知能を測定するかということによって，知能を示す値は大きく変化するものと思われます。

　加齢による知能の変化についても同様のことがいえます。どのような検査を用いて，どのように測定したかによって，その変化は大きく異なります。たとえば，ある知能検査を用いて測定した結果は，別の知能検査の結果と，異なる傾向を示すことがあります。このことを理解するには知能検査の種類について理解しておく必要があるでしょう。さらに，特定の一人を対象として数年に渡って追跡調査して測定したものか，それとも年齢別に複数の協力者を募って，その違いを同時期に測定したものなのかを知る必要もでてくるでしょう。

　また，従来の知能テストでは測定できていない側面もあるはずです。長い人生経験から紡ぎだされるような知性については，どのようなものがあるのでしょうか。この章では，以上の前提をふまえて，知能の加齢変化について概観していきます。

1 知能とは何か

　知能検査で有名なウェクスラー（Wechsler, D.）は知能を「目的にあった行動をとり，合理的に考え，環境からの働きかけに効果的に対処できる能力」と定義づけています。この考えに従うならば，知能というものは，時代の影響をまず大きく受けることが予想されるでしょう。何が目的的行動として妥当なものとみなされるのか，何が合理的な考えとみなされるのか，時代の影響を受けるはずです。また，私たちをとりまく環境は当然変化していきます。このようなことを前提に考えると，知能に関して慎重に検討しなければならないことがみえてきます。たとえば，現在の20歳の青年と，50年前の20歳の青年（現在70歳ということになります）を，同じ一つの尺度[1]で測ってしまう危険性です。

2 知能の加齢変化

　知能は，時間とともにどのように変化するのでしょうか。知能テストの測定方法と内容によって，その結果が大きく異なることがわかっています。

　知能の加齢変化をみようとするとき，通常は一度に複数の世代の人たちを集めて検査を実施します。これを横断法といいます。横断法で検査を実施したとき，私たちは加齢による影響と，もともと存在する，世代による違いを同時にみてしまっています。

　鈴木（2008）はこの問題を，身長を例にとりわかりやすく説明しています。たとえば，現在20歳のひとりの男性が50年後に70歳になったときに，今の70歳の男性と同じまで縮むのかといえば，決してそうではないはずです。なぜなら，今20歳の若者は，もともと現在70歳の人たちが若かったとき（50年前）よりずっと身長が高いはずだからです。一人ひとりの身長の変化はもっとずっと安定しているはずです。

　だとするならば，世代間の違いが影響しないように，同じ人を対象として何年にもわたり，追跡調査をすればいいのではないかと考えたのが縦断法でした。

　しかしここにも問題点があります。一つは，同じ人が同じ検査を複数回実施する練習効果[2]です。検査を一回経験することで内容を学習してしまったために，2回目の検査は1回目より簡単になってしまう可能性です。そしてもう一つは脱落効果というものです。一般に長いスパンで考えると環境への適応力の高い人が残り，不適応の人が脱落してしまう可能性があります。

臨床の芽＊1
育った時代背景や文化が異なる集団を，一つの尺度（ものさし）で測定してしまう問題点については，検査を実施する側がよく認識しておく必要があるでしょう。

臨床の芽＊2
同じ検査を，同じ対象者に，繰り返し実施するような場合，以前と比較して，得点が上昇したからといっても，それは練習の効果であり，機能の改善には結びついていない場合があります。

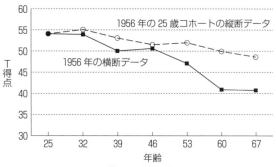

図2-13　横断的変化と縦断的変化
出所：鈴木・西平，2014より作成（原典はShaie, 2005）

▶1　系列法
佐藤（2007）によれば，系列法
には，複数のコホートを対象と
して縦断データを収集するコホ
ート系列法，複数の横断法を異
なる時代に実施する時系列法，
複数の時代に複数のコホートを
測定する縦列法の3種類があり
ます。

臨床の芽＊3

検査は，一度開発されたら，そ
れで完成というものではなく，
時代の変化に合わせて，改訂を
繰り返すことが多いのです。新
しい情報（バージョン）の収集
に努めましょう。

　このような横断法と縦断法の問題点を踏まえて，シャイエ（Shaie, K. W.）は，その2つを組み合わせた系列法▶1というものを用いて，加齢変化を様々な角度から分析しています（Shaie, 2005）。これはシアトル縦断研究というものです。1959年から1998年まで，7年おきに実施された調査です。この中で様々な分析が行われていますが一つの例が図2-13です。この図で示したように，後に生まれた世代ほど知能が高い傾向があり（フリン（Flynn, J. R.）効果），その傾向は年齢による差異以上に効果のあることがみてとれます。なぜこのようなフリン効果がみられるのか，様々な仮説がありますが，ものさしである知能検査そのものが社会や文化の影響＊3を受けている可能性があります。

　さらにキャッテル（Cattell, R. B.）とホーン（Horn, J. L.）は，知能を一つの能力としてとらえるのではなく，2つの側面に分けるべきだと考えました。一つは流動性知能（fluid intelligence），もう一つは結晶性知能（crystallized intelligence）です。流動性知能とは，いち早く情報を処理する能力をさし，いわゆる頭の回転の速さや思考の柔軟性に関する知的能力です。一方，結晶性知能とは，経験と深く結びついた知識や判断力，また言葉の運用に関わる知的能力をさします。このように知的能力を2つに分けたモデルが図2-14です。

　流動性知能と結晶性知能ではその加齢変化が大きく異なります。流動性知能は20代前半にはピークを迎えるのに対して，結晶性知能の低下は緩やかか，上昇を示します。

3　熟達化と英知

　従来の知能テストでは測定できない知能の側面もあるようです。ソールトハウス（Salthouse, T. A.）は，様々な年齢のタイピストに，興味深い実験を行っています。まず，コンピューターの画面にLかRの一文字だけを呈示して，Lだったら左端のキーを，Rだったら右端のキーを打つように指示しました。その結果が，図2-15の「左右選

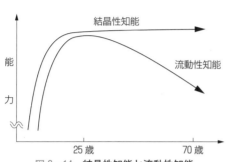

図2-14　**結晶性知能と流動性知能**
出所：Baltes et al., 1999を一部改変して作成

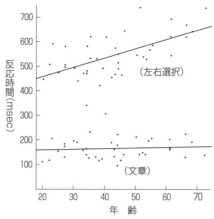

図2-15　**タイプライターキー打ち反応時間**
出所：Salthouse, 1984を一部改変して作成

択」です。一つひとつの点は，様々な年齢の実験協力者の年齢と反応時間を示しています。この図をみればわかるように，個人差はありますが，全体的に（回帰直線を計算してみると），年齢が上昇するにつれて，反応時間も長くなっていることがわかります。

　ところが，通常のタイピストが慣れている文章をタイプするときはどうでしょうか。その結果が図2-15のふつうの「文章」のところです。年齢の上昇にかかわらず，反応時間はほぼ一定であることがわかります。同じ呈示装置を用いて，同じような反応を求めたにもかかわらず，2つの課題でなぜこのような違いがみられたのでしょうか。この点に年齢の上昇にともなう技能の「熟達化」の秘密がありそうです。

　高齢のタイピストは，「左右選択」課題にみられるような，単純な選択反応での，瞬発力低下は明らかです。ところが，高齢のタイピストはキーを打ちながら文章の先を読む能力が長けているようなのです。つまり，高齢のタイピストは先の文字まで視野に入れている分，若いタイピストより，時間的余裕がうまれ，瞬発力の衰えを補っているのです。

　これは，長い経験を通じて新しい技能や英知[2]を獲得していることを意味しています。補償[3]（compensation）とよばれているものです[4]。様々な文章をタイプしてきた経験の蓄積により，タイプしている単語やフレーズが知識となって蓄えられていることが関係しているのでしょう。新しい認知技能を獲得しているといえます。

（土田宣明）

▶2　英知

鈴木（2008）によれば，英知とは「人生を上手にわたっていくための知恵，現実生活で発揮される問題解決能力」と考えられています。

▶3　補償

特定の機能が低下したとき，別の機能が低下した機能の役割を代替することを指します。

臨床の芽＊4

人はある能力が低下しても，その能力を別の行動で補い，生活環境に適応していくことができます。ここに人の素晴らしさを見ることができます。

2-5

認知リハビリテーション

Episode 2-5　認知リハビリテーションは効果があるのか？

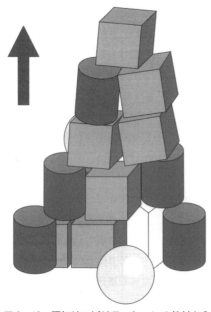

図 2 - 16　認知リハビリテーションの教材から
出所：種村・椿原，2009

　積み木が，高く積み上げられています（図 2 - 16）。これは認知リハビリテーションの教材として示された課題の例です。「様々な形の積み木（立方体，球，円柱，三角形など）を用意し，できるだけ高く積み上げてもらいます。どの面を下にしてもかまいません」という課題です。

　一見すると，「なぜこのような課題が，リハビリテーションにつながるのか？」と不思議に思われるかもしれません。この課題では「計画を立案すること，実行すること，効果的に行動を行うことを目指して」います（種村・椿原，2009）。高次の精神機能の中でも，遂行機能の障害の機能回復に使われている課題の一部なのです。

　それでは，このような認知リハビリテーションには効果はあるのでしょうか。結論からいってしまうと，現在，様々な研究者が効果に関する証拠を集めている段階なのです。たとえば，アメリカ心理学会では，ある治療法が経験的に「確立されたもの」なのか，「効果が期待されるもの」なのかというように，複数の基準に分ける考え方を採用しています。

　この考え方のように，特定の治療法の効果が，どの程度科学的「根拠に基づくもの」なのかという視点が，重要視されてきています。たとえば，一人を対象として，ある治療法を 1 か月実践した結果，治療前に比べ，機能の改善がみられたとしましょう。この一事例だけで，この治療法に効果があると断言してしまうのは危険なことかもしれません。単に自然治癒が大きく影響した可能性を捨てきれないからです。

　いずれにしろ，特定の治療法が，本当に効果があるかどうかは，根拠に基づく実証的な研究の中で決めなければならないようです。この節では高次精神機能の中の記憶と，前頭葉機能のリハビリテーションに注目として，その基本的なものを紹介します。

1 認知リハビリテーションとは

　認知リハビリテーションは，一般に高次脳機能障害によって引き起こされる，日常生活・社会生活場面での様々な困難を軽減させること。さらに，機能の障害を代償する技術の獲得[*1]を目的としています。

　高次脳機能障害には，言語，注意，記憶，視空間認知，遂行機能，社会的認知などの障害が含まれています。このうち，遂行機能の障害（多目的な課題をこなす仕事でエラーやミスが増えたり，決断や計画づくりがあいまいになるなど）や，社会的認知の障害（社会において人と人の絆，相互理解をうまく築きにくくなることなど）などは，比較的新しい障害のとらえ方といえます。

2 記憶障害のリハビリテーション

　記憶，ここではエピソード記憶（図2-7参照）に障害を受けたとき，その機能を回復させる訓練の考え方について，種村・椿原（2009）が作成した訓練法をもとに紹介します。中心となるのは，記憶の方略を訓練するもので，言語を使った方略と言語に頼らない方略があります。

　言語的方略には，「チャンクによる情報の体制化」といわれるものがあります。これは，単語リストをカテゴリー別に分けて，記憶するという方略になります。個々別々の単語であったとしても，同じカテゴリー同士をまとめてしまえば，記憶しやすくなるという方略を訓練することになります。

　また，非言語方略というものもあります。代表的なものとして「イメージによるコード化[▶1]」「運動コード化」というものがあります。「イメージによるコード化」では，無関連な2つの単語，たとえば，「桜」と「猫」ならば，桜の木の下で寝ている猫の絵を与えて，視覚的なイメージをつくる訓練です。「運動コード化」では，物品名を記憶しなければならないとき，その物品と結びついた動作（たとえば，「コップ」とならば，コップで水を飲む動作）を利用したり，動物名を覚えるときには，その動物独特の行動を真似てみるような方略を訓練することになります。

　一方，記憶を補助するための手段を訓練するものもあります。たとえば，記憶に障害がない場合でも，通常，記憶を補うためにメモをとることがあります。メモは，外部記憶装置[▶2]といえるでしょう。この訓練では，メモにあたる，記憶ノートを生活の中で使えるようにします。第一ステップとして，対象者の日常生活でどのような類の情報が必要とされるかを調査します。その後，①獲得：ノートの使い方を

臨床の芽＊1

記憶の機能が低下したときに，たとえば，機能の低下を補うメモ（や電子機器）を使えるように，訓練することもリハビリテーションの一部となります（2-5 2, 2-5 3 参照）。

▶1　コード化

経験したことを，人間の内部の記憶に取り込める形に変換すること。記銘・保持・再生の記憶の段階のうちの記銘にあたります。

▶2　外部記憶装置

コンピュータ用語の一つ。コンピュータの内部にあるメインメモリーを補助するための補助的な記憶装置のことです。

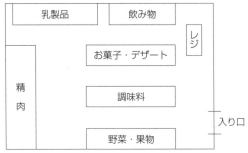

【問題１】今夜の夕食はカレーライスです。
①材料を決めて，メモをしてください。
②メモを見ながらどこで何を買うか決めてください。

図２-17　メモの訓練課題の例

出所：種村・椿原，2009

技能として習得する，②適用：いつ，どこでこの技法を用いるか，ロールプレイなどをしてみる，③適応：実際の場面で活用してみる，の３段階で訓練するのが一般的です。ただ，これからは，ノートの活用というより，スマートフォン*2などの電子機器類が活用されるようになるではないでしょうか。図２-17は，メモの活用を訓練する課題の例です。

⒊ 前頭葉機能障害のリハビリテーション

近年では，これまで訓練の対象外となってきた前頭葉機能の障害に対するリハビリテーションも注目されるようになってきました。前頭葉の機能は，本章２-３でもみてきたように，「脳の最高経営責任者」または「オーケストラの指揮者」にたとえられています。何かを見たり，聞いたり，記憶したりといった各「部署」の統括機能を担っています。

スタス（Stuss, D. T.）は，この前頭葉機能の認知リハビリテーションとして，前頭葉機能を４つの機能*3に分けて，各側面にアプローチする方法を提唱しています（Stuss, 2009）。それぞれの側面とリハビリテーションについてみていきましょう。柴崎（2012）の解説を参考にして，以下に概要を記述します。

①遂行認知機能：この機能が障害をうけると，認知機能の制御やプランニングの能力が低下します。この機能の障害には，ハノイの塔課題▶3など，課題の達成には，予測を立てて（プランをもって），そのプランの実行を必要とする課題を用いて訓練します。また，この機能の障害を補うため，近年では，スマートフォンを活用したプランニング補助装置（the Planning and Executive Assistant and Trainer：PEAT；Levinson, 1997）を用いる試みがあります。図２-18のように，携帯端

臨床の芽＊2

新しい電子機器類の開発は日進月歩です。リハビリテーション場面に応用できる機器類やソフトも，今後次々に開発されていくものと思われます。このような文明の利器をうまく使い，機能低下を補うことも重要です。

臨床の芽＊3

前頭葉の機能を４つに限定して考えるのではなく，リハビリテーションの場面でポイントとなる４つの側面があると考えた方がいいでしょう。

▶3　ハノイの塔課題

パズル課題の一種。ルールに従ってすべての円盤を指定された杭に移動させられれば完成。遂行機能をみる課題の一つと考えられています。

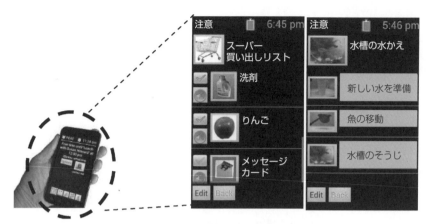

図2-18　**PEATで使用される携帯端末の例**
出所：http://brainaid.com/ より一部改変して引用

末上で作動し，買い物や料理など，日常場面での動作の手順を示し，その過程をモニタリングすることを援助するような装置です。

　②行動的-情動的自己調整機能：この機能が障害をうけると社会的に配慮の欠いた言動や攻撃的行動が目立つようになります。この機能の障害には，学習理論に基づき，行動修正法▶4を用いて問題行動を低減させる訓練がなされます。この場合，問題行動がどのような刺激のもとで出現しているのか（問題行動のきっかけになっているものは何か），問題行動が出現した結果，どのような変化が起きているのかといった行動分析の視点*4が不可欠になっています。

　③活性化調整機能：この機能が障害をうけると，自発性が低下してしまいます。この機能の障害には，ドーパミン作用薬を投与する薬物療法なども用いられます。リハビリテーションとしては，行動の開始を促すような行動のチェックリストを活用するもの。また，行動の開始が必要なときにポケットベルを鳴らしてリマインダーとして送信するようなシステム（NeuroPage；Evans et al., 1998）の導入とその使用訓練があります。

　④メタ認知機能：この機能が障害をうけると，自己が置かれた状況の理解が困難になったり，共感性が欠如します。他者認知，特に心の理論や社会的認知（2-3参照）といわれているものに障害をうけます。この機能の障害には，課題の成績を予測させ，実際の結果とのギャップを自覚させる方法などが活用されています（Fleming et al., 2006）。障害へ気づきを促進する試みです。ただし，障害に気づくことにともなう不安の増加などの問題点を実施者側が十分認識しておく必要性があるでしょう。

（土田宣明）

▶4　**行動修正法**

問題となっている「行動」に注目し，その問題行動の出現率を低減させたり，望ましい行動の出現率を増大させる技法を指します。

臨床の芽＊4

臨床場面では，一人の患者を対象とすることが多く，その患者さんへの治療方法が本当に効果的かどうか，科学的な証拠を検討するようなときに，行動分析学は欠かせません。その方法として，実験的行動分析と応用行動分析があります。

2-6

アセスメント

1 基本的な考え方

　認知機能をアセスメントする方法は多く存在します。実施にかなりの時間を要する個別式の検査もあれば，比較的短時間ですむ簡易式の検査もあります。ここでは，パラメディカルな臨床場面において，認知機能を「みる」ときに注意しておかなければならないポイントや，特別な検査道具[*1]を必要としない簡易的な検査について紹介していきます。

　ルリヤ（Luria, A. R.）は，人間の脳を大きく3つのブロックに分けています。図2-19に示したように，第1ブロックは，脳幹網様体[▶1]を中心とした部位です。脳全体の活動性を維持する働きです。大脳皮質の緊張状態を維持して精神活動ができる状態を保つ働きをしています。第2ブロックは，側頭葉・後頭葉・頭頂葉を中心とした位置です（位置関係については，図2-20参照）。この部位には，外界からの情報を，受容し，加工し，貯蔵する働きがあります。第3ブロックは，前頭葉を中心とした部位です。行為をプランニングし，実行する働きが中心です。観察や簡易検査だけからは，この3つのブロックの，どこに障害があるのかを明確に区別することは困難な場合も多いです。ただ，人間の認知機能の成り立ちとして，この3つのブロックが連携していることを念頭において概要をつかむことは機能の障害理解を助けることになるでしょう。

> **臨床の芽 *1**
>
> 個別式知能検査は，いろいろな検査用具を用いて行われます。なにげない用具（たとえば積み木）でも，それは指定されたもの（特定の積み木）でなければなりません。似たようなものであったとしても，他のもの（別の積み木）で代用することはできません。検査としての標準化は，すべてその用具を用いて行われているからです。

▶1 脳幹網様体
神経線維が網目状となった神経系で，中脳・橋・延髄に及ぶものを指します。

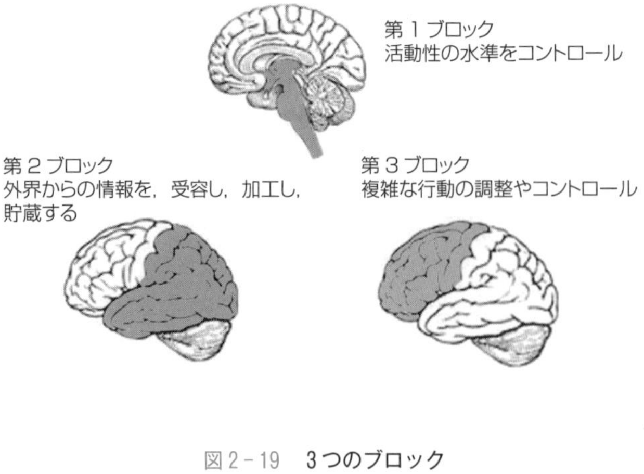

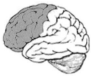

第1ブロック
活動性の水準をコントロール

第2ブロック
外界からの情報を，受容し，加工し，貯蔵する

第3ブロック
複雑な行動の調整やコントロール

図2-19　**3つのブロック**
出所：http://sped.fukuoka-edu.ac.jp/nakayama/CAS.html より一部改変して引用（原典は Luria, 1973）

2 全体的な観察

　ホッジス（Hodges, J. R.）は，臨床家のための認知機能のアセスメントについてまとめています。ここではその内容（Hodges, 2007）を引用して，ポイントを解説していきます。

① 覚醒状態

　まず，そもそもアセスメントの対象となる人（以下，対象者とします）は認知機能を評価しようとするとき，覚醒状態を維持できているかどうかをみることが重要です。たとえば，「意識清明で協力的」なのか，「協力的だが傾眠状態，もしくは刺激がなければ居眠りをする傾向がある」というような，具体的な記録ができるように，観察してみましょう。ここでの障害は前述したルリヤの第1ブロックの問題が関わっている可能性があります。

② 見当識

　時間や場所*2などを明確に認識できているかどうかを確認します。ホッジスによれば，曜日や日付などは，健常者でも誤って答えてしまう可能性があるそうです。「入院してからどれくらい経ちますか？」というような，はっきりと正解が確認できる，時間に関する質問が有効であると考えられています。

③ 注意や集中力

　対象者は，本や映画の筋を追うことができるでしょうか。毎日の生活を観察する中で，集中力が乏しいような様子があるかどうかをみます。また，簡易式の検査としては，短い数字の逆唱課題▶2が挙げられています。逆唱課題とは，検査者が提示する数字を逆から復唱してもらう課題です。たとえば，「6-2-7」ならば，「7-2-6」が正解となります。逆唱課題では，提示された数字に注意を向けて，それをある程度（答えるまで）保持しておく必要があります。

3 記憶の障害

　記憶の障害をみるときには，新しい事柄を記憶する働きの障害なのか（前向性），一度記憶された，古い事柄を思い出す働きの障害なのか（逆向性）を区別する必要があります。ここでは，まず前向性の障害についてみてみましょう。

① 前向性の記憶

　簡単な評価方法としては，たとえば，今日，病院に来るまでの道のりや，以前に話した会話の内容，病棟での出来事を詳しく思い出せるかどうかを尋ねてみるものがあります。何気ない会話の中で，障害の概要をつかむことができるかもしれません。

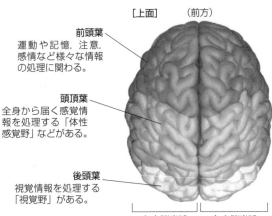

[上面] （前方）

前頭葉
運動や記憶，注意，感情など様々な情報の処理に関わる。

頭頂葉
全身から届く感覚情報を処理する「体性感覚野」などがある。

後頭葉
視覚情報を処理する「視覚野」がある。

左大脳半球
いわゆる「左脳」とよばれる部分。

右大脳半球
いわゆる「右脳」とよばれる部分。

図 2 - 20　大脳の構造
出所：Newton 別冊「知能と心の科学」，2012をもとに作成

臨床の芽 *2
認知症では，一般的な傾向として，時間の感覚が欠如しやすくなるといわれています。日時や自分の年齢に対する誤った認識（高齢なのに，20歳といってしまう）なども含まれます。

▶2　逆唱課題
数字をそのまま答える順唱課題と比較すると，逆唱課題では，刺激の「加工」を必要とします。

言葉を用いた記憶ばかりでなく，言葉を用いない，空間性記憶もあります。たとえば，言葉を用いない記憶としては，顔や図形の記憶，道順の記憶などです。患者と一緒に病棟をある道順で歩き回り，後でその道順を一人でたどることができるかどうかで，この障害の概要をつかむ有効な手段となります。

② 逆向性の記憶

逆向性の記憶に問題があるかどうかを確認するには，過去（発症以前）に経験された著名な出来事*3を尋ねてみる方法があります。たとえば，対象者自身の人生の出来事を，正しい時間的経過の中で思い出すことができるかをみます。また，発症以前にあったスポーツイベントや，事件・事故などのニュースを聞いてみてもいいでしょう。

4 遂行機能の障害

ルリヤの第3ブロックが大きく関与する機能です。行為を計画し，その計画に向けて，特定の行動を開始したり，抑制したり，目標と比べて修正するような能力を遂行機能とよびます。

簡易式の検査としては，前頭葉機能のところでみたFABを参照してください。また，ホッジスによれば，この領域の障害は対象者本人よりも，家族の観察が有効なようです。たとえば仕事，家事，器具の使用，趣味，旅行や休日の計画などで，系統立てて，遂行できているかどうかをみることが重要です。不測の事態に対応できているか，ちょっとした妨害刺激で遂行が邪魔されていないかなどをみてください。

5 その他の障害

これまでみてきた，記憶と遂行機能の障害以外では，言語・計算・行為の障害（失行▶3）。また，自己身体の無視，感覚の無視，空間に対する無視，失認▶4などの障害があります。ここでは，言語の障害について概要をまとめておきましょう。

言語障害の有無として，専門家（たとえば言語聴覚士*4）以外のものが概要をつかむポイントをホッジスの臨床経験からまとめておきます。

・発　話：流暢ではっきりした発音で話すか，文法上の誤りはないか，単語の誤った使用はないか，単語がうまくでてこないこと（換語困難）はないかがポイントです。

・言語理解：身振りや状況がみえない電話を使用して，相手の話す内容を理解できるかをみることが一つのポイントです。

・読　字：患者はこれまで同様に，すらすら本や新聞が読めるかどう

臨床の芽*3

現代史の年表などを利用して，特に有名な事件や出来事などの年代順を，検査する側が予習しておく必要がありそうですね。

▶3　失行

高次機能障害の一つで，運動器官に麻痺がなく，運動可能であるにもかかわらず，意図する運動ができない障害のことです。

▶4　失認

高次機能障害の一つで，たとえば，視覚そのものには異常がないにもかかわらず，対象物を認知することができない障害のことです。

臨床の芽*4

認知機能のリハビリテーションを担う，重要な職種の一つです。ST（スピーチセラピスト）とよばれることもあります。

か。娯楽としての読書が減少していないかが，感度[5]のいい指標になります。

・書　字：書字に障害があるとき，それは語を綴ることに障害があるのか，字を書く際に必要となる運動制御の問題なのかを区別することが重要です。

6 標準化された検査

標準化された検査*5として，広く利用されているものがMMSEです。MMSEは，1975年に発表（Folstein et al., 1975）されて以来，国内外で広く使用されています（森ほか，1985）。日本版は2019年に改訂されています（杉下，2019）。全部で11項目から形成されており，30点満点で得点化します。原版では20点／21点が認知症と非認知症の境界（カットオフ値）とされていますが，日本版では23点／24点をその境界と考えるのが妥当であるとされています。時間および場所の見当識，即時想起，計算（または逆唱），遅延再生，物品呼称，文の復唱，口頭命令，書字命令，自発書字，図形模写（図2-21）などの項目が含まれています。MMSEの特徴は，動作性検査[6]項目が含まれている点です。項目8の口頭の指示に従う項目や，項目9の書字の指示に従う項目，項目11の図形模写など，動作によって応答する項目が入っています。

年齢別のカットオフ値は，40代が29点，50代から70代が28点，80代が26点と想定されています。ただし，この検査は高齢者群で，教育歴の影響を強く受けるといわれています。そのため，70代以上の高齢者で教育歴が10年に満たない場合は，最大3点以下までが正常範囲と想定されています。

MMSEは，ルリヤのいう第2ブロックの障害をみる検査としてはたいへん優れていますが，第3ブロックの障害については，感度がいいとはいえません。

（土田宣明）

「この図形を正確にそのまま書き写してください」

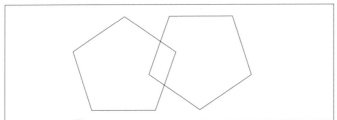

図2-21　MMSEの図形模写課題

出所：杉下，2019

▶5　感度

臨床場面における感度とは，特定の病気を患っている集団に対して検査を行ったとき，異常値を示す割合が感度です。逆に，特定の病気を患っていない集団に対して検査を行ったとき，正常値を示す割合を特異度といいます。

臨床の芽＊5

週刊誌に掲載されているような「心理テスト」は標準化されていません。根拠あるサンプリングのもと，統制された条件下で検査を実施し，統計的分析を行ったうえで信頼性・妥当性が確認され，刊行されたものが標準化された検査です。

▶6　動作性検査

認知機能の検査は一般に，情報を受け取って，言葉によって応答する言語性検査と，情報を受け取って，動作によって応答する動作性検査に分けられます。

📖 Column 2-1

高齢者がラジオを聴くのはよいこと？

テレビを見ることとラジオを聴くことは，どんな違いがあるのでしょうか。ラジオは当然耳からの情報だけです。ラジオから発信される言葉，音楽を聴いて私たちは情景を思い浮かべます。

たとえば「京都で桜が満開になった」と聞いて，平安神宮の桜が満開になった情景を思い浮かべる人もいれば，また，嵯峨野の枝垂れ桜を思い浮かべる人もいるでしょう。言葉を聞いても，まず場面を想像しなくてはなりません。そしてこの場面想像には制約がありません。上記の「桜」の例にあるように言葉を聞いて思い浮かべる状況は十人十色です。そして，板倉（2006）はこのことが脳のトレーニング，活性化につながるとしています。脳の中の連合野という部位を用いて，言葉とそれに結びついたイメージを働かせます。テレビのように，一つの場面を呈示してそれ以上の想像を働かせる必要がないことに比べると，確かに頭を使っているのでしょう。読書もラジオと同じ理由で脳の活性化には効果があるようです。しかし，文字を追わなければならない読書は目が疲れ，続かないという方もおられます。

大活字本のように大きな字体の本も出ていますが，視力が落ちて，読みたくとも読めないという問題も出てきます。その点，ラジオはスイッチ一つでいつでもどこでも，気軽に聴くことができます。ラジオのなかではディスクジョッキー（放送者）とリスナー（聴き手）の交流が行われている番組もあり，コミニュケーションを取ることが気軽

にできます。「音楽の泉」等，何十年も続いている番組もあり，懐かしく聴いている方もおられるでしょう。ラジオ放送のアナウンサーは丁寧に状況を説明されるので野球の試合はテレビを見ながらラジオを聴いている人もいるようです。

また，身近な高齢者の生活を見ていますとラジオを聴きながら編み物をしたり，家事をこなしている場面を見かけます。同時に2つのことを行うことは脳にとって負担がかかることですが，脳の機能を活性化しているといえるかもしれません。高齢者を意識した放送も制作されていますし，AM，FM，短波放送など周波数を合わせることで，20以上の放送局から選んで聴くことができます（図1参照）。

必要な機能だけを残した簡単なスマートフォンのようなラジオも売り出されています。ラジオが高齢者にとってよいという科学的な証拠は，まだ提出されていませんが，ラジオの「効用」を高齢者自身が実感しよい効果が期待できそうです。

（坂口佳江）

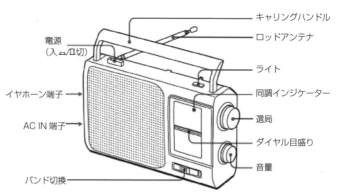

電源（入／切）
キャリングハンドル
ロッドアンテナ
ライト
同調インジケーター
選局
ダイヤル目盛り
音量
イヤホーン端子
AC IN 端子
バンド切換

図1 昔ながらのラジオ（高齢者の聴取を意識して作られているラジオの例；SONY の ICF-801）
出所：http://koreikaden.blog.fc2.com/img/icf801.jpg/ より作成

同じ計算課題でもミスの多さやパターンが異なる？

脳損傷者のリハビリに，図1の2種類の計算課題を用意すると，いくつか異なった反応パターンに出会います。どちらも同じようにできる人，通常の計算よりマス計算でミスが多発する人，マスを飛ばして（無視して）しまい計算ができない人などです。この反応の違いは注意機能にあると考えました。戸名（2017）では，健常高齢者のデータと脳損傷者の症例からマス計算の特性とその特性を応用し注意障害のスクリーニング検査となりうるかどうかを考察しました。

健康高齢者29名（男性12名，女性17名）の50マス計算（加算）の平均反応時間は80.7秒（標準偏差26.7）であり，通常の計算式（反応時間69.0，標準偏差17.4）よりも時間がかかり，個人差も大きくなりました。注意機能を測るストループ検査との間には中程度から強い相関を示しましたが，認知機能全般をスクリーニングするMMSE(Mini-Mental State Examination)との間に有意な相関はみられませんでした。前頭葉機能のスクリーニングテストであるFAB(Frontal Assessment Battery)とは中程度の相関を示しました。このことよりマス計算課題実施に注意機能が必要である傾向がよみとれました。

脳損傷者の症例から，マス計算と通常計算を組み合わせるとより詳しく，注意を支える感情や情動の変化をも観察できるのではないかと考えられました。通常計算より，マス計算で多く

の誤答を見せた症例のその現象を以下のように考えました。上や左側の刺激に注意を向けなければならないマス計算でミスをしてしまうのは，分配性注意，選択性注意に問題があると考えました。マス計算は，注意の問題を敏感に感知可能な課題であると示唆されました。また，ほぼミスをしない通常の計算において，唯一ミスを起こした1セッションに関し，その理由を調べると，その前の晩，眠れていなかったといった事実がありました。退院間際，お世話になった医療スタッフ宛に，真夜中，非常灯の下で手紙を書いて，睡眠不足になっていたのです。注意を維持するためには，覚醒が必須であるが，寝不足による覚醒不十分により注意が普段より維持できなかったと推察しました。

これらから，通常計算とマス計算を行うことにより，MMSEだけでは判断しづらい注意機能の問題を簡便にスクリーニングできるのではないかと考えました。

計算課題は紙と鉛筆さえあれば，誰にでも簡単に作成できる手軽な課題です。その課題のもつ意味を，またどのような認知機能が必要なのかを明確にし，臨床上に使用する際の一助になればと考えます。これから臨床に出られるみなさんには，単純な計算課題を解くといったことでも，いろいろな認知機能が必要であることを知っていただき興味をもってもらえれば幸いです。

（戸名久美子）

	4+6=	4+2=	4+9=	4+3=	4+5=	4+7=	4+0=	4+8=	4+1=	4+4=
	6+6=	6+2=	6+9=	6+3=	6+5=	6+7=	6+0=	6+8=	6+1=	6+4=
	2+6=	2+2=	2+9=	2+3=	2+5=	2+7=	2+0=	2+8=	2+1=	2+4=
	5+6=	5+2=	5+9=	5+3=	5+5=	5+7=	5+0=	5+8=	5+1=	5+4=
	3+6=	3+2=	3+9=	3+3=	3+5=	3+7=	3+0=	3+8=	3+1=	3+4=

+	6	2	9	3	5	7	0	8	1	4
4										
6										
2										
5										
3										

図1　通常の計算式とマス計算

📖 **Column 2-3**

....

軽度認知障害（MCI）とは？

　軽度認知障害（Mild Cognitive Impairment：MCI）とは，①物忘れを自覚しており，②客観的にも記憶障害があるが，③全般的な認知機能は正常に保たれており，④日常生活に支障をきたすことがないことから，⑤認知症とはよべない状態のことをいいます（Petersen, 1995）。ピーターセンらの研究以降，多くの研究者が議論を重ねた結果，2003年に新たな診断基準，
(1) 本人や家族から認知機能低下の訴えがある。
(2) 認知機能は正常とは言えないものの認知症の診断基準も満たさない。
(3) 複雑な日常生活動作に最低限の障害はあっても，基本的な日常生活機能は正常である。
以上の3点が提唱されるようになりました。

　MCIは図1に示すように4つに分類されています（Petersen, 2004）。まず，記憶障害が見られる健忘型（amnestic MCI）と，記憶障害以外の他の認知障害がある非健忘型（non-amnestic MCI）に分け，さらにその他の認知機能障害の有無，障害の数によってsingle domainかmultiple domainかに分けていきます（つまり臨床症状が記憶障害のみに限定されるamnestic MCI single domainと，記憶障害に加えて他の認知機能領域の障害も認

められるamnestic MCI multiple domainに分けます）。健忘型がアルツハイマー病（Alzheimer's disease：AD）に移行しやすいことや，非健忘型は，進行すると前頭側頭型認知症やレビー小体型認知症に移行する可能性が高いといわれています。MCIの患者の約半数が5年以内にADに移行することや，MCIを有する10〜15%がその後1年間でADが最多を占める認知症に移行するということも報告されています。

　しかし，MCIと診断されても，改善する例も多いことを示す研究結果も発表されています。国立長寿医療研究センターの研究（2017）によると，MCIの段階で異変に気づくことができれば，生活習慣を改めたり，予防改善に取り組むことで，認知症への進行を防いだり，発症を遅らせたりできることがわかってきています。

　高齢化の進む昨今，ADの根本治療法のない現段階においてMCIの早期診断率を上げるための様々な臨床研究が継続されています。MCI段階で認知症関連疾患の兆しをスクリーニングするための神経心理学検査の追跡研究が行われ，多くの貴重な臨床データが蓄積されつつあります。より感度の高いスクリーニング・ツールの開発が待たれています。　　　　（石川眞理子）

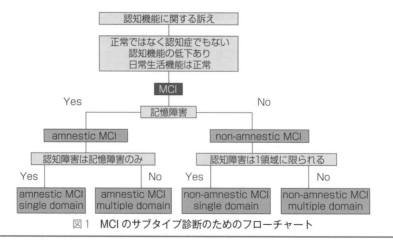

図1　MCIのサブタイプ診断のためのフローチャート

Column 2-4

認知トレーニングの転移効果と持続効果

　認知トレーニングとは，注意，知覚，記憶，視空間認知などといった認知機能に障害を抱えている高次脳機能障害の患者さんを対象とした機能回復訓練です。その目的は，機能回復，残存能力の活用と，日常生活，社会生活における困難を軽減させること，もしくはこれを代償するスキルの獲得にあります。

　近年になって，認知トレーニングが，認知症高齢者にも適用されるようになりました。認知トレーニングによって，認知症高齢者の認知機能や日常生活の質がある程度改善されることが期待されています（Clare et al., 2001）。

　現在，認知症高齢者に行われている主な認知トレーニングには，回想法，芸術療法，リアリティ・オリエンテーション，認知活性化療法，学習療法，記憶訓練などがあります。このような認知トレーニングは，記憶・注意・遂行機能障害などの回復に，ある程度有効であるといわれています（Butler, 1963；相星ほか，2001）。しかし，一方で，どのような側面に効果があるのかについては，科学的なエビデンス（証拠）を積み重ねていく必要性も指摘されています。

　そこで，最近の研究をもとに，認知トレーニングの「効果」のとらえ方について，簡単に説明しておきましょう。認知トレーニングの効果を考えるときには，2つの視点が重要です。1つは，訓練の転移効果，もう1つは持続効果です。

　ある課題での訓練が，別の課題の遂行に影響があること（通常は成績が改善すること）を転移効果といいます。たとえば，記憶の訓練（エピソード記憶の訓練など）が，別の認知課題（たとえば推論など）の成績にまでよい影響を及ぼす場合です。さらに，記憶の訓練が，日常生活場面での記憶機能の改善にまでつながるような場合です。転移効果を検討する多くの研究がなされてきましたが，今のところ，転移効果を示す研究（吉田ら，2014）は少ないのが現状です。

　一方，訓練終了後に，訓練で獲得された効果は維持されるのかという視点も重要です。これを持続効果といいます。今のところ，残念ながら，認知トレーニングは，訓練を行っている間は効果がみられますが，訓練が終了した後は維持できないという指摘が多くなされています（Ball et al., 2002；Thompson & Foth, 2005）。

　そのような中，孫ら（2014）は，認知トレーニングの持続効果について縦断的な研究を行っています（図1参照）。研究の対象になったのは，立命館大学での3年間にわたる認知トレーニングに参加した高齢者31名でした。訓練終了者に対して，終了後1年以上の期間を経て，その効果が維持されるかどうかなど，多角的な分析が進められています。今のところ，訓練の効果はある程度維持されるようです。

　このように，認知トレーニングについては，その直接的な効果以外にも，転移効果，持続効果という側面から，少しずつですが，研究が進んでいます。

（孫　琴）

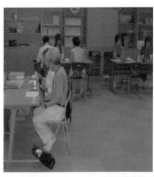

図1　認知トレーニングの学習風景

第 **3** 章

学 習
（行動と環境の関係を知る）

3-1

学習とは何か

Episode 3-1　もっとも単純な学習——馴化

　私たち人間は常に「学習」しています。といっても、学校や塾などで机の上で教科書やノートに向かう「お勉強」という意味だけではありません。もちろん、いわゆる「お勉強」も「学習」に含まれるのですが、そんなに複雑でなくとも、私たちは日々気づかないうちに「学習」をしています。

　もっとも単純な学習は「慣れ」です。たとえば、一般の人が「病院」と聞いてイメージするものとして、白衣や様々な医療機器などの視覚的な刺激と並んで、消毒用アルコールなどの「匂い」があげられます。院内に一歩足を踏み入れた瞬間「あぁこの匂い。病院に来たんだ」と思うものです。しかし、医療従事者はどうでしょう。最初こそは病院独特の匂いを感じていたものの、何度もそれを経験しているうちにいつの間にか感じなくなっているのではないでしょうか。

　いわゆる「慣れる」という現象ですが、心理学では「馴化（habituation）」とよばれており、弱い刺激を繰り返し提示されると反応が徐々に低下する、という現象です。「特定の匂いを何度も嗅ぐ」という「経験」によって、「匂いを感じる」という「行動」が変化したのですから、これも立派な学習です。

　他にも患者さんが入院治療を受けるとき、初めての夜はなかなか眠れないものです。病室のベッドや環境に「慣れていない」ことが原因ですが、ここでも馴化という学習は日を追って進行します。隣のベッドの患者さんの咳払いにも、深夜に看護師が巡回に来たときの足音にも、あまり注意が向かずにぐっすり眠ることができるようになります。つまり、馴化というのは、われわれヒトを含めた動物が、自らを取り巻く環境の中にある数限りない刺激に対して、いちいち意味のない反応をしないようにする適応的な学習メカニズムなのです。

　医療関係のサイトが実施したアンケートでも、「院内環境で最も重視される点」として、「院内感染対策」（45.8％）や「清潔さ」（18.6％）といった当然の結果と並んで、5.1％の患者さんが「におい対策」をあげています（Nursing-Plaza.com, 2012）。自分にもこのような学習が生じる可能性があることを知っていれば、患者さんの「この匂いがどうしても気になるんです」という訴えに対して、「そうですかぁ……？　気にし過ぎじゃないですか？」というような共感性を欠いた発言は、医療従事者として慎むべきだということも理解できるのではないでしょうか。

1 学習の定義

　心理学では，学習を「経験による比較的永続的な行動の変化」と定義しています（たとえば Mazur, 1998）。この定義によると，私たちのどのような活動が学習とよばれるのでしょうか？

　まず動物が生得的にもつ行動傾向は学習ではありません。たとえばガなどの昆虫が光に向かって飛ぶ習性は「走性▶1」（正の走光性）とよばれ，本能行動の一種で「経験による」という部分にあたらないので，学習とはよばないのです。さらに，「成熟▶2」による行動の変化も，経験を必要としないので学習ではありません。たとえばツバメのひなは孵化して約20日で巣立ちを迎えますが，飛び立つ前に「親鳥に教わっての羽ばたき練習」などの経験は必要なく，自然に飛べるようになります。

　また，定義には「比較的永続的」とあります。たとえば，われわれ人間が激しい運動をした後，疲れて動けなくなります。これは「経験による行動の変化」ではありますが，この変化は短時間の休息によってすぐに回復するので，「学習」とはよびません。

　一方，Episode 3-1 で取りあげた「馴化」はもっとも単純な「学習」といえます。大きな災害や事故などの後にちょっとした刺激にも反応してしまうようになる「鋭敏化▶3」も「学習」の一種です。また，いわゆる「パブロフの犬」（3-2 1 参照）も，水族館のイルカたちが見せる華麗なジャンプも，経験による行動の変化ですから「学習」だといえます。同じような「学習」はわれわれヒトにも生じています。「梅干し」と聞いただけで口の中に唾がたまることであったり，終了後にお茶とお菓子を出してもらえる研究会には知らず知らずよく通っている，などの行動変化も「経験による行動変化」ですから，やはり「学習」です（表3-1）。

▶1　走性
ある刺激に対して身体全体を一定方向に移動させる生得的反応。

▶2　成熟
種に特有の遺伝的プログラムにより，発達のある段階で必ず生じる変化。

▶3　鋭敏化
刺激を繰り返し提示することで反応傾向が高まる現象。

表3-1　学習か？　学習でないか？

動　物	経　験	行動の変化	学習？
ガ	していない	光に向かって飛ぶ	×（走性）
ツバメ	していない	生後20日で飛ぶ	×（成熟）
人間	激しい運動をする	動けなくなる	×（疲労）
イヌ	音とエサを同時に提示される	音だけを聞いて唾液を分泌する	○
人間	梅干しを見てから酸味を味わう	梅干しを見ただけで唾液を分泌する	○
イルカ	ジャンプした直後にエサが与えられる	ジャンプをよくするようになる	○
人間	研究会に参加してお茶とお菓子をもらう	研究会によく参加するようになる	○

いずれの「学習」においても，共通しているのは，学習する主体の「意識」は問わない，ということです。つまり動物や人間が「～と思ったから」ということには言及しないということです。「経験による行動変化」という定義にも「～と思って」との文言は含まれていません。パブロフの犬が「あ！　この音が鳴ったからもうすぐエサだぞ」と思ったり，水族館のイルカが「ジャンプしたからエサがもらえる」と思ったりしているか，については言及しないのです。なぜなら，その「思い」は誰も見ること，聞くことができないことだからです。

このような考えは「モーガンの公準▶4」として知られています。「より単純な説明ができるときは，単純な説明をするべき」という命題です。これにより，心理学は，主観的な意識を本人に質問する「内観」を中心としたものから，客観的に測定できる指標をもとにした自然科学の一分野へと変わったのです[*1]。

② 学習を研究することの意義

学習心理学のルーツは，イギリスの「経験主義」にあります。17世紀の哲学者ロックは，人間はみな生まれながらにして「白紙の状態（「タブラ・ラサ▶5」）」であり，後の経験によって知識を得ていく，という主張をしました。

人間の行動に遺伝的な要因が影響していることは事実ですが，生得的に決まっている部分は個人にはどうすることもできません。一方，学習を研究するということは，個人の行動に「経験」が及ぼす影響を研究するということですから，個人の努力を認めるという態度につながります。医療従事者が患者さんの心理面に配慮するとき，「生まれつきだから仕方がない」と考えるよりも，「今後のはたらきかけ次第で患者さんの心に変化をもたらすことができる」と考える方が，きっと役に立ちます。

また，学習が無意識のうちに生じる現象であることを理解しておくことも，医療従事者にとっては重要です。「自分では気づかないうちに学習は生じていて，体が自然と動いてしまう」ことへの理解です。この意味で，学習に関する医療従事者と患者さんの関わりは2種類あります。「患者さんの不合理な学習を取り除くこと」と「患者さんに新しい学習をしてもらうこと」です。

前者は「消去」と呼ばれ，特定の刺激に対する不適応的な感情を取り除くことで，恐怖症や心的外傷後ストレス障害（PTSD）▶6の治療に応用されています。後者は，拮抗条件づけ▶7を用いた恐怖症治療や応用行動分析による行動変容[*2]に応用されています。

▶4　モーガンの公準
心的発達において低次の心的過程で説明できるときは，より高次の心的過程の所産として動物の行動を解釈すべきでない，ということ。

臨床の芽＊1
一方，対人援助の場においては，自然科学的解明だけでなく，対象となる人が"どう感じ，どう考えているのか"という内観を重視することも求められています。客観点指標による患者さんの理解と内観による理解の両輪が必要となります。

▶5　タブラ・ラサ
"Tabla rasa" ラテン語で「磨いた石板」という意味で，「白紙」の比喩。

▶6　心的外傷後ストレス障害（PTSD）
死を意識するような強い体験によって心的な外傷（トラウマ）が生じ，侵入症状，回避・麻痺，過覚醒などの症状を生じる障害。

▶7　拮抗条件づけ
ある反応と，逆の方向性をもつ別の反応とを対提示して，その反応を抑制する方法。

臨床の芽＊2
生活習慣病の患者に対して行われている，「正しい知識や理解をもつこと」の結果として「日常生活での健康行動が実践，習慣化される」という健康教育も，この考え方を用いています。

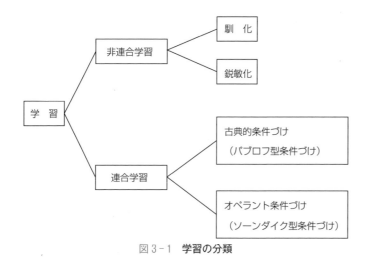

図3-1　学習の分類

３ 学習の分類

図3-1のように，学習は大きく２種類に分けることができます。非連合学習と連合学習です。非連合学習とは，１つの出来事に対する感受性などが変化する学習で，前述した馴化や鋭敏化が当てはまります。非常に単純な学習なので，広範囲な種が共通にもっているメカニズムです。

たとえば，貝の仲間の軟体動物アメフラシは，水管という水を吐き出す器官をつつくと，エラを引っ込めます。これは感覚神経が運動神経を興奮させて起こる反射ですが，つつき続けると次第にエラは引っ込まなくなるという馴化を示します。これらの学習には「刺激特定性[8]」があることが知られています。つまり，与える刺激を変えると反射が復活するのです。

もう一方の連合学習とは，２つ以上の出来事の間の「関係」を学習して行動が変化することです。特に「音が鳴ればエサが提示される」というように２つの外的刺激間の関係に関する学習を「古典的条件づけ」とよび，「レバーを押せばエサが提示される」というように事象の一つは動物自身の反応，もう一方の事象が外的刺激というような学習を「オペラント条件づけ」とよびます。連合学習も多くの種で確認されていますが，非連合学習よりは複雑な神経機構が必要とされます。また，外的刺激や反応のバリエーションによって生まれる学習の複雑さも種によって異なります。

（北口勝也）

▶8　刺激特定性
馴化や鋭敏化は，学習した刺激だけに生じ，別の刺激では生じない。馴化の場合，この現象を「脱馴化」とよびます。

3-2

古典的条件づけ

Episode 3-2　白衣恐怖症と学習

　医療従事者の立場からすれば，患者さんには医療機関に来ていただかなくては仕事になりません。ところが，患者さんの中には「病院に行くのが怖い」と訴える人がいます。このような患者さんは，一般に「白衣恐怖症」とよばれ，多くの場合に血圧上昇をともなうので「白衣高血圧症」ともよばれます。恐怖の対象は白衣だけとは限らず，病院の看板や玄関，受付，待合のイスなど，医療機関に関するあらゆる物に対して恐怖を感じる人がいます（図３-２参照）。「白衣」はその象徴なのです。なぜこのようなことが起きるのでしょうか。

　白衣高血圧症は典型的な「学習」です。医療機関に通う人々は通常，身体や心に何らかの不調を抱えています。そこで行われる診察や治療は，時に痛みや苦しみをともなうこともあるでしょうし，それらを最小限にしたとしても，患者さんによっては不安や恐怖を感じる人もいることでしょう。それらの不快刺激が提示されるときいつも同時に提示されている刺激こそ，「白衣」の医師や看護師なのです。つまり患者さんのもつネガティブな感情を引き起こす医療機関と「白衣」を同時に経験することで，それら２つの間の関係性を学習し，元々は単なる「白い衣服」であった白衣が恐怖や不安の対象となってしまったといえます。このような２つの刺激を対提示することで生じる学習は，古典的条件づけとよばれます。

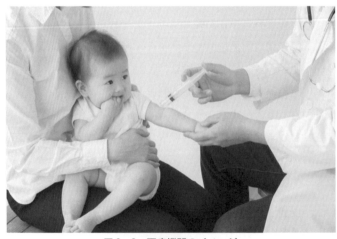

図３-２　医療機関のイメージ

1 研究の出発点──パブロフの実験

　ロシアの生理学者パブロフ（Pavlov, I.）と聞けば，誰もが「条件反射」を思い浮かべますが，実は，彼がもともと行っていたのはイヌを対象とした消化腺の研究であり，「条件反射」の発見は偶然によるものでした。当時，飼育係が餌を運んで来るときにはいつも餌皿が触れ合う音がしていました。それを聞いたイヌは，まだ餌が口の中に入っていないにもかかわらず，唾液を分泌していたのです。それ以前から，食物がなくても胃液分泌（心的分泌）が生じることに気づいていたパブロフは，図3-3(a)のような実験装置を用いて，音と餌に関する条件を統制して様々な実験を行い，条件づけ（Conditioning）の原理を発見しました（Pavlov, 1927）。

　口の中に餌が入れば唾液を分泌するのは，イヌが本来もっていた生理的な反射です。古典的条件づけでは，このような反射を無条件反射（Unconditioned Reflex；UR）とよび，そのような反射を引き起こす刺激を無条件刺激（Unconditioned Stimulus；US）とよびます。このUS（餌）を，本来は何の反射も生じさせない他の中性刺激（たとえばメトロノームの音）と対にして何度も繰り返し提示すると，その中性刺激によって唾液分泌が促されるようになります。この場合，メトロノームの音を条件刺激（Conditioned Stimulus；CS）とよび，CSによって喚起された唾液分泌を条件反射（Conditioned Reflex；CR）とよびます。パブロフはこの過程を「条件づけ」と名づけましたが，後にソーンダイクが発見した「道具的条件づけ」（3-3に後述）と区別するために，古典的条件づけ，またはパブロフ型条件づけとよばれるようになりました。図3-3(b)に，以上の古典的条件づけを模式図にまとめました。

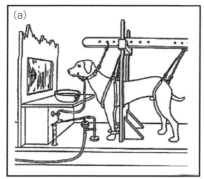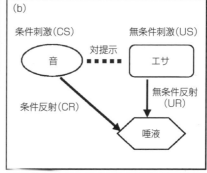

図3-3　パブロフの実験装置(a)と古典的条件づけのしくみ(b)

2 古典的条件づけの多様性──動物種・反応系

　パブロフの発見は，イヌを被験体としてなされましたが，その後の研究により，ゾウリムシのような単細胞生物から，昆虫などの無脊椎動物，魚類，両生類，爬虫類，哺乳類や鳥類，そしてわれわれ人間も含む霊長類にいたるまで，古典的条件づけが動物全般に共通する学習メカニズムであることがわかりました。もちろん，種によって生得的にもっている感覚器官や無条件反射は様々です（図 3-4）。

　たとえば，馴化のところで説明したアメフラシでは，吸水管への弱い刺激を条件刺激，尻尾への電気ショックを無条件刺激として対提示すると，エラの引っ込み反応を条件反射として条件づけることができます（たとえば Kandel, 2001）。ウサギでは，光や音を CS，眼球への空気の吹きつけを US として対提示すると，瞬きが CR として条件づけられます（Schneiderman & Gormezano, 1964）。これは眼瞼条件づけとよばれ，人間でも生じます（Cason, 1922）。

　また，パブロフの実験のように，無条件刺激がエサなどの「プラスの価値をもつ（正の）」刺激である場合だけでなく，苦痛や恐怖などの「マイナスの価値をもつ（負の）」刺激である場合もあります。たとえば，条件性情動反応という学習は「恐怖条件づけ」ともよばれ，多様な種で確認されています。よく用いられる被験体はネズミで，CS は光や音，US は足への電気ショックです。これらの対提示を繰り返すと，ネズミは CS である光や音を聞いただけで，体をすくめる，毛を逆立てる，その時にしていた行動が抑制されるなどの情動反応を

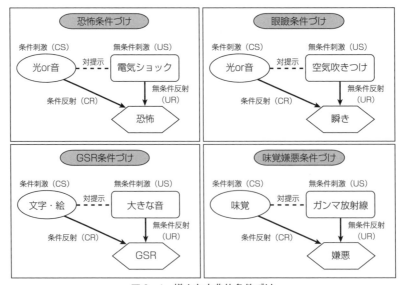

図 3-4　様々な古典的条件づけ

示します。この実験は，恐怖症の動物実験モデルとして，抗不安剤の開発などに利用されています[1]。

一方，人間でも学習によって恐怖が生じることが報告されています。もっとも有名な実験は，ワトソンによる「リトル・アルバートの実験」です（Watson & Rayner, 1920）。11か月の男の子アルバートに対して，ネズミを CS，大きな金属音を US として対提示したところ，彼はネズミを見ただけで泣き出すようになりました。つまり，古典的条件づけが恐怖症の発症機序として証明されたのです。ただし，このような実験は現代では倫理的な理由から行われていません。

人間の情動反応の条件づけとしては，ガルバニック皮膚反応（Galvanic Skin Response；GSR）条件づけという実験が知られています。われわれが非常に驚いたとき，手のひらに精神性発汗[1]とよばれる汗をかきます。いわゆる「手に汗を握る」状態ですが，この発汗を引き起こす非常に大きな音を US，絵や文字・記号などの視覚刺激をCS とするのです。何度も対提示を繰り返すと，CS を見ただけで発汗が生じ，それは皮膚電気抵抗低下として測定できます。

他にも，われわれが示す「食べ物の好き嫌い」の一部も古典的条件づけで説明されています。ガルシアら（Garcia et al., 1955）は，ネズミに甘い味のついた水（CS）を飲ませ，その後にガンマ放射線を照射（US）して不快状態（UR）を生じさせました。この対提示の結果，ネズミは甘い味のついた水を避けるようになりました。この現象は「味覚嫌悪学習」とよばれており，CS と US の対提示がたった一度でも，その時間間隔が1時間以上になっても成立する，強い条件づけであることが示されました。

3 古典的条件づけの時間的特性

古典的条件づけ実験では，一般的に CS が US よりほんの少し早く提示されます。これは延滞条件づけとよばれていますが，パブロフは，その他にも CS と US の時間的関係を様々に変化させて実験を行いました。図3-5に示すように，同時条件づけ，痕跡条件づけ，逆行条件づけなどがあります。

同時条件づけでは，CS と US が同時に重なって提示されます。また，痕跡条件づけでは，CS 提示が終わってから US が提示されます。いずれにおいても CR が生じますが，延滞条件づけよりは CR が少なくなります。

逆行条件づけでは，US 提示終了後に CS が提示されます。一般的にこの場合には CR は生じません。しかし，パブロフはこのような場

臨床の芽 ＊1

薬剤の開発に，負の刺激を用いた学習のしくみ（動物に不快刺激；電気ショックを与え，恐怖反応を起こす）を用いることで，薬の効き方（心拍数の増減や，反応の持続時間，異なる行動の出現など）を明らかにし，薬効や副作用を評価しているんですね。

▶1　精神性発汗

手掌や足底等においてみられる，精神的な緊張，情動的興奮などに付随する発汗現象。視床下部の自律神経中枢を介して生じます。

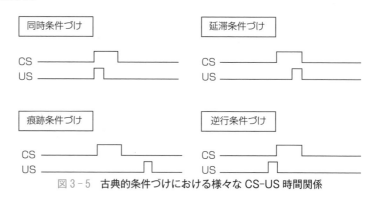

図 3 - 5　古典的条件づけにおける様々な CS-US 時間関係

▶2　条件性制止

Conditioned Inhibition. 通常の CR の背後にあると仮定される「興奮（excitation）」の逆。制止的 CS を興奮に転じるのには時間がかかる（遅滞法）や，別の興奮的 CS と組み合わせるとその興奮的 CR が減少する（加算法）で測定されます。

合にも条件性制止▶2 とよばれる学習が生じており，「CS が提示されたときには US がない」という負の関係性学習が生じると考えていました。

4　古典的条件づけの諸現象

●消　去

　恐怖条件づけが恐怖症の動物実験モデルであるならば，その治療に役立つ知識が必要です。パブロフ自身が，「消去」という手続きを実験していました。CS と US の対提示を止めて，CS のみを提示し続けると，やがて唾液分泌は生じなくなります。条件性情動反応においても，恐怖反応を引き起こしている CS（音や光）のみを提示し続けると，やがて恐怖反応は消失することが確かめられています。この現象を応用して，数々の恐怖症治療法が考案されています（3-5 に後述）。

●般　化

　ワトソンの実験では，アルバートは CS であるネズミを見せられただけで泣き出すようになりました。興味深いことに，この条件づけの成立後，アルバートはウサギ，犬，毛皮のコートなど，ネズミを連想させるものを見せられても泣き出したのです。つまり，CS に似た刺激に対しても条件反射が生じるのです。このような現象を「般化」といい，パブロフはイヌに聴かせる音の周波数（高さあるいは音階）を様々に変えて実験を行いました。その結果，条件づけの際の CS に近いほど唾液分泌が多く，CS から周波数が離れるほどその条件反射は減少しました。このような CS との類似性と条件反射が比例することを「般化勾配」とよびます。

●準備性

CS と US を対提示すれば，いつでも条件づけが生じるわけではありません。動物には種ごとに刺激の性質によって条件づけられやすさに差があるのです。たとえば，同じ CS でも条件性情動反応と味覚嫌悪学習とでは条件づけられやすさが違います（Garcia & Koelling, 1966）。光や音などの視聴覚刺激を CS，気分不快を US として対提示しても味覚嫌悪学習は生じにくく，逆に，味覚刺激を CS，電気ショックを US として対提示してもやはり CR はほとんど生じません。これを学習の「準備性」とよびます。生物学的な制約として，音や光は体外からの痛み刺激と連合しやすく，味は体内の不快感と連合しやすく，ガルシア効果とよばれています。

●補償的 CR

パブロフの実験においては CR も UR も唾液反射でした。このように，通常，古典的条件づけの結果生じる CR と UR は同じです。しかし，たとえば薬物に対する反応では「補償的 CR」とよばれるように CR が UR と逆の形態を取ることがあります。つまり，薬物の薬理的効果が UR である場合，CR としては「麻薬が効きにくくなる」つまり耐性反応が条件づけられることもあるのです。

たとえば，鎮痛薬として用いられるモルヒネも，繰り返し投与すると耐性反応が生じ，鎮痛作用が減少することが知られています。シーゲル（Siegel, 1975）は，ネズミを熱い板の上に置く実験で，文脈刺激（実験箱の光景・音・匂いなど）に耐性が条件づけられ，別の実験箱に移したときにはその耐性が消失することを示しました。

現実場面では，麻薬常習者が少量の麻薬では快感を感じられないようになり，摂取量がどんどん増加していたとします。ある日，自分の部屋とは違う場所で麻薬を摂取したところ，異常な拒絶発作を起こして死亡してしまいました。いつも同じ自分の部屋で麻薬（US）をうっていると，その部屋の風景や匂いが CS となって CR として耐性反応を生じさせます。その後，違う部屋で麻薬を摂取すると，いつも耐性反応を促進していた刺激がないので薬が効きすぎて拒絶反応を起こすというわけです。古典的条件づけがもたらすこのような危険も医療従事者としては知っておいた方がよいでしょう*2。

（北口勝也）

臨床の芽 *2
入院中に調整した内服薬の種類や量は，退院後も同じ効き方をするとは限らないということです。患者さんの「今の生活環境」に適した薬効になっているのか，注意する必要があります。

3-3

道具的条件づけ

Episode 3-3　受診行動と学習

　病気やけがをした人が医療機関に行くのはなぜでしょう。もちろん「治療」が目的です。治療が効果をあげるために医療従事者の努力が必要なのはもちろんですが，患者さんが治療に必要な行動をとってくれなければ，効果はあがりません。

　たとえば，糖尿病には継続した通院・受診が必要です。しかし，2型糖尿病[1]の多くは自覚症状がないため，糖尿病治療への意欲を失う患者さんが少なくなく，実際に医療機関で受診している患者数約620万人のうち，約51万人が1年間に受診を中断しています。このような治療中断により重篤な合併症が起き，時には命を落とす人も少なくありません。

　このような状況に対し，厚生労働省の研究班は「患者データベースに基づく糖尿病の新規合併症マーカーの探索と均てん化に関する研究─合併症予防と受診中断抑止の視点から」という研究を行いました（野田ら，2014）。約2,200人の2型糖尿病患者を「診療支援群」（954人），「通常診療群」（1,246人）に割りつけ，両群の患者さんに「糖尿病治療ガイド」を渡し，ニューズレターを定期的に配りました。そのうえで，診療支援群には，予定日に受診しなかった場合に電話や手紙で積極的に受診を呼びかける，検査値の目標達成度をフィードバックする，支援センターが食事と運動のアドバイスをして患者さんを励ますなどの診療支援を行いました。一方，通常診療群には特別な対応はせず，通常通りの診療を行いました。その結果は図3-6に示された通り，期間中に治療を2か月以上中断した患者さんは，通常診療群では105人（8.25％）であったのに対し，診療支援群では30人（3.04％）まで減少しました。また，診療支援群の患者は血糖コントロールもより改善しており，HbA1c[2]は平均0.17％，随時血糖値は8.15 mg/dL 低下していました。

　治療支援群の糖尿病患者さんの心理に生じたものは何でしょう。それは「経験による行動変化」，すなわち「学習」です。病院に出かけて受診すると，検査値の目標達成度が示され，医師や看護師がそれを認めてくれます。そうするとまた，次回受診しようという動機づけが高まるのです。つまり「やったことが報われる」と，その行動の生起頻度は高まります。この学習をオペラント条件づけといいます。

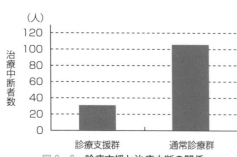

図 3-6　**診療支援と治療中断の関係**
出所：野田ほか，2014をもとに筆者が作成

1 研究の出発点──ソーンダイクの「効果の法則」

　ソーンダイクは，図3-7(a)のような「パズルボックス」を考案し，ネコを被験体として実験をしました（Thorndike, 1898）。ネコが箱の仕掛けに対して「正解」の反応をすれば，ドアが開いて餌を食べることができます。図3-7(a)の箱では，ひもを引いてからペダルを踏み，棒の間から前足を出してドアの正面の掛け金の1つを外す，というのが「正解」だったので，どのネコも最初は脱出にかなりの時間を要しました。最初の成功はまったくの偶然によって生じます。たまたま足がひもに引っ掛かり，たまたまペダルを踏むのです。これを何度も繰り返すうち，図3-7(b)のように，最初は160秒かかっていたのが，24試行目にはわずか7秒になりました。この学習は，後に「道具的条件づけ」とよばれるようになりました。反応を目的達成のための「道具」として使っているからです。

　この学習を説明するために，ソーンダイクは「効果の法則（Law of Effect）」という原理を提唱しました。ドアの開放をもたらした行動の後に餌という「満足」が続くと，その行動は最初よりも生起しやすくなるという原理です。

2 行動分析学の誕生──スキナーの「徹底的行動主義」

　ソーンダイクの先駆的研究は，スキナーによって体系づけられた「行動分析学」として実を結びました（Skinner, 1953）。彼は「スキナーボックス」とよばれる実験装置を考案し，おもにハトやネズミを被験体として様々な実験を行いました。図3-8はハト用のスキナーボックスで，背後から照明された円形の窓（キー）をハトがつつくと，給餌装置が作動して餌を3秒くらい食べられるようになっています。

▶1　2型糖尿病

中高年に発症することが多く，進行は比較的ゆるやか。遺伝的要因に加え，肥満などの後天的要因がわわることで起きます。

▶2　HbA1c

ヘモグロビンエーワンシー。血管の中でヘモグロビンがブドウ糖と結合したもの。糖化ヘモグロビンともよばれ，血糖の状態を知る指標。

(a)

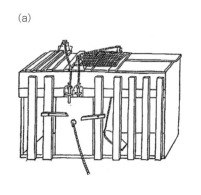

(b)

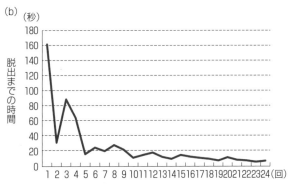

図3-7　ソーンダイクの「パズルボックス」実験

出所：Thorndike, 1898より作成

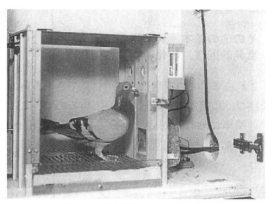

図 3 - 8　ハト用スキナーボックス

出所：Skinner, 1953

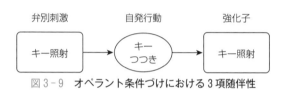

図 3 - 9　オペラント条件づけにおける 3 項随伴性

お腹のすいたハトを実験箱に入れると，最初はでたらめに動いてキーをつつこうとしませんが，偶然にキーをつついたときに餌箱が現れることが何度か起きると，やがてハトは光るキーをつつくようになります。

▶3　オペラント条件づけ
オペラント条件づけのオペラント（operant）とは「自由な反応」という意味でスキナーの造語。

このような学習をスキナーはオペラント条件づけ[3]と名づけました。自発された反応に餌の提示をともなわせる（随伴させる）ことを強化（reinforcement），餌そのものを強化子（reinforcer），反応を起こすきっかけとなったキーの照明を，弁別刺激とよびます。そして，弁別刺激，自発行動，強化子の間の関係性を，「3 項随伴性」（図 3 - 9）とよび，反応の増加や減少を決定する要因として重視しました。

このようなスキナーの考えは，「徹底的行動主義」とよばれ，独立変数である「環境」を操作することで「行動」という従属変数がどのように変化するかを記述します。

3　オペラント条件づけの多様性

オペラント条件づけにおける「強化」は，行動によって刺激が提示されるか除去されるかという側面と，その結果として行動が増加するか減少するかという側面から，定義されます。これらを組み合わせると，表 3 - 2 のように 4 通りになります。

ここまで説明してきたとおり，反応に随伴して刺激を提示することで反応が増加すれば，それを「正の強化」とよびます。人間でいえば，子どもがお手伝いをするたびに，親がお駄賃を与えるとお手伝いをす

表3-2　強化と罰の定義

	反応が増加する	反応が減少する
刺激が提示される	正の強化 （例：食物を与える）	正の罰 （例：痛みを与える）
刺激が除去される	負の強化 （例：痛みを取り除く）	負の罰 （例：食物を取りあげる）

るようになることにあたります。一方，反応に随伴して刺激を除去することで反応が増加する場合を，「負の強化」とよびます。たとえば，シャトルボックスとよばれる2部屋からなる実験装置で，一方の部屋にいた動物に電気ショックが提示され，もう一方の部屋へ移動することによりその電気ショックが停止する，というような逃避学習▶4は負の強化にあたります。

また，反応に随伴して刺激を提示することで反応が減少するような場合，それを「正の罰」とよびます。たとえば，上に述べた逃避学習とは逆に，一方の部屋から別の部屋に移動したときにのみ電気ショックを提示すると，その動物は部屋間の移動をしなくなります。子どもが親にきつく叱られると，その後いたずらをしなくなるということも「正の罰」の一例といえるでしょう。一方，刺激を提示しないことで反応が減少するような場合を「負の罰」とよびます。親の目を盗んでつまみ食いをした子どもに対して，その日のおやつを抜きにすると，その後つまみ食い行動が減少するようなケースが「負の罰」にあたります。

これらの定義で注目すべきは，強化や罰は，食べ物や電気ショックというようなその刺激そのものがもつ価値（魅力的や嫌悪的）で決まるのではなく，その刺激への操作（提示／除去）とその操作の結果（行動の増加／減少）によって決められているということです（表3-2）。

▶4　逃避と回避
負の強化のうち，嫌悪刺激が予告なしに到来し，反応によってその刺激が消失するものを「逃避」，予告信号があり，その提示中に反応すれば嫌悪刺激の到来を止められるものを「回避」とよびます。

4 強化スケジュール

反応と強化の時間的な関係を，「強化スケジュール」とよびます。行動は毎回強化（連続強化）されなくても，「ときどき」強化することによって維持されます。これを「間欠強化」とよび，強化スケジュールによって，図3-10に示されるように反応数や反応パターンに違いが出てきます。

たとえば，図3-10(a)のFRのように，5回反応するごとに強化されるようなスケジュールは，固定比率（Fixed Ratio；FR）スケジュールとよばれます。この比率は，7回に1回のときもあれば4回に1

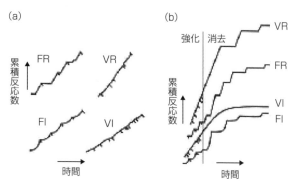

図 3 - 10　強化スケジュールと典型的な累積反応記録
出所：(a)は Mazur, 1998，(b)は Raynolds, 1975 より作成

回のときもある，というように「平均して５回に１回」というように
することもできます。これを変動比率（Variable Ratio；VR）スケジュ
ールとよびます。一般に FR や VR による反応率は連続強化より低い
ですが，後述の FI や VI よりは高くなります。

　強化される割合を，比率ではなく，「○秒に１回」というように時
間間隔で決めることもできます。たとえば30秒の固定間隔スケジュー
ル（Fixed Interval；FI）では，一度強化されてから30秒間はいくら反
応しても強化されません。その後の最初の反応が強化されます。この
スケジュールで条件づけると，時間間隔前半には反応数が少なくなり，
「そろそろ強化されそうな時間」になると反応数が増加してくる傾向
があります。図 3 - 10(a) の累積反応グラフのうち FI に示される通り，
その形が帆立貝に似ていることから研究者間では「スキャロップ」と
いわれています。また，図 3 - 10(b) は，強化されるまでの時間を固
定せずに変動させたスケジュールで，変動間隔（Variable Interval；
VI）スケジュールとよばれています。

　私たちの日常生活にも強化スケジュールは機能しています。たとえ
ば，仕事における給料では固定給（月給）は FI，やればやるだけ上が
る歩合給は FR にあたります。もちろん FR の方が反応率は高い，つ
まりよく働きます。また，近年，社会問題にもなっている「ギャンブ
ル依存」は VR スケジュールにあたります。次に強化されるまでに必
要な反応数は不確定なので，今，勝負に負けた人でも，次で大勝ちを
するかもしれないと思い，ズルズルと長く続けてしまう「嗜癖」にな
ってしまうのです。さらに，連続強化よりも間欠強化，中でも間隔強
化スケジュールの方が消去されにくいことが知られており，なかなか
ギャンブルをやめられないことも説明できます*1。

臨床の芽＊1
ギャンブル依存には，このよう
な強化スケジュールが関係して
いる可能性があります。

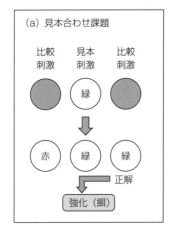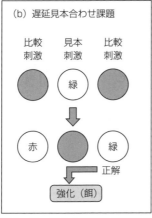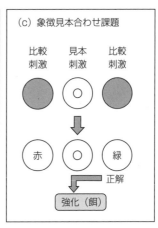

図3-11　様々な刺激性制御実験

5 刺激性制御

　もともと弁別刺激は，単純な光や音などのオン／オフで強化される
ときと強化されないときを知らせる信号になっていました。オペラン
ト条件づけ研究が発展するにつれて，その手続きは徐々に複雑になり，
「刺激性制御」研究は，人間や動物の複雑な認知機能の解明に貢献す
るようになりました。たとえば，ハト用スキナーボックスで弁別刺激
のキー照射光に赤と緑の色をつければ，「赤は止まれ，緑は進め」と
いう，われわれ人間が交通信号で行っているような弁別行動が学習さ
れます。

　さらに弁別刺激のキーの両側に1つずつキーを追加して計3つのキ
ーにすれば，ハトはもっと複雑な学習ができます。人間の日常の認知
に近い学習課題としては，見本合わせ課題があります。図3-11(a)
に示されるように，中央のキーに「見本」として緑のキーが提示され，
左に赤，右に緑のキーが提示された場合，右の緑キーをつつくと正解
で強化されます（左の赤キーが正解である実験もあり，非見本合わせ課題
とよばれる）。最初の見本キーをいったん消してから一定時間後に弁
別をさせれば，その間の「記憶」を測定していることになり，遅延見
本合わせ課題とよばれます（図3-11(b)）。

　また，見本キーに色以外の刺激，たとえば〇や△などの形を用いて，
〇なら緑が正解，△なら赤が正解というようにすれば，「言語」に近
い象徴機能を測定していることになるので，象徴見本合わせ課題とよ
ばれています（図3-11(c)）。

（北口勝也）

3-4

学習の生理的基礎

Episode 3-4　有名な患者 H. M. の「学習」

　心理学や神経科学の歴史は，時にたった一人の研究対象によって大きく変わることがあります。H. M. と呼ばれた患者さんも，心理学者で知らない者はいません（第2章参照）。この患者さんは重度のてんかんを患っており，1953年に，アメリカ人医師スコヴィルによって，両側の内側側頭葉の一部分を切除する手術を受けました。手術後，H. M. は重度の記憶障害（前向性健忘）を発症しました。見たり聞いたりしたことを短時間だけは覚えていられるのですが，その短期記憶を長期記憶に転送することができなくなり，新しい記憶を次々と忘れてしまうようになったのです。海馬が機能しなくなったことが原因と考えられており，記憶の神経メカニズム解明に大きな役割を果たしました（Scoville & Milner, 1957）。すでに述べてきたとおり，「学習」の定義は「経験による比較的永続的な行動の変化」ですから，新しいことを覚えられなくなった H. M. には「学習」は難しいと考えるのが普通です。しかし，H. M. は鏡に映った図形だけを見てそれをなぞる運動技能学習において日ごとに上達を示しました。古典的条件づけが成立したとの報告もあります。当然のことですが，彼はそれらの実験を経験した事実は覚えていません。H. M. はいわば「自覚なしの学習」をしていたのです。

　H. M. の実験からわかるのは，「学習の脳内メカニズムは，われわれが「知識」を意識するメカニズムとは関係ない」ということです。たとえば「音という条件刺激とエサという無条件刺激の関係性を学習した」というとき，イヌでも人間でも，頭の中で「音が鳴ったな……ということはエサがもらえる！」と意識して考えているわけではないのです。オペラント条件づけも同様です。「学習」とは，本人が意識していなくても，体が勝手に（無意識に）動いているものなのです。

　H. M. は，その後も様々な実験に協力して，心理学や神経科学の発展に貢献しましたが，2008年に亡くなりました。生前はプライバシーに配慮してイニシャルで呼ばれていましたが，死後には本名が公表されています。彼の脳は標本となり，カリフォルニア大学サンディエゴ校に保存され，誰でも見ることができます（図3-12）。

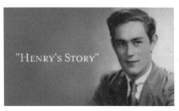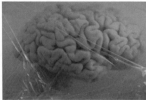

図3-12　H. M. と彼の脳の標本
出所：UC San Diego The Brain Observatory "H. M. Project" ホームページより引用

1 馴化の神経メカニズム

軟体動物のアメフラシでも「学習」できるということは前述した通りですが，アメフラシは神経細胞が大きく，回路も単純なので，学習の神経メカニズムを研究するのに非常に適していました。カンデル（Kandel, E.）らは，アメフラシの馴化学習の際に，感覚神経の細胞間接続（シナプス）に機能変化が起こることを発見しました（Castellucci et al., 1970；Kupfermann et al., 1970；Pinsker et al., 1970）。

図3-13のように，馴化は，感覚神経から運動神経へのシナプスで起こります。まずシナプス前膜においてイオンチャネル[1]の一つである Ca^{2+} チャネルがあまり開かなくなるという変化が生じます。その結果，シナプス間隙での神経伝達物質グルタミン酸の放出が減り，よって運動神経が働かなくなるのでエラ引き込め反射が起こらなくなります。カンデルらのこの研究がきっかけとなって，シナプス可塑性の分子メカニズムの研究が進みました。

2 古典的条件づけの神経メカニズム

生理学者であったパブロフは，古典的条件づけの脳内メカニズムについて一つの仮説をもっていました。彼は，条件刺激（CS）や無条件刺激（US）が提示されたときに脳の中に活発になる特定の部位があると考え，それぞれ CS センター，US センターとよびました。対提示の経験によってこの両者の間に連合が生じ，「反応センター」が神経的な命令を出して実際の条件反射が生じる，というのがパブロフの仮説でした。かなり大ざっぱですが，パブロフの時代，脳や神経に関する知識は限定されていました。現在では，古典的条件づけの神経メカニズムは反応系によって異なり，脳内でも関連部位が異なることが

▶1 イオンチャネル

細胞の生体膜にある膜貫通タンパク質の一種で，受動的にイオンを透過させるタンパク質の総称。イオンの流出入によって細胞の膜電位を維持・変化させます。また，神経細胞における活動電位の発生に関連しています。

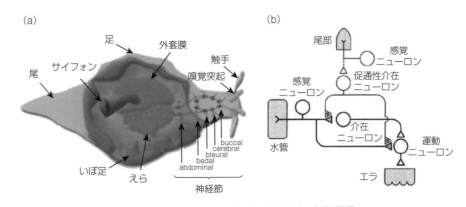

(a) 尾　サイフォン　足　外套膜　触手　嗅覚突起　いぼ足　えら　buccal cerebral bleural bedal abdominal　神経節

(b) 尾部　感覚ニューロン　促通性介在ニューロン　感覚ニューロン　水管　介在ニューロン　運動ニューロン　エラ

図3-13　アメフラシのえら引っ込め反応の神経機構

出所：きくな湯田眼科・院長のブログ（https://ameblo.jp/yudaganka/image-10812412648-11073085297.html）より引用

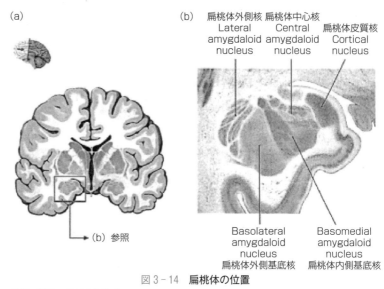

(a)

(b)

扁桃体外側核 扁桃体中心核
Lateral   Central   扁桃体皮質核
amygdaloid   amygdaloid   Cortical
nucleus   nucleus   nucleus

Basolateral   Basomedial
amygdaloid   amygdaloid
nucleus   nucleus
扁桃体外側基底核   扁桃体内側基底核

(b) 参照

図 3 - 14　扁桃体の位置

出所：坂井，2014より作成

明らかになってきています。

　たとえば，恐怖条件づけについては扁桃体とよばれる脳部位が関係しています（図 3 - 14(a)）。扁桃体は，側頭葉内側の奥にある神経核の集まりで，情動の発現に関連していることが知られています。LeDoux らは，手術によって扁桃体を損傷させたラットが，音と電気ショックを対提示させても，音に対する条件性恐怖反応が見られないことを明らかにしました。特に，扁桃体外側核は皮質や視床からの入力を担っており，条件づけ後の神経可塑的な変化を経て，中心核が恐怖反応を表出する役割を果たしています（Johansen et al., 2011）。

　人間においても，恐怖条件づけには扁桃体が重要な役割を担っており，扁桃体を損傷した患者さんでは，やはり恐怖条件づけが成立しなくなります。一方で，Episode 3-4 で紹介した H. M. のように海馬[2]を損傷した患者さんは陳述記憶[3]に障害を示します。このように脳の損傷部位によって生じる障害が異なることを「解離」といいます。扁桃体・海馬と古典的条件づけ・記憶との解離を示した実験（Bechara et al., 1995）では，ディスプレイの色（赤，青，黄，緑のいずれか）を条件刺激（CS），大きな音を無条件刺激（US）として用いました。扁桃体が損傷していて海馬が健常な患者さんは，色 CS と音 US との間の関係は学習できませんでしたが，どの色が提示されたかについては答えることができました。一方，海馬を損傷していて扁桃体が健常な患者さんは，特定の色に対して恐怖反応が喚起されるにもかかわらず，どの色を見たのかに関しては答えることができませんでした（表 3 - 3）。

▶2　海馬（体）

側頭葉内側部に位置する大脳辺縁系の一部。歯状回，海馬，海馬支脚など明確な層構造をもち，脳の記憶や空間学習能力に関わります。

▶3　陳述記憶

イメージや言語として意識上に内容を想起でき，その内容を「言葉にできる」記憶。宣言的記憶ともよばれ，さらにエピソード記憶と意味記憶に分けられます。

表3-3　古典的条件づけ・記憶の解離を示した実験

	海馬を損傷した患者	扁桃体を損傷した患者
GSR 条件づけ （視覚 CS 提示で GSR↓）	○	×
陳述記憶 （何色の視覚 CS の後に音 US が提示されたか？）	×	○

　刺激が提示された場合，扁桃体へと入る経路には2種類あります。視床[4]から大脳皮質を通って扁桃体へ投射される高次経路と，視床から直接扁桃体へ投射される低次経路があるので，本人の「見た」という意識なしで条件づけが生じることが可能となるのです。

3　オペラント条件づけの神経メカニズム

　自発行動をともなうオペラント条件づけの神経メカニズムは複雑であり，はっきりとわかってはいませんが，強化に限定すれば，その神経機構についてある程度はわかっています。オールズとミルナー（Olds & Milner, 1954）は，ラットを用いた独創的な実験を行いました。その実験では，ラットがレバーを押すと，ラットの脳に局所的に埋め込まれた電極から電気刺激が与えられました（図3-15）。つまり，通常のオペラント条件づけ実験では強化子として餌を用いるところ，この実験では脳内への電気刺激に変えたわけで，「脳内自己刺激」実験とよばれています。様々な部位を刺激することで，強化と報酬に関係している脳部位を探ることができました。実験の結果，線条体[5]という構造の中に含まれる側坐核に投射するドーパミン[6]作動性ニューロンを電気的に刺激すると，ラットは食べることも寝ることも忘れてレバーを押し続けるということがわかりました。その後の研究からも，側坐核でのドーパミン放出が強化子として機能することがわかっています。

（北口勝也）

▶4　視床

間脳の一部で，視覚，聴覚，体性感覚などの感覚入力を大脳新皮質へ中継します。

▶5　線条体

大脳基底核の主要な構成要素の一つで，運動機能に関わる働きの他，意思決定，報酬などの神経過程にも関わります。

▶6　ドーパミン

中枢神経系に存在する神経伝達物質の一種で，運動調節，ホルモン調節，快の感情，意欲，学習などに関わります。

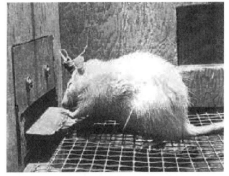
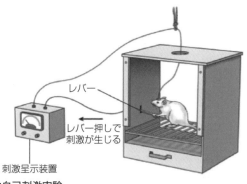

図3-15　脳内自己刺激実験

出所：左図は https://www.wireheading.com/wired.html，右図は http://mikeclaffey.com/psyc2/notes-cog-motivation
　　-emotion.html より作成

3-5

教育・臨床場面への応用

　子どもは通常３歳か４歳になれば，おむつを卒業してトイレで用を足すことを覚えます。たいていの子どもは，その後すぐに夜の排尿もコントロールできるようになります。しかし，５歳以上になってもおねしょをする子もいます。一般的に小学校以上の夜間の尿失禁は「夜尿症」とよばれ，治療の対象とされます。この夜尿症の治療に関して，生活指導や投薬治療が含まれるのはもちろんですが，心理的には２種類のアプローチがあります。

　１つ目は，フロイトにその起源をもつ精神分析学的アプローチです。それによれば，おねしょは幼児期前期（フロイトの言う「肛門期」）にみられる「母親への抗議」なんだそうです。つまり，自分の思い通りにしつけようとする母親に対して「NO，言いなりにはならないぞ！」とのメッセージを子どもが送っていると考えます。したがって，小学生以上でみられる夜尿症は一種の「退行」とみなされ，言葉で「いやだ」と言いたくても言えない子どもが「おねしょ」という行動でその気持ちを表現しているのだから，治療は「母親が子どものすべてを受け入れること」で進むとされています。

　一方，２つ目は，本章で述べてきた「学習」を基礎にした行動療法的アプローチです。夜尿症の原因を，膀胱に一定量の尿が溜ったことの知覚と睡眠からの覚醒との間の「連合」学習の不調ととらえます。マウラーらによって開発された技法（Mowrer & Mowrer, 1938）が現在でも適用されており，水分を検知するセンサーを子どもの下着に取りつけ，ごく少量の尿でも検知されればブザーが鳴るという仕組みを用います（図3-16）。夜尿症の子どもは警告音を止めてトイレに行き，排尿し，それから就寝するように指示されます。これを繰り返すことにより，子どもは，膀胱に尿が溜れば，適切な覚醒反応や排尿を我慢するための筋肉の緊張が生じるようになるので，夜尿症に改善がみられます。

　さて，この２つのアプローチのうち，どちらが有効でしょうか。答えは後者です。日本夜尿症学会がまとめた診療ガイドラインには，エビデンスに基づ

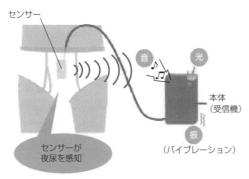

センサー

音　光

本体
（受信機）

振

（バイブレーション）

センサーが
夜尿を感知

図3-16

き，3つの治療法，すなわち生活指導と薬物療法，そして行動療法が示されています。現代は「証拠に基づいた医療」が主流です。障害を「学習」という観点からとらえることで，実際に治療効果を上げていくことができるのです。

１ 馴化を応用した吃音治療

吃音[1]を改善する治療として，日常生活の中の苦手な場面を再現して，あえて軽く吃りながら話す練習をするという方法があります。これは学習の一種である馴化を利用しており，吃音の反応強度は徐々に下がっていきます。ポイントは２点あります。第１に，弱い刺激による反応を反復継続しないと効果がない点です。つまり，強い刺激では馴化が生じないため，酷く吃って話しても吃音は改善しません。吃音の患者さんが日常生活で何十年も吃りながら話していても吃音が改善しないのはそのためです。第２に，馴化には刺激特定性があるという点です。朗読やスピーチをいくら練習しても，電話や日常会話など，他の場面や状況には波及効果がありません。会話やスピーチで流暢に話す吃音の患者さんが，苦手な電話では吃り続けるのはこのためです。

２ 古典的条件づけを応用した夜尿症治療

本節の冒頭で紹介された夜尿症治療は「夜尿アラーム療法」とよばれ，古典的条件づけの原理を応用しています。ブザーの音が無条件刺激（US），それにともなう無条件反射（UR）は覚醒です。センサーが少量の水分を検知する時点で膀胱には尿が溜っているはずですから，膀胱の内圧が条件刺激（CS）となります。このCSと音USが何度も対提示されることによって，膀胱に尿が溜れば，適切な覚醒反応や排尿を我慢するための筋肉の緊張が生じるようになるというわけです。

３ 古典的条件づけを応用した免疫機能の制御

古典的条件づけが医療現場で応用されている例は，その他にも数多くあります。たとえば，免疫の働きも学習によって制御されうるという報告があります（Solvason et al., 1988）。彼らは，樟脳（防虫剤の成分）の臭いを条件刺激（CS）として提示した直後に，無条件刺激（US）として「インターフェロン」をマウスに注射しました。通常インターフェロンは，ウィルスと腫瘍の増加を攻撃する血流細胞内の「ナチュラルキラー細胞[2]」の活動を増加させるため，それが無条件反射（UR）となります。樟脳とインターフェロンを２～３回対提示するだけで，樟脳のにおいを嗅ぐだけでナチュラルキラー細胞が活性

▶1 吃音

話し言葉を流暢に話すことができずに言葉がつっかえたり，吃ったりするという障害。DSM5では「流暢性障害」と診断されます。

▶2 ナチュラルキラー細胞

免疫細胞のうち，免疫能力を生まれつきもつ「自然免疫系」に属す，外敵を殺傷する能力をもったリンパ球。体内のリンパ球のうちの15～20％を占めます。

化するのです。病気や疲労によって一時的に免疫系が弱まった人の免疫力を高めるのはもちろんですが，逆に，たとえば臓器移植のように免疫系の抑制が要求される場面でも効果を発揮します（Gorczynski, 1990）。この種の研究はヒトではまだ行われていませんが，免疫系を「学習」によって制御する技法の開発は，患者の利益につながると期待されています。

4 古典的条件づけを応用した恐怖症治療

古典的条件づけにおける「消去」手続きとは，条件刺激のみを提示し続けることでした。これを恐怖症の治療に応用したものが，「フラッディング法▶3」です。この方法では，恐怖や不安症状の原因となる現実場面に患者さんをいきなり直面させます。実施に際して患者さんの安全を確保するなどの配慮はしつつも，患者さんはいきなり最大級の恐怖に直面させられるため，負担が大きい治療法です。

同じように消去の原理を用いつつも，患者さんの負担を最小限に留めている方法に，ウォルピによって開発された「系統的脱感作法」があります。CS の単独提示で CR を消去していく際に，ごく弱い CS から順に消去して，徐々に強い CS への条件反射を消去していく方法です（Wolpe, 1958）。

まず，恐怖症の患者さんとの面接によって不安階層表を作成します。具体的には患者さんが何に恐怖や不安を感じるかを聞き出して，恐怖や不安の弱い順に並べるのです。そしてもっとも弱い恐怖や不安を「イメージ」（実際に暴露する場合もあり，「現実脱感作法とよばれます」）させた状態で，筋弛緩法▶4 などにより患者さんをリラックスした状態に導きます。その段階のイメージに十分に恐怖や不安を感じなくなったら，次の段階に進み，同じようにリラックス状態を導くことで恐怖反応を消去します。これを繰り返すことによって，最終的には恐怖を喚起する CS に対する消去を完成させ，恐怖症の治療となります。表3-4は，学校恐怖症により不登校状態になった生徒に適用された不安階層表です。

5 オペラント条件づけの教育分野における応用

スキナーがティーチングマシンやプログラム学習を実用化したことからもわかるように，オペラント条件づけは教育分野においてよく利用されてきました。応用行動分析がその代表で，オペラント条件づけの原理を用いて，人間の行動問題の分析と修正を目的としています。「Applied Behavior

▶3 フラッディング法（flooding）

氾濫を意味し，恐怖の対象を「洪水」のように浴びせることから名づけられました。

▶4 筋弛緩法

意識的にコントロールすることが困難な筋弛緩をするため，逆に筋肉に力を入れた後ゆるめることを繰り返す方法。

表3-4 系統的脱感作療法の不安階層表

第1段階	学校に行く準備をする
第2段階	学校に行くため玄関を出る
第3段階	学校への道を友達と歩く
第4段階	校門を入る
第5段階	教室へ入る
第6段階	教室で授業を受ける

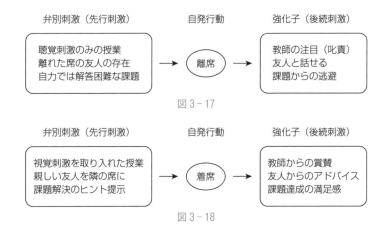

弁別刺激（先行刺激）　　　　　自発行動　　　　強化子（後続刺激）

聴覚刺激のみの授業
離れた席の友人の存在　　→　　離席　　→　　教師の注目（叱責）
自力では解答困難な課題　　　　　　　　　　　友人と話せる
　　　　　　　　　　　　　　　　　　　　　　課題からの逃避

図 3－17

弁別刺激（先行刺激）　　　　　自発行動　　　　強化子（後続刺激）

視覚刺激を取り入れた授業
親しい友人を隣の席に　　→　　着席　　→　　教師からの賞賛
課題解決のヒント提示　　　　　　　　　　　友人からのアドバイス
　　　　　　　　　　　　　　　　　　　　　課題達成の満足感

図 3－18

Analysis」の略で ABA とよばれることもあり，1970年代以降に大きく発展してきました。

　教育現場で児童・生徒に問題行動が見られるとき，教師は性格，動機づけ，家庭環境，生育歴などの「個人要因」を主な原因として考えがちです。しかし，性格や家庭環境はそう簡単に変えられるものではなく，結局，問題行動の改善につながりにくい考え方です。むしろ，その問題行動を「学習された行動」ととらえ，原因を環境の中から探り出して統制した方が有用です。具体的には図3－17のような3項随伴性を分析します。授業中に立ち歩くという問題行動に対して，弁別刺激（ABA では「先行刺激」）と強化子（ABA では「後続刺激」）が何かを探るのです。その結果，図3－18のようにそれらの随伴性を調整して適切な行動を導きます。

⑥ オペラント条件づけの医療分野における応用[*1]

　本章のコラムにもあるように，応用行動分析は，当初，発達障害，特に自閉症スペクトラム障害をもつ人への支援として発展しました。ショプラーが開発した TEACCH[▶5]にも，「環境の構造化」として先行刺激の制御など，その原理が取り入れられています（Mesibov et al., 2004）。

　また，Episode 3-3 に取りあげた糖尿病患者の受診行動支援などもオペラント条件づけの応用です。医療分野における応用行動分析の適用は，エイズ予防，老年医学，健康管理，スポーツ医学，産業安全など多岐にわたっています。そのいずれもが，患者さんや医療従事者の行動を「学習された行動」とみなし，先行刺激と強化子の調整で制御しようとしています。

（北口勝也）

臨床の芽[*1]

古典的条件づけや応用行動分析に基づくオペラント条件づけ等の介入は，発達障害や医療の分野で大きな成果をあげています。

▶5　TEACCH

米ノースカロライナ州で1972年以来行われている ASD（自閉症スペクトラム障害）の当事者とその家族を対象とした生涯支援プログラム。「自閉症児の診断・評価」「構造化を特徴とした療育プログラム」「家族・支援者サポート」「就労支援」など様々なサービス群を提供するようにプログラムされています。

📖 Column 3-1

JR 福知山線脱線事故の後の対応

　2005年4月25日の朝，JR 福知山線の塚口駅と尼崎駅間で大きな脱線事故が起きました（図1）。尼崎へ向かう快速電車が急カーブを曲がりきれず，7両編成のうち前5両が脱線し，先頭の2両が線路脇のマンションに激突・大破しました。107名の方が亡くなり，負傷者も562名に上りました。

　このような大きな事故や災害の際に問題となるのが，「心的外傷後ストレス障害（Post Traumatic Stress Disorder；PTSD）です。PTSD 患者がもつ苦しみを少しでも緩和するために，古典的条件づけにおける「般化」が応用されています。

　事故の被害者となった人，家族や友人が亡くなったり怪我をしたりした人にとって事故当時の記憶や映像などは，強烈な感情を引き起こす無条件刺激です。一方，事故車両がもっていた形や色，音などの特徴は条件刺激として機能します。たった一度の対提示ではありますが，この条件刺激に対して条件づけが生じ，同じ色の車両を見るだけで条件反射としての恐怖が生じてしまい，ごく普通に電車に乗ることもできなくなっていた人も数多くいたのです。

　そこで JR 西日本は，事故から半年後に，事故列車と同じ207系の車両のラインカラーを紺とオレンジを基本とする配色に変えました。さらに，その後継車両である321系も同様の配色に変更され，2006年3月末までにはすべての対象車両，計477両が配色変更を終えたのです。これは，事故当時の車両という条件刺激から，現行車両をできうる限り「似ていない」ようにする試みということができます。古典的条件づけでは条件刺激と似ている刺激にも条件反射が生じますが，その似ている程度が低くなればなるほど，生じる条件反射は少なくなります。これを「般化勾配」とよびます。

　その後，車内の座席の色についても，207系および321系の全753両で青色から緑色に変えられました（図2）。般化勾配を利用したこのような試みは，2001年6月に起きた大阪教育大学附属池田小学校での乱入殺傷事件後の対応でもみられました。事件後に建設された仮校舎内の教室の壁は，通常の教室とは異なりカラフルな色に塗られたとのことです。事件に巻き込まれた児童たちが学ぶ教室を，恐怖を引き起こす条件刺激からできうる限り遠ざける対応といえるでしょう。

（北口勝也）

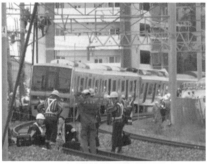

図1　脱線事故後の様子

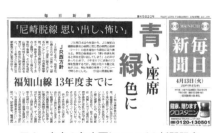

図2　座席の色変更についての新聞記事
（毎日新聞，2010年4月13日）

医学的な見立てを利用した応用行動分析⑴

2005年に施行された発達障害者支援法により，通常学級においても，自閉スペクトラム症（ASD）や注意欠如・多動症（ADHD）などの発達障害の児童・生徒への特別支援教育が実施されるようになりました。通常学級に在籍する発達障害の児童・生徒の場合，知的発達に遅れがないことも多く，一見するだけではその障害に気づかれず，適切な支援を受けられないことも少なくありません。彼らは知的障害がないことから"軽度"発達障害とよばれることもありますが，抱える問題は決して軽度ではありません。以下に，応用行動分析を用いた支援の例を示します。

小学5年生のAさんは，不安感が強く，不登校状態が続いていることから，両親と医療機関を受診しました。不安に関連した身体症状が主訴ではありましたが，面接の結果，以前学校で同級生の笑い声に恐怖を感じて叫んでしまったことがあり，その後教室に入ることに不安を感じるようになっていることがわかりました。発達検査や面談をすすめていくと，Aさんは知的発達に遅れはないが，社会的コミュニケーションの苦手さや，行動や興味の限局を主徴とする自閉スペクトラム症（ASD）と診断されました。さらに，Aさんの叫ぶ行動があった状況について詳しい情報を得ると，Aさんの発表した直後に教師が冗談を言い，クラスメイトの大勢が笑ったが，Aさんはその笑い声が，教師の言った冗談によるものだと理解できなかったため，

自分が発表したことに対し"先生やクラスメイトが笑った"と感じ，混乱していたことがわかりました。では，Aさんの問題を学習，特にオペラント条件づけの問題と捉え，分析してみましょう。弁別刺激は教師の冗談（Aさんにとっては意図のわからない発言），行動は叫ぶこと，そして強化子はクラスメイトの笑い声が止まることと考えられます（図1）。しかし，彼女の発達特性を理解しないままだと，弁別刺激を「クラスメイトの笑い声」と考えてしまい，調整の対象を誤ることになったかもしれません。実際に行った支援は，Aさんがクラスで授業を受ける際に支援者に隣に座ってもらい，Aさんが混乱した会話について説明してもらうようにしました。またAさんが理解できなかった会話や場面を記録し担任に伝え，Aさんへの指示を「直接的な表現」に改めてもらうよう環境調整を行いました。さらに，Aさんには，理解できなかった会話はノートに記録するようにアドバイスし，授業終了後に支援者に質問するという行動形成を行いました。その結果，授業中に叫ぶといった問題行動は消失し，笑い声に恐怖を感じることもなくなり，1人で授業を受けられるようになりました。

このように，応用行動分析を取り入れる際に，対象者の発達特性を把握しておくことで，先行条件や強化子の理解・調整がしやすくなります。

（伊勢由佳利）

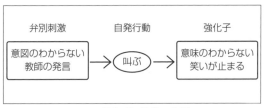

図1　「叫び」行動の分析

Column 3-3

医学的な見立てを利用した応用行動分析⑵

発達障害の児童の支援に応用行動分析を取り入れた事例をもう1つご紹介します。

小学2年生のBくんは，小学1年生の頃から授業中の立ち歩きが問題となっていました。最近は，午後の授業中に離席し，窓の外を眺めてぼーっとしていることが目立っていました。Bくんの発達特性が考慮されなかった場合，弁別刺激は「授業中」，行動は「離席」，強化子は「外の景色をみて楽しめる」としてしまいがちです。しかし，彼に自閉スペクトラム症（ASD）の特性があり，特にごみ収集車へのこだわりが強いことを知っていると，彼が離席し窓に近づく行動は，彼のこだわりに関連している可能性を予測することができます。そうすると，弁別刺激は「ゴミ収集車が学校の近くを通る時間帯」，強化子は「ゴミ収集車をみることができる」となります（図1）。Bくんには，授業中に着席していれば，ゴミ収集車の絵のシールがもらえること，シールが5枚たまると，ゴミ収集車の写真をみせてもらえることを伝えました。つまり離席行動に替えて着席行動に強化子が伴うように環境調整を図りました。このケースでも，Bくんの発達特性を把握していることで，離席行動の弁別刺激を限定し，特性に由来する「こだわり」を強化子として利用することが可能になったといえます。

また，一方で，発達障害と診断された際に，間違った理解がなされる場合があります。それは，障害特性そのものが行動の原因と考えてしまうことです。たしかに，自閉スペクトラム症の児童は対人関係のトラブルが多いかもしれません。また注意欠如・多動症（ADHD）のお子さんは，離席行動が出現しやすいとも考えられます。しかし，「ASDだから対人トラブルが多い」「ADHDだから離席行動がある」と，障害特性そのものを行動の原因と考えてしまっては，何の解決にもつながりません。

教育界では，子どもの発達障害的特性を指摘することは，時に子どもをラベリングすることだとして非難されることもあります。これは，前述のような，子どもの問題行動の原因を子ども本人に求める考え方へのアンチテーゼなのかもしれません。しかし，発達障害の診断や発達特性の把握は子どものラベリングでも，問題行動の原因を本人に求めるためでもありません。発達障害児・者の支援者は，行動の理解や，問題行動の解決にこそ，個人の発達特性を役立てるべきです。

子どもの問題行動について考える際に，個人の発達特性を把握することは，何百とある弁別刺激や強化子の中から，その特性に由来するものを考慮することが可能になり，適切な行動分析につながります。応用行動分析は，教育現場だけでなくあらゆる支援場面において有効です。そこに医学的な「見立て」を利用することで，より的確で迅速な分析が可能となり，すべての子どもへの有効な支援につながることを願っています。

（伊勢由佳利）

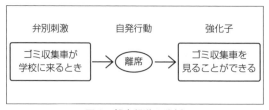

図1　離席行動の分析

第 **4** 章

感情・情動・動機
（人を動かす要因）

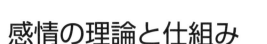

4-1

感情の理論と仕組み

Episode 4-1　「吊り橋実験」──感情の２要因説

　感情が生じる理由を説明する理論はいくつもありますが，ここでは感情の２要因説を実証するために行われたユニークで面白い実験として有名な「吊り橋実験」をとりあげて，解説しましょう。

　「吊り橋実験」は1970年代半ばにダットンとアロン（Dutton & Aron）によって行われた，社会心理学の領域でのフィールド実験で，非常に有名なものです（感情の２要因説については，4-1❸参照）。

　実験は，高い吊り橋の上と低いコンクリート製の橋の上で行われました。被験者となる男性はこのいずれかの場所でインタビューを受けます。被験者がドキドキしてしまう高い吊り橋の上でインタビューを受けた場合，低いコンクリート製の橋の上でインタビューを受けた場合に比べて，実験後に性的なイメージを抱きやすく，また異性の実験者へ連絡する割合が増加する，ということが見出されました。

　こうした性的なイメージの増加ならびに異性への連絡の割合の増加は，吊り橋の高さのせいではなく，被験者がドキドキしてしまったという生理的な喚起の原因を，無意識的であったとしても，魅力的な実験者のせいであると考えてしまった結果として解釈されました。つまり，ドキドキしたのは恐怖からではなく好意が生じたからである，と考察されています。男性の場合は，高い橋の上にいることくらいで恐怖を抱くべきではない，という，ある種のステレオタイプが自分自身に対して働いた結果と考えることもできるでしょう。このように物事が生じた原因を何かのせいである，と考えることを「原因帰属」とよんでいます。

　これを日常例で考えてみますと，遊園地におけるデートで，いわゆる絶叫マシーンやお化け屋敷などが使われることが，その応用といえるかもしれません。つまりドキドキすることを知覚した人が──その生理的覚醒は本来「スピード」や「お化け」といういわゆる恐怖を引き起こすような刺激によって喚起されたにもかかわらず──，この胸のときめきは隣にいる異性によって喚起された，と誤って（あるいは正しく？）帰属することによって，このドキドキが恋なのかもしれないと感じてしまう可能性をもたらします。

　この感情の２要因説は感情の生起における認知の重要性を指摘した理論として非常に有名です。

1 感情とは

　「認知（cognition）」「感情（affect）」「意欲（conation）」は，私たち
の「心（mind）」を構成する三大要素（知情意）の一つです。その一
つひとつが人間を形作っていますし，これらは互いに関わっているた
めきれいに分類することは実は困難でもあります。ただ，この中でも
喜び，怒り，哀しみ，楽しみなどに代表される「感情」は，日常生活
の中で私たちが主観的に経験しており，日常に彩りを与えてくれるも
のです。こうした感情のない生活など，まったく考えられないでしょ
うし，生きている実感をもつことすら困難ではないでしょうか。

　感情は同時に，動悸や血圧の上昇などの生理的・身体的な変化を引
き起こします。また，歓声をあげる，しかめ面をする，微笑む，泣き
出すといった発話，表情，行動などにも現れてきます。さらには，そ
うした感情・情動を動機づけとして，抱きついたり，殴りかかったり，
逃げ出したり等々，様々な具体的行動も現れてきます。

　このように感情は様々な側面をもち，基本的には「快―不快」を中
心とした主観的な個人の経験として知られています。実際，われわれ
は日々経験する刺激に対して一喜一憂し，多様な反応を示します。そ
して，いわゆる「喜怒哀楽」にとどまらず，より複雑な感情――誇り
や幸福感などのポジティブ感情，逆に妬みや罪悪感などのネガティブ
感情――を主観的に経験しています。その種類は様々であり，一つひ
とつに応じて，われわれの反応は異なってきます。もちろんヒトに共
通した反応もありますし，個人によって異なる反応もあります。

　上に述べたように，感情は特定の行動に人を動機づけることもしば
しばです。たとえば「喜び」は，それをもたらす対象に接近していく
ことを動機づけ，逆に「恐怖」は，何らかの危険から逃れること・回
避することを動機づけます。いつも怒っている怖い先生に対して，会
わないで済むように工夫したり，怒られないように努力したりしませ
んか？　このように感情と動機づけは密接に関連しています。

　このように，感情は刺激を評価し，それに応じた生理的，行動的，
認知的な多様な反応を喚起させる心的処理システムであるといえるで
しょう[1]。こうしたシステムを私たちは進化のプロセスの中で獲得
し，そして適応をもたらすべく，日常経験を通した学習によって，後
天的に制御，調整しているのです。

2 感情の理論1 ―― 末梢説，中枢説

　感情は一体どのようにして生じるのでしょうか。感情の生起に関し

臨床の芽＊1

対人援助の場面では，援助する
側と援助を受ける側の間で感情
が生まれ，その感情がそれぞれ
に対する振る舞いに影響を与え
ます。落ち着いた対応ができる
よう，感情の理論と仕組みを知
っておきましょう。

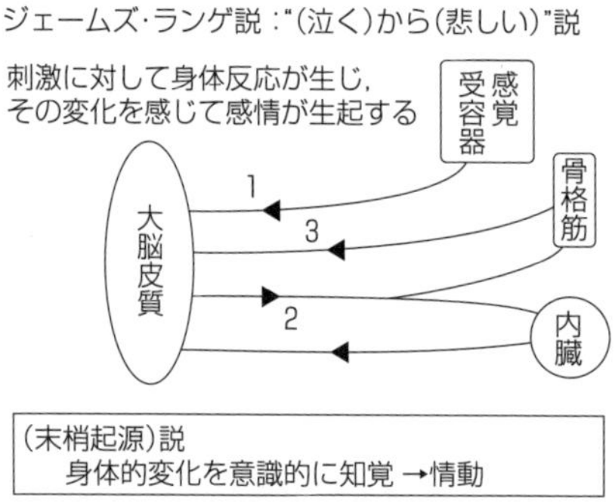

ジェームズ・ランゲ説：“（泣く）から（悲しい）”説

刺激に対して身体反応が生じ，
その変化を感じて感情が生起する

（末梢起源）説
　身体的変化を意識的に知覚 →情動

図4-1　ジェームズ・ランゲ説

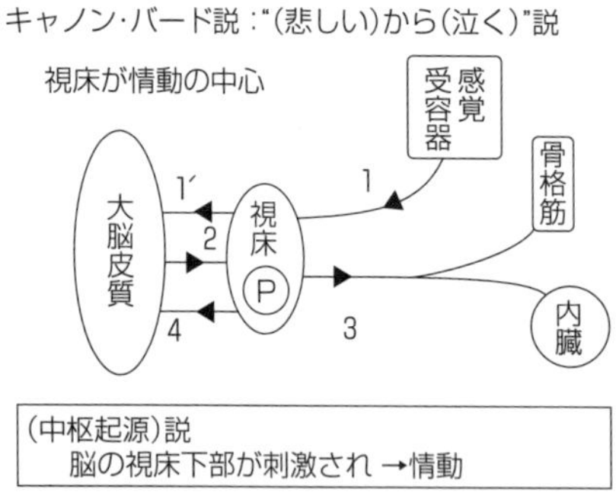

キャノン・バード説：“（悲しい）から（泣く）”説

視床が情動の中心

（中枢起源）説
　脳の視床下部が刺激され →情動

図4-2　キャノン・バード説

▶1　視床

間脳の上部にあり，視覚，聴覚，
体性感覚などの感覚入力を大脳
新皮質へと中継する役割を担い
ます。

て，古典的には末梢説，中枢説が主要な理論として知られています。前者の末梢説は，提唱者であるジェームズ（James, W.）とランゲ（Lange, C. G.）の名前をとってジェームズ・ランゲ説といわれています（図4-1）。末梢説では，外的な刺激が脳を経由してまず身体的・生理的な変化を生みだし，その身体的・生理的変化が脳にフィードバックされることで主観的な経験としての感情を引き起こすと説明されています。いうならば「悲しいから泣くのではなく，泣くから悲しい」と説明しています。

　もう一方，後者の中枢説も，やはりその提唱者であるキャノン（Cannon, W.）とバード（Bard, P.）の名前をとって，キャノン・バード説といわれています（図4-2）。中枢説では，外界の刺激を知覚し脳の視床[▶1]に入力されると，大脳皮質に感情経験を生じさせると同時に，内臓や骨格筋の生理的・身体的反応を引き起こすと説明しています。

3　感情の理論2 —— 認知説

●感情の2要因説

　末梢説，中枢説など，古典的な感情理論の間で論争が起き，その後多くの派生的な考え方が生まれてきました。たとえば，末梢説のバリエーションであるトムキンス（Tomkins, S. S.）の顔面フィードバック仮説では，表情筋の活動が感情を生み出すと考え，笑顔があるから楽しいと感じると考えています。

　さて，様々な考え方の中でも，シャクター（Schachter, S.）のいう，感情の2要因説は大きな注目を集めました。泣くといった行動や生理的反応はまず生理的な覚醒を発生させ，その次に生理的覚醒が生じた状況や場面の認知的評価によって，感情の内容が決定される，という考え方です。基本的には末梢説に基づいていますが，生理的覚醒——たとえばドキドキするなど——という生理的反応を経験した個人が，それを何のせいと考えるのか（これを原因帰属とよびます）によって，感情の主観的経験が決定されると考えています。この考え方では，生理的な喚起が起きた状況や場面に対する解釈・ラベリング・帰属という「認知」こそが，主観的な感情の生成において重要だと指摘しています。Episode 4-1 で紹介した「吊り橋実験」は，まさにこの感情の2要因説の実証に関わるものでした。

●感情と認知の関係

　こうした「認知」の重要性は，アーノルド（Arnold, M.B.）の認知論やラザラス（Lazarus, R.S.）らのストレス理論にも見られます[2]。ラザラスのストレス理論では，まず刺激の脅威の程度や快・不快性を認知し（一次的評価），それに対処できるだけの資源（コーピング能力，ソーシャルサポートなど）があるかどうかを認知する（二次的評価）という段階を踏むことで，感情が決定されるといいます*2。認知あるいは評価の中身として，他にも新奇性，重要性，規範・価値との一致性などをあげる研究者もいます。これらのいずれもが「認知」の重要性を語っています。

　ただし「認知」あるいは「評価」とは何か，という問題は非常に難しい問題ともいえます。ザイアンス（Zajonc, R.B.）は「単純接触効果」の研究によって，感情の生起に認知は不要であることを指摘し，ラザラスに異をとなえました。「単純接触効果」とは，本来は中性的な刺激であっても，繰り返し接するだけで，その刺激に対して好意的になるという現象をいいます[3]。また，ザイアンスは刺激を十分に理解し，評価するだけの時間が与えられない場合であっても，この単純接触効果が生じることを指摘しています[4]。つまり，ザイアンスは主観的な認知が感情の生起に不要であると主張しているのです。

　実は1980年代における，このラザラス—ザイアンス論争は「認知」をどのようなものと考えるかという論争でもありました。つまりラザラスのいう認知あるいは評価を，主観的に経験できる意識的なものだけに限るのではなく，無意識的・自動的になされている評価も含むと考えるのであれば，ラザラス—ザイアンスの両者の見解はまったく矛盾しなくなります[5]。

4 感情と進化

　感情もまた進化の産物であるという考えは，進化論の始祖であるダーウィン（Darwin, C.R.）にまで遡ることができます。ダーウィンは，動物と人間の表情の類似性からこの発想に至りました。ただし彼は，ヒトという種のもつ認知や理性の力を重要視し，感情は非合理的，反知性的なもので今や無用の長物となっていると考えていました。

　確かに，一時的な感情的判断で行動すると大きな問題を生むことにもなりかねません。たとえば，皆が並んでいる場面で誰かに順番を抜かされたからといって怒ってしまい，そのときの感情のおもむくままに，相手に殴りかかってしまうと，どうなるでしょうか。こうしたことを諫めるためにも理性的判断が重んじられるわけです。ここで必要

▶2　アーノルドの認知論とラザラスのストレス理論

アーノルドは，感情的評価が感情の生起に先行するとする認知的評価理論の先駆けとなった理論を提唱しました。その後，ラザラスが，ストレス理論の中で認知的評価を個別的評価（1次的評価と2次的評価）と中心的テーマ（感情を引き起こす異なる種類の出来事の要約）に分けたストレス理論を提唱しました。

臨床の芽*2
ラザラスのストレス理論は，療養中の患者の「ストレス源を減らす」「ストレスへの対処能力を引き上げる」という基本的な対応として，取り入れられています。

▶3
普段なにげなく毎日見ているCM，通勤・通学の途中で毎日同じ電車の同じ位置で見かける人等々，なんというわけではないのですが，なんとなく好意をもったり，気になったりすることはないでしょうか。

▶4
たとえば閾下で刺激を提示することで，主観的・意識的には見えない／聞こえない刺激であっても，繰り返し刺激にさらされることで好意が生じることを実験的に検討しています。

▶5
もっとも，こうした無意識的・自動的な評価をザイアンス自身は認知・評価とは認めていないので，話は少々厄介になっていました。

となるのが感情の制御です（4-3❸参照）。

　進化のプロセスで生き残ってきた私たちヒトという種を振り返ってみますと，自然環境における危機——たとえば猛獣に襲われるような場面——においては，先に述べた無意識的・自動的な評価による素早く感情的な判断が重要になります。怒りに燃え戦うのか，恐怖におののき逃げるのか，を瞬時に決定することが個体の生存にとって非常に意味をもつからです。また，たとえば上述の誰かに順番を抜かされるような場面で，怒りや悔しさなどをまったく感じなかったとしたら，他の場面でも同じことが繰り返され，結果として生き残ることが困難になるでしょう。つまり，感情はネガティブなものも含め，有用なものであり，感情をもつことの利益はその不利益よりも，進化という長期的な観点でみると，はるかに大きいといえそうです。感情を単純に合理的/非合理的と判断することこそむしろ誤っているといえるのではないでしょうか。このような進化と適応の観点からの感情の理論に戸田（1992）の「アージ理論」をあげることができます。われわれが進化のプロセスの中で経験してきた自然環境では，本来的に合理的な機能を感情が担ってきた，という考え方です。自然環境への適応を目的として進化してきた感情を中心とする心的ソフトウェアをアージ・システム（urge system）とよびます。

　ただし，長い進化の過程の中で培われてきた感情システムが，文化や社会が複雑化，個別化してきた現代の生活に対応しきれなくなった可能性は残ります。現在のわが国において，われわれを襲う猛獣の脅威を日常的に感じることは皆無に近い環境にあります。一方で，目に見えないウィルスなどによる感染症の脅威は移動や交流の物理的容易さとともに年々増加し，人々をより不安にさせています。またTV，携帯電話，インターネットなど多様なメディアの環境的変化は，われわれに様々なコミュニケーションへの適応を強いています。人間の感情システムはこうした急速な環境変化の速度についていけないのかもしれません。そして，その結果として，感情の混乱に基づく様々な不適応症状が生み出されてしまうのかもしれません。

❺ 感情の仕組み——神経科学的メカニズム

　感情の中枢説は神経科学の発展とともに，めざましい進歩を遂げました。特に感情に関わる脳の部位については，近年の脳機能イメージング研究により明らかになりつつあります。

　感情の評価にとっては，辺縁系（limbic system）が重要であると指摘されています。辺縁系の中でも特に扁桃体および側坐核が快—不快

の評価に大きく関わっています。扁桃体は快―不快の両者に関わりますが、とりわけ不快で大きな影響をもつといわれています。扁桃体が破壊されたサルを使った実験的研究では、本来、サルが生得的に苦手であるヘビに対しても、まったく恐怖を示すことがないことが知られています▶6。ここで図4-3に辺縁系において感情と関わる脳の部位と機能を示します。扁桃体は2つの経路から感覚刺激の入力を受けます。1つの経路（低次経路）は視床より直接受け取り、意識下で処理されます。もう1つの経路（高次経路）は視床から感覚皮質を経由して受け取り、意識上で処理されます。これはルドゥー（LeDoux, J.）の2経路説とよばれ、中枢説の詳細化とも考えられています。そして前者（低次経路）は良悪などの素早い評価を、後者（高次経路）はゆっくりとした判断を、それぞれ代表するといいます。つまり前者は無意識的・自動的な評価であり、先に述べたザイアンスの「認知が感情には不要である」という主張に関わる神経科学的なメカニズムと考えることができます。後者はラザラスのいう「二次的評価」に相当するでしょう。

一方、側坐核は、快の評価において重要であるといわれています。たとえば、快的な画像を見た場合には、側坐核の活動が活発化します。また側坐核の近辺に電気的な刺激が与えられると、主観的に快感情を報告します。このように感情の評価には辺縁系が大きな役割を果たしています。さらにこの辺縁系からの情報が入力される視床下部や脳幹は、行動表出や身体的反応をもたらします。そして前頭葉、特に前頭眼窩野および帯状皮質前部では、感情を制御する、つまりは評価や表出反応をコントロールする役割をもちます。他にも、大脳基底核や島は嫌悪を、小脳は情動調整を司るといわれています。

そのほかたとえば、ダマシオ（Damasio, A.）は、脳と身体の双方的な関係を重視し、末梢説の再考ともいわれるソマティック・マーカー仮説をとなえています。内臓感覚などの身体的な反応が良し／悪しの印となり、無意識的・自動的に前頭葉の腹側部・内側部へフィードバックされ、情報処理されます。意識的に認知されているかどうかということよりも、お腹の底からわきあがる直感的な感覚、感情が意思決定をもたらすのです▶7。このように、生理学・神経科学の発展に伴う脳のメカニズムに関わる研究は、ますます増加してきており、今後も感情研究に新たな光をあてていくでしょう*3。　　　　（成田健一）

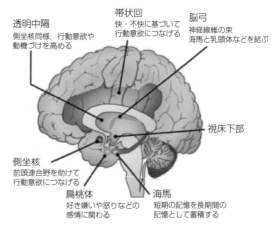

透明中隔
側坐核同様、行動意欲や動機づけを高める

帯状回
快・不快に基づいて行動意欲につなげる

脳弓
神経線維の束
海馬と乳頭体などを結ぶ

視床下部

側坐核
前頭連合野を助けて行動意欲につなげる

扁桃体
好き嫌いや怒りなどの感情に関わる

海馬
短期の記憶を長期間の記憶として蓄積する

図4-3　感情と関わる脳の部位と機能

▶6

ヒトを対象とした場合でも同様で、扁桃体に障害を負った人は、見知らぬ人や危険な物事などに対しても、恐怖・不安を抱くことがありません。そしてこの現象は、生得的に獲得されている刺激に対してだけでなく、学習によって後天的に獲得された刺激に対しても、同じような反応をもたらします。

▶7

日常語における腹わたが煮えくり返る（怒り）、胸を打つ（感動）等という表現にもこうした身体と感情の関係を示唆しているといえるでしょう。

臨床の芽＊3

感情の起こり方や示し方に、異質性を感じたときは、その背景として脳神経系の障害を考えることも必要です。

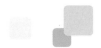

基本感情と社会的感情

Episode 4-2　医療職と感情労働

　「看護師たるもの患者さんには常に笑顔で」などといわれるように，特定の職業においては，自らの感情を素直に表出することが許されない場合があります。教員，保育士，介護士，客室乗務員など，様々なサービス業いわゆる対人職がそれに該当するでしょう。

　肉体労働や頭脳労働と並んで，職務の遂行に労働者自身の感情管理が求められる労働形態を指して，感情労働（Emotional Labor）とよび，現代は様々な領域でこの感情労働の割合が増加しているといわれています。感情労働の現場では，本来は私的な領域にあるはずの感情を，仕事上求められる感情規則に則って，内面的にも外面的にも修正して自己呈示することが求められています。内面的な感情の変容を深層演技，外面的な感情の装いを表層演技とよんでいます。

　感情労働では，主観的に感じたありのままとその表出が異なることも多く，それは修正に向けて努力を要する労働になります。もちろんすべての修正が意識的に行われているわけではありませんし，そもそもありのままの感情，真の感情を私たちが必ず認識できているわけでもありません。ありのままとは何かという問題ももちろんあります。

　ただ，もしこうした感情的な不協和状態があるのならば，それは個人にとって負担となるでしょうし，結果として職務満足感の低下であったり，燃えつき症候群（バーンアウト）に陥るなど，心理臨床的な問題を引き起こしかねません。さらには，感情経験の自発性が失われることで，本来の自分を見失っていく「自己疎外」に陥る恐れも指摘されています。

　感情労働に関わる問題解決の一つの方策として，職務の自律性を高めると，表層演技のネガティブな影響を受けないといわれています。とはいえ，自分の裁量で自由に動くことができる職場を皆が手にすることは難しいですし，また同時に自律性が高まる職務の場合，今度は職務上の責任もより増大するため，別のストレス問題も生じてきます。さらに過剰な表層演技は顧客や患者から見透かされてしまい，彼らの満足度を必ずしも向上させないともいわれています。自然な感情に価値が置かれ，仕事としてではなく真の笑顔が求められているのかもしれません。

1 基本感情

　私たちは日々様々な感情を経験します。これらの感情の基礎的構造を理解しようとするとき，感情をカテゴリ的に類型化する立場と，次元的に連続体とする立場の2種類に大別することができます。

　前者，つまりカテゴリ的な観点では，それ以上分割できずしかも相互に独立した基本単位としての「基本感情」とよばれるいくつかの感情が存在し，それぞれ固有の機能をもつ，と考えられています。その種類は研究者[1]によって異なりますが，それ以上分割できない固有の単位として喜び，悲しみ，怒り，驚きなど6〜10種類程度の基本的な個別感情（discrete emotion）をあげることが多いようです。基本感情を重視する立場では，基本感情が進化の過程に由来している感情であり，文化を問わず種としてのヒトに遺伝的基盤をもって備わっていると考えます。そのため，感情の表出とその認識には汎文化的な共通性があると指摘しています。つまり異文化の人であっても顔を見ると，怒っているのか，悲しんでいるのかなど十分理解できる，ということになります[2]。

　後者，つまり次元的な観点では，感情を連続的な構造体としてとらえ，コア・アフェクトとよばれる2，3の次元の組み合わせで感情が構成され，個々の感情の名前はただのラベルづけであると考えられています。たとえば，ラッセル（Russell, J. A.）は快—不快，覚醒—睡眠という2次元で感情を表現し，全ての感情をこの2次元空間の中に位置づけることができると考え円環モデルを提唱しています（図4-4）。ワトソンとテレゲン（Watson & Tellegen）は同じような空間で45度軸を傾けて，ポジティブ感情，ネガティブ感情という2次元で感情を記述しようとしています（図4-5）。ちょうどすべての色が3原色の組み合わせで作られ，個々の色の分化の仕方や名称は，文化によって異なってくるのと同様であると考えられています。感情の場合は，2次

▶1
プルチック（Plutchik, R.），エクマン（Ekman, P.），イザード（Izard, C. E.）などが有名です。

▶2
個々の基本感情に特異的な反応セットとして，主観的経験，神経生理的状態，行動・表出の3側面が生得的に組み込まれていると主張しています。

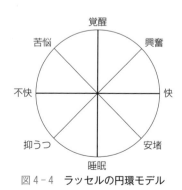

図4-4　ラッセルの円環モデル

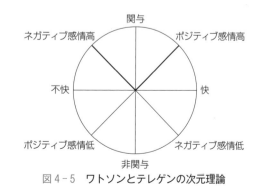

図4-5　ワトソンとテレゲンの次元理論

元の組み合わせで作られ，感情の名称や概念あるいはその経験なども文化的に特異であるといえるかもしれません。いわゆる社会構成主義的な考え方が反映されているとも考えられるでしょう。

これら 2 つの立場は，必ずしも矛盾するわけではなく，焦点の当て方が個別の感情にあるのか，あるいは感情を構成する全体像にあるのか，という違いを反映したものであるとも考えることができます。また人間観並びに進化と文化という感情を形作る 2 つの大きな要素への重点の置き方の違いにも関わっています。このため論争に決着はついていません。

② 基本感情と社会的感情・自己意識的感情

私たちはこのようなベーシックな感情のみで日々暮らしているわけではありません。社会的感情あるいは自己意識的感情とよばれる，より複雑な感情をさらにもっています。それは，他者との関わりを通じて自己の社会的行動を調整したり，他者との関係や絆を維持・向上しようとする機能をもつ一連の感情です。具体的には，恥，罪悪感，妬み・羨望，負債感，誇り，尊敬，共感，公正感，感謝などを指します。いずれも，他者の存在や他者が見る自己の姿の意識など，自己と他者との関係性において意識される感情であるため，社会的感情あるいは自己意識的感情とよばれています。

▶3 自己概念
「自分とはこういう人間である」という，自分が自分に対してもっている概念。今に至るまでの，これまでの経験によって形成されます。

これらの社会的感情をもつためには，発達段階において自己概念▶3 の発達が必要条件となります。このため 1 歳半くらいまでは発現しないと考えられています。他のベーシックな感情がきわめて発達段階の早期（新生児期・乳児期前期）から発現することに比べて，認知機能が徐々に発達してくる後の段階（乳児期後期・幼児期）になるまで観測できない点も特徴の一つです。またこれらの社会的感情は同時に感じられることも多く，相互に区別されにくいともいえます。進化のプロセスの中で認知機能を活かして社会や文化を形作っていった人間ならではの感情といえるかもしれません。

さて，それではこれらの社会的感情は，いわゆる社会や文化の影響で形作られたものなのでしょうか。これは必ずしもそうとはいえないという考え方があります。進化論的な背景を考えてみますと，われわれ人間は外敵から身を守るために，集団を維持し，集団で行動するという選択をしました。そのため，集団間のコミュニケーションが必要となります。コミュニケーションを可能にするために言語，認知，表出など様々な力を身につけていったと思われます（もちろん，その前後関係・因果関係はわかりません）。進化のプロセスの中でわれわれ人

間が，集団という一つの社会を維持・発展させていくために，社会的感情が大きな意味をもちます。というのも，集団を維持するには，互恵性を保つ必要がありますし，集団の組織化や秩序を守る必要があります。社会的感情は，短期的には個体にとって損失であったとしても，社会のルールを順守し，社会秩序を守る機能をもたらす社会的調整機構としての役割を担っています。それは進化のプロセスの中でヒトが身につけてきたものだと考えられています。

　たとえば，正当であったとしても（不当であればなおさら），商売で儲け過ぎたりすると，何か悪いような感じ──つまりは罪悪感──をもったりしないでしょうか。このように社会的感情は個人が必ずしも悪くなかったとしても，個人がある社会の中で有限である財を一人で独占することによって生じる不均衡を，均衡化させる心の働きの一つと考えることができます。

　他にも，自尊感情（self-esteem）についても多くの研究がなされています。自尊感情は自己に対する評価的感情であり，自分自身を基本的に価値があって受容できるものであるという感覚，といわれています[4]。自尊感情についての「ソシオメーター理論」も同様の社会的な機能を重視しています（Baumeister & Leary）。この理論では，自尊感情を「自分と他者との関係を監視する心理的システム」と考えます。自尊感情は自分が他者から受け入れられているかどうかを示すメーター，つまり他者との関係性（いわば社会的な絆）の指標である，ととらえるのです。自尊感情システムは，対人的環境を観測し，他者に受け入れられないという関係性悪化の手がかりが検出されたときに自尊心を低くして警告を発し，対人関係に注意し，行動を改善するように自らを動機づけるシステムとして機能する，と考えているのです[*1]。集団の秩序を乱すなど寄与できない場合には非難・排除され自尊感情が低下する，逆に集団に貢献する場合には賞賛・受容され自尊感情が向上する，というメカニズムが想定されています。

　こうした人間ならではの，社会との関わりがもたらす一連の感情の存在自体が人間の面白いところでもあるでしょう。また文化が感情を作るだけでなく，嫉妬や公正感という感情があるからこそ，結婚や裁判という制度が作られた，つまり感情がそうした制度的な文化を作ったのかもしれません。ここまで考えると，文化とは何かというような問題にもつながる問題となってきます。単純に進化か文化か，という二分法の切り口で感情を論じることは難しいといえるでしょう。

（成田健一）

▶4
自尊感情をそもそも「感情」といえるのかという問題も一方では存在しています。

臨床の芽 ＊1
「自尊感情─ self-esteem」は，患者さんへのケア効果を検証する１つの視点として，臨床現場ではよく活用されています。

4-3

様々な感情

Episode 4-3　シャーデンフロイデ

　「シャーデンフロイデ（schadenfreude）」という言葉を聞いたことがあるでしょうか。シャーデンフロイデは，優位な他者が，何らかの不幸・苦境に陥ったとき，その出来事には必ずしも直接関わっていない非当事者に喚起される快感情を指します（Smith, 2013）。これだけでは，何のことだかよくわからないかもしれませんね。例を出しましょう。タレント，スポーツ選手，政治家等々の有名人が失言や不倫などで，twitterなどのSNSを代表に，直接関係のない人からも一斉に袋叩きにあう場面を耳にするのは珍しいことではありませんね。ネットスラングでいうところの「メシウマ」（他人の不幸でメシが美味い）状態です。「他人の不幸は蜜の味」とよばれるように，他者の失敗や不幸を見聞して，ついほくそ笑んでしまうような現象を説明する用語がシャーデンフロイデです。いわゆる「ざまあみろ」といった感情といえるでしょう。そういわれると，あまり大きな声で人に話すことができないかもしれませんが，多かれ少なかれ誰しもが経験したことがある感情ではないでしょうか。

　シャーデンフロイデは，有名人であるなど，他者が優位な立場にあったことそのものが，社会的に不公正であると主観的に思い，不幸な出来事によって他者の優位性が是正されたときに，それを観察した第三者である非当事者に経験される感情である，と考えられています。たとえば，時代劇でしばしばみられる状況で，悪代官がやっつけられて平和が戻るといった場面を考えますと，第三者で非当事者である視聴者は，その場面を見てスカッとするわけです。この時，いわゆる因果応報，勧善懲悪的な発想──これを「公正社会信念」とよびます──がこのシャーデンフロイデを生む基底の一つにもなっています。

　もちろん，シャーデンフロイデが向けられる対象は有名人や画面の中に限りません。身近な他者であっても──いや自分と本来はあまり変わらないはず（べき）である身近な他者だからこそ──，その成功や優位性が「私はこうなのにあの人はなぜ……」と自他の比較によって生まれてくる妬ましさを生み，その優位な立場から転落する不幸が生じたことに対して喜んでしまうわけです。道徳的には，身近であればとりわけ，そうした感情をもってしまったことを表明すること自体がはばかられるかもしれませんが……。

　シャーデンフロイデや妬み感情は，自己─他者の比較や関係性の中で生まれ，社会的な関係性や集団を維持する中で生じてきたのではないかと考えられています。社会的動物である人間を特徴づける，きわめて人間らしく面白い感情であるといえるでしょう。

1 ポジティブ感情

　感情の数は無数に存在します[1]。その中に，快，幸せ，喜び，興奮，リラックス，和らぎ……などのポジティブな感情がありますが，ここでは，その中でも，最も中心的でおそらくすべての人が欲している幸福感をとりあげます。誰もが幸福な生活を送りたいと願い，幸福に生きることを求めているのではないでしょうか。近年，幸福に関する研究は，社会・経済的にも非常に大きな注目を浴びています[2]。

　心理学においても，2000年前後からのポジティブ心理学ムーブメントの中で，書籍や論文の点数も増加し，幸福感に関する研究への関心は非常に高まっています。幸福感（happiness）とともに，主観的幸福感（あるいは主観的ウェルビーイング）という用語がしばしば使用されています*1。この幸福感をどのように捉えるかというだけでも，様々な視点があり得ます。その中でも特にヘドニック（快楽的幸福）とユーダイモニック（理性的幸福）という2種類に分けて考えられています。ヘドニックは時間的に比較的短期に焦点があてられ，ポジティブ感情を最大化させ，ネガティブ感情を最小化させることで得られる幸福感を指します。もちろん認知的要素も関わってきますが，様々な欲求が満たされることによって得られる気分の良さ（快楽）が幸福感であるといえるでしょう。一方，ユーダイモニックは時間的には長期的な視点から，徳のある人生，価値のある行為など，より善く生きるといった意味・目的を追求する中で生まれる幸福感を指します。たとえばリフ（Ryff, C. D.）はこのユーダイモニックな幸福感を組み込んだ「心理的ウェルビーイング」が，人格的成長，人生の目的，自律性，環境統制力，自己受容，ポジティブな人間関係といったより複雑で様々な要素で幸福感・ウェルビーイングが構成されることを示しています。もちろん，真の幸せのためにはこの両者が重要となります。

　幸福感に関連する要因も様々に検討されています。年齢，人種，性，配偶者の有無，住環境などの要因が幸福感に関連する程度は比較的小さく，経済的な点でも，基本的な必要性が満たされれば極端な裕福さとの関連は見られません。一方，健康度や社会的・経済的地位の高さ，社会的活動量などは幸福感と関連しやすいといわれています。くわえてパーソナリティ特性（とりわけ，外向性や情緒安定性）は幸福感の高さに大きく関連することが知られています。そして，おそらく最も大きな関連をもつものが対人関係です。他者との関わりの量と質が問われることになります。

　幸福感は寄付行動や人を支援する行動など，他者に親切にする行動

▶1　感情の数

「感情表現辞典」によると，日本文学上の感情表現がおよそ2000語以上も存在することが指摘されています。日本語に限らず，英語でも同様に4000語以上もの感情語があるといわれています。

▶2　幸福に関する研究

たとえば OECD（経済協力開発機構）が主導して，主観的幸福感（subjective well-being）の測定や国際比較などを積極的に行っています。ブータンでは，GNP，GDP で指標化される物質的豊かさは低くとも，GNH（Gross National Happiness：国民総幸福感）で示される「幸せ」を追求する，といわれています。

臨床の芽＊1

加齢による生理的機能低下や，不可逆的な機能障害は進行する病的変化ではないため，高齢者や慢性疾患患者の健康観を表現する際に「主観的幸福感」は用いられています。

▶3

「良い気分は良い行動を生む現象（"feel-good, do-good phenomenon"）」ともよばれています。

を生み出す動機づけ機能をもっていることが示されています▶3。幸福感はさらに創造性や拡散的思考を伸ばします。この現象はフレドリクソン（Fredrickson, B. L.）のいう「拡張—形成理論」で説明されており，幸福感に代表されるポジティブ感情経験が個人の思考—行動レパートリーを一時的に広げ，注意・認知・行動の幅が広がると指摘しています。つまり，注意深く，よく考え，行動的な柔軟性をもつようになるのです。さらにはこれらの拡張によって，将来的に役立つような身体的・社会的・知的資源が形成されていきます。そしてそれらがもととなりますます幸福感を経験しやすくなる，という好循環を仮定しています。つまり，幸福感は単に良い気分だというだけではなく，実際にその人にとって様々なよいことをもたらす感情なのです。また，幸福感は感謝することや他者に親切にすることも増進させますが，同時に感謝や他者の支援は幸福感を増進させることにつながるのです。

2 ネガティブ感情

　不快，怒り，恐怖，不安，抑うつ，嫌悪，倦怠……。このようなネガティブ感情（negative emotion）はこれまで多くの研究の蓄積があります。研究論文数を比較すると，ポジティブ感情研究も増えてきてはいますが，ネガティブ感情研究はポジティブ感情研究の約2倍になるといわれています。今田（2002）は情動研究全体を概観して，怒り，恐怖，不安，抑うつの4語が情動研究の御四家であると指摘しています。このようにネガティブ感情研究が多い理由として，第一にネガティブ感情が，合理的な行動を阻害し不適応行動をもたらし，ポジティブ感情に比べてより人生における影響力が大きいため，その改善が急務であったからでしょう。そしてもう一つ，恐怖・不安などは，ポジティブ感情よりも実験室場面で比較的容易に引き起こしやすく，研究への適用が相対的に簡単であったという利便性も忘れることはできません。

　ネガティブな感情は，恐怖・怒りなど基本感情とよばれるものから，妬み・嫉妬など社会的感情とよばれるものまで様々存在し，多様な研究がなされています。ここでは代表例として不安と妬みを紹介します。

　不安は何らかの嫌悪刺激によって引き起こされる感情です。恐怖はその刺激となる対象が明瞭ですが，不安は対象が漠然としています。また，恐怖は生理的・身体的な反応（脈・呼吸が速くなる，汗をかく等）に言及されやすいのですが，不安ではより認知的な反応（様々な考えが浮かぶ等）に言及されることが多いといわれています。

　不安に関しては，古典的に「予測可能性」と「対処可能性」の問題が取り扱われてきました。嫌悪的な刺激の到来が予測できたり，対処

できたりするのであれば，不安の程度はずいぶん低減されるのではないでしょうか。ワイス（Weiss, J. M.）は，ネズミを使って，実験的に検討しました。その結果，同じ回数の電気ショックを受けてもショックがくる時期を予告されたネズミの方が，また自分ではショックをどうしようもないネズミよりも自分でそのショックを止めることができるネズミの方が，それぞれストレスの程度が低いことが示されました*2。ショックという嫌悪刺激が予測でき，対処できる方が，不安（ここではストレス）が小さいことを示しています▶4。

　一方で，上述の恐怖や不安に比べて，より複雑な社会的・自己意識的感情の一つに「妬み」があります。妬みは，自他を比較することで生まれてくる感情で，特に他者が自分よりも優位な状態・立場にあることを知ることによって喚起される不快感情です。とりわけ主観的には他者が不公正に優位になったとき，さらには比較的自分に類似した近い他者であったとき，その他者に向けて敵意とともに喚起されやすくなります。他者が何かズルをして不公正に優位になったとしても，その他者と直接関係がなく，自分自身の立場と比較をしないのならば，妬みではなくただの嫌なやつという対人嫌悪感情が生まれるだけでしょう。「私はこうなのにあの人はなぜ……」と自他の比較によって生まれてくる，やや複雑なネガティブ感情が妬みです。

　この妬みと似た感情に嫉妬があります。妬みは自分が獲得したい何かを他者がもっている場合に，一方嫉妬はすでに自分が獲得している何かが他者に奪われる場合に，それぞれ生じると考えられています。何かを獲得する快よりも，何かを喪失する不快の方が，その強度は強いと考えられていることからも▶5，嫉妬の方がより強い感情経験ということができるでしょう。

　さて，このような妬みや嫉妬に関連した快感情も存在し，「シャーデンフロイデ（schadenfreude）」と名づけられています▶6（Episode 4-3 参照）。シャーデンフロイデは，比較的優位な立場にある他者が経験した出来事によって，他者自身が何らかの不幸・苦境に陥ったとき，その出来事には必ずしも直接関わっていない非当事者に喚起される喜びあるいは快感情を指します。「他人の不幸は蜜の味」あるいはインターネットスラングの「メシウマ（他人の不幸でメシが美味い）」という言葉を聞いたことはないでしょうか。いずれも，このような現象を説明する用語であり，不幸に陥った他者を見下し，喜ぶときに使われます。他者が比較的優位な立場にあったことそのものが，社会的な不公正であると主観的に思い，それが他者の不幸な出来事によって是正されたときに経験される感情であるとも考えられています。そして，

臨床の芽 *2

人の場合は少し異なります。嫌悪刺激の予測や対処法を身につけた方が，起こり得る困難が明確になるため，不安が高まる，という現象です。

▶4

人間の場合，実はもう少し話が複雑になります。特に対処不能な場合の予測可能性をもたらす情報の好みについては，情報を追求する人（モニター）と回避する人（ブランター）という個人差が関係してきます。前者は，嫌悪的な脅威をもたらす情報であっても情報を最大限追求します。情報における最大化追求者（マキシマイザー）です。後者はそうした情報は不要でむしろ見聞きしたくないと避けようとします。

▶5

カーネマンは，「利益」と「損失」では「損失」を回避しようとする行動を人がとりやすいという事象を「プロスペクト理論」で説明しています。

▶6

シャーデンフロイデはドイツ語で「傷つける」という意味の "schaden" と「喜び」という意味の "freude" を合体させた造語です。

▶7　上方比較と下方比較
自分と他者とを比較する「社会的比較」の中の概念として分類されます。自分より下だと思う人と比較して，自分を慰め，幸福感を高めようとするのが「下方比較」。自分より上だと思う人と比較して刺激を受け，自分を鼓舞し，行動しようとするのが「上方比較」になります。

妬みが他者との上方比較によって生まれるのに対して，シャーデンフロイデは他者との下方比較によって生じています▶7。

　一方で，「あこがれ」や「羨望」は，他者が自分よりも優位な状態・立場にあることを知ることによって喚起される感情ですが，どちらかというと快感情に近いといえます。これは，他者が公正に優位になったとき，さらには自分には必ずしも類似していない少し遠い他者である場合に生じやすいでしょう。野球が大好きな少年であれば，イチロー選手やダルビッシュ投手にあこがれ，相手を引きずり下ろすのではなく，自分もがんばろうと努力するのではないでしょうか。

　その他，不安や怒りなど様々なネガティブ感情のポジティブな効果についても，注目や関心が近年非常に高まっています（Kashdan & Biswas-Diener, 2014；Parrott, 2014）。たとえば，不安が高くかつ誠実な個人は，寿命が相対的に長いことが知られています。適度な高さの不安や心配が健康にとって適切な行動を行わせ，それを誠実な人は継続的に行うからであると考えられています。進化のプロセスの中でわれわれが獲得してきた感情に無用な感情はないのです（4-1 ■ 参照）。

■ 情動知能と情動制御 ―― 感情の理解と制御

　情動知能（Emotional Intelligence）は，自分や他者の感情を評価・認識し，適切に利用し，制御・調整できる能力を指し，個人差をもつといわれています。いわゆる「知能指数」である IQ（Intelligence Quotient）を援用した EQ（Emotional Quotient）という用語でもよく知られています。

　EQ については，知能の高さ以上に情動知能の高さが社会的な成功を導くこと，しかも情動知能は先天性というよりも後天的に学習することができる点が強調されています。このこともあり，企業等における社会教育場面での研修はもちろんのこと，教育現場へも導入されています。実際，社会感情学習プログラム（social and emotional learning program），ライフスキルプログラム，社会的スキルプログラムなど，内容的に類似した多くの感情に関わるスキル理解・獲得のプログラムが考案されています。プログラムの中では，多かれ少なかれ，情動知能的な考え方が持ち込まれています。つまり，自分や他者の感情を，適切に認識し，うまくコントロールして使っていくことが社会生活をおくるうえで重要かつ必要である，と考えられているわけです。一方で批判として，情動知能は一般大衆への受けを狙っただけである，定義が不明確で科学的な測定ができていない，実際に成功した人の特徴を列挙したに過ぎず科学的・実証的・理論的な裏付けが乏しい，とい

う指摘もあります。ただ，メタ情動（meta emotion），感情コンピテンス（emotional competence）▶8 など，それぞれ情動知能とまったく同じではなく，理論的出自も異なっていますが，感情そのものというよりも，メタ的に（より上位の立場から）感情をとらえる力という意味で，情動知能に類似した考え方がいくつも提案されています。たとえば，状況選択，状況修正，注意の方向付け，認知的変化，反応調整という5つのプロセスで構成されているという情動制御（emotion regulation）という考え方もその仲間の一つでしょう（Gross, 1998）。

実際，感情は私たちの認知面，行動面に大きな影響を与えます。このため，感情をメタ的に捉え制御する力をもつことこそが，認知面，行動面の適切な反応を生み出すと考えられます。情動知能をはじめ，これまで紹介した概念のいずれもが，精神的健康と大きく関わるといわれ，臨床心理学的な観点からも関心が寄せられています。認知行動療法，マインドフルネス，アクセプタンス＆コミットメントセラピー（Acceptance and Commitment Therapy；ACT）などの心理療法においても情動制御の問題は重要な意味をもつといわれています。困難で脅威的な状況にもかかわらずうまく感情をコントロールして適応する過程，能力，結果を指すレジリエンス▶9 もまた，関連し得るでしょう。

他にも，感情のセルフコントロールがうまくできず，通常，感情的反応を生み出さないようなささいな出来事などに対して，一時的であまり長くは持続しないものの，過度の激しい感情の表出がなされる，情動失禁・感情失禁があげられます。何でもないことに対して極端にキレやすい場合も，自他に対して大きな問題になるでしょう。また逆に感情反応が起こりにくい情性欠如とよばれる現象もあります。さらには，心身症の病状を説明する概念の一つである，アレキシサイミア（失感情症）も，感情を感じにくいという現象で，自分の気持ち・感情の理解や表現が困難で，想像力や空想力に乏しいといわれています。これらが生じる原因を唯一の何かに帰属させることは難しいですが，感情失禁や情性欠如は脳の器質性疾患に基づくとも考えられており，たとえば認知症の人にも見られます。また，自己を客観的に認知するというメタ認知に対する障害があると考えることもできるでしょう。

つまりは，感情そのものよりも，状況に応じて自己や他者の感情を理解し，それらを適切にコントロールして表現・抑制する能力や技術は，臨床心理学的にも重要な意味をもちます。世の中に嫌なことはたくさんありますから，単にネガティブ感情を避けたり抑えつけるのではなく，それに耐え，ポジティブ感情に移す努力ができることが，社会的な生活を送るうえで大切な役割をもっているのです。（成田健一）

▶8　メタ情動と感情コンピテンス

情動に対する情動や認知，理解等の総称をメタ情動といいます（Gottman, Katz & Hooven, 1997）。感情コンピテンスは，「感情的スキルを状況に応じてうまく使用できることにより得られる効力感」としてとらえられます（森口，2009）。

▶9　レジリエンス

辞書的には，「回復力」「弾力性」などと訳されますが，心理学的には，精神疾患や日常でのネガティブな状況等からの精神的な回復力，防御力，抵抗力等を意味し，近年，注目されるようになっている概念です。

4-4

アセスメント

1 心理臨床的アセスメント

　この節では，これまでみてきたように感情とかかわりが深い動機づけも加えてそのアセスメントについて説明をしていきます。さて，感情や動機づけに問題を抱え，心理臨床的なカウンセリングを受けるような場合，まずその状態を知るために基本的にはいわゆる心理検査を利用することが多いでしょう。心理検査は，検査として適切な信頼性・妥当性を確保するために，複数の様々な課題・問題・項目等で構成され，それらの内容も実施方法も，客観性を担保するために定式化されています。もちろん，1つの検査には利点も欠点も存在します。このため，1つの有力な検査法があると考えるのではなく，異なる種類の複数の検査を併用して利用することで，被検者の感情や動機づけを適切に理解することができるでしょう。

　人間の感情や動機づけを測定する際，その指標として何を用いるかという点が問題となってきます。基本感情には，特異的な反応セット（一連の反応）として(1)主観的経験，(2)生理学／神経科学的反応，(3)顕現的行動・表出，の3側面が生得的に組み込まれているといわれています。ここでは，この3側面に着目し，それぞれ関わる測度を整理して，その主たる指標や方法論を紹介します。

2 主観的経験測度

　最も簡単に，そしてしばしば用いられている測定方法が，感情や動機づけの主観的経験について言語報告を求める方法です。質問紙・評定尺度がよく利用されます。

　この方法の欠点として，何を測定しているのかが明白であるためいわゆる要求特性（質問項目が手がかりとなり，回答者は何を測定しているのか真の目的を知ろうとし，そうした推測に基づいて反応するバイアス）が存在する可能性，虚偽の報告がなされる可能性，そしてさらには報告している間に感情そのものが変化する可能性などがあげられます。しかし，実験的に感情を引き起こすことが倫理的にも現実的にも困難である感情の研究，行動には現れにくい微妙で微細な主観的経験の研

究，現実場面における状態測定など，主観的な言語報告しか使用でき
ないことも多く，研究・臨床場面で頻繁に使用されています。

●質問紙法

　感情状態に関しては，たとえば POMS (Profile of Mood Index)▶1，
気分形容詞チェック表 (Mood Adjective Check List)，PANAS (The
Positive and Negative Affect Schedule) などに代表される多くの測定尺
度が作成されています。いずれも主観的な感情状態を形容詞により評
定を求めます。たとえば「怒った」のような言葉を提示し，どの程度
その強さを感じているかを 4 点尺度などで評定します。複数の形容詞
に対して評定することで，多様な感情状態を多面的に同時に測定する
ことができます。またスピルバーガー (Spielberger, C. D.) の状態–特
性不安尺度 (STAI：State-Trait Anxiety Inventory) のように，たとえ
ば「不安」というある特定の感情を「状態」とパーソナリティ「特
性」という 2 つの測定対象に区別して測定する方法もあります。「状
態」とはおかれた状況における一時的な感情状態を，「特性」とは状
況に依存せず比較的安定した個人の傾向，すなわちパーソナリティを
表します。このように感情については，「状態・特性×多側面・一側
面」という枠組みに基づいて測定尺度を整理することができます。

　動機づけを測定する場合も感情と同様に，特定の対象についての状
態的な動機づけと，特定の対象を超えて一般化された特性的な動機づ
けの両者が測定され得ます。ただしどちらかというと後者，達成動機，
親和動機，内発的動機づけ等，個々の動機づけをもちやすい個人差
——つまりはパーソナリティ特性——が評定尺度で測定されることが
多いと思われます。

●インターネット調査

　上記の質問紙法に加えて，近年インターネット調査と呼ばれる，
Web インタフェースを介したオンライン調査が利用されるようにな
ってきています。紙に印刷された文字を読んでペンで記入する代わり
に，モニターに映し出された文字を読んで選択肢をクリックします。
紙がモニターに代わっただけともいえますが，回答形式の違いが結果
に及ぼす影響がないとも言い切れず，問題点も指摘されています。ま
たオンライン調査会社を利用した場合，そのサンプルがどのような人
であるのかという問題もあります。これまで質問紙の評定尺度は紙筆
検査 (paper-and-pencil test) ともいわれていましたが，この呼び名も
近い将来には再検討が必要となるかもしれません。

▶1　POMS
気分プロフィール検査ともいわ
れます。

▶2　生態学的妥当性

人為的に条件が統制された実験室等で行われて発現した現象（結果）が，日常生活の中で同じような現象として再現された場合，生態学的妥当性は高いといえます。

● 経験抽出法と一日再構成法

　手続き的にもう一つ，比較的新しい方法として，経験抽出法（Experience Sampling Method：ESM）と，一日再構成法（Day Reconstruction Method：DRM）も行われるようになってきています。これは，生態学的に妥当な方法論▶2であることを目指し，日常的な生活場面において，短期間に複数回のデータを繰り返し収集する際に使われる方法論です。経験抽出法は，調査対象者には1日数回，任意の時間にアラームが鳴る時計や携帯デバイスをもって生活するように求め，アラームが鳴るたびにそのときの状況や感情などを即時的に回答してもらいます。この手続きを，研究によって期間は異なりますが，1週間など一定の期間行います。回答はwebやメールで行う場合もありますし，質問票の場合もあります。この経験抽出法によって人の現実の経験をリアルタイムで追いかけることが可能となり，現実に即した，また記憶による偏りが生じにくいデータが縦断的に収集できます。この方法はチクセントミハイ（Csikszentmihalyi, M.）がフロー（没入感）の研究において用いられたことがきっかけであるといわれています。

　一日再構成法は，経験抽出法の問題点を改良した方法で，1日の終わりに，今日あるいは昨日の出来事を決められた時間や出来事を鍵にして，回想して，その時々の状況や感情などについて回答していく方法です。経験抽出法に比べ，即時性は劣りますが，当日もしくは翌日に回答を行うため，記憶のバイアスは比較的少なく，経験抽出法のデータを再現できるといわれています。経験抽出法による即時的なデータ収集によって困難な状況へ対応することができるだけでなく，より調査対象者の負担が少なく（研究からのドロップアウトを最小化させ），繰り返しの回答による行動や評定への影響も少なくすることができます。このため，生態学的に妥当でありつつも，比較的多くのサンプルから情報を収集する方法として活用されています。これを日誌法▶3として，毎日継続的に実施するという試みもなされています。これらの方法によって，比較的短期間の反復測定データを収集することが可能となるため，感情の個人内変動性研究などにも用いられています。

▶3　日誌法

特定の個人の日常の行動をそのまま観察する自然観察法の一つで，日常生活での新しいエピソード（出来事）をその行動の流れの中で観察，記録する方法。長期にわたる観察記録により事象の理解を深めることができます。

3 生理学的・神経科学的測度

　生理学的・神経科学的指標は，実験的研究などにおいて多く利用されています。装置の準備や測定技術習得の問題がありますので，病院などの医療施設を除くと，臨床場面でのアセスメントに利用することは困難かもしれません。

ただし様々な指標があり，中には比較的簡単に測定可能なものもあります。たとえば，自律神経系（交感神経系，副交感神経系）を中心とした様々な生理指標の中でも，呼吸数や血圧であれば比較的測定がしやすいでしょう。実際には様々な指標があり，心拍数，心拍変動率，血流量，瞬目，皮膚温，発汗，筋電など多様な生理指標が存在します。自律神経系の活動による末梢的生理反応については，伝統的に感情との関連で多くの研究がなされています。たとえば，心的負荷がかかりネガティブな感情状態にあると，発汗による皮膚電気抵抗が小さくなります。これらの生理的反応は，必ずしも一つの生理的反応によって特定の感情状態が表されているのではなく，複数の指標のパターンが対応しているのではないかと考えられています。いわゆるウソ発見器（ポリグラフ）は生理的指標を多面的に捉え，嘘をつくときの緊張などに伴う感情の変化を生理的反応から見出そうとする試みであるということができます。

近年は脳への関心も高まっています。特に，脳血流動態の動きを観測し画像化させる装置開発が盛んになり，非侵襲的な装置で脳機能を直接観察することが可能になってきています。感情・動機づけと脳内の各部位の機能性の関係が，機能的磁気共鳴画像法（fMRI），ポジトロン断層法（PET），近赤外線分光法（NIRS），脳磁図（MEG），脳波（EEG，ERP）など多様なツールを用いて，検証されるようになってきました（表4-1）。4-1 **5** で示した事柄についてもこうした技術革新の賜物です。

さらに加えて，尿・血液・だ液から採取される各種のホルモン分泌量なども生理的指標として測定されます。たとえばカテコールアミンと呼ばれる神経伝達物質（ノルアドレナリン▶4，アドレナリン▶5，ドーパミン▶6）を代表に信頼や幸福のホルモンともよばれるオキシトシン▶7など，様々な物質が注目されています。

これら生理学的・神経科学的指標は科学技術の進歩とともに，教科書が次々と書き換えられつつあるほど，大きな期待がよせられています。ただし感情状態の主観的報告との乖離がしばしば問題になります。科学的，客観的にそして正確に測定された各指標をどのように意味づけていくか，ということが今後の課題となっています。

4 行動的測度

●反応・行動

感情や動機づけの測定の場合，(1)主観的経験測度の質問紙法で述べた評定尺度で実施されることが多いのですが，一部に同じ試筆型検査

表4-1 **生理学的・神経科学的測定の技術の一覧**

機能的磁気共鳴画像法（fMRI）
ポジトロン断層法（PET）
近赤外線分光法（NIRS）
脳磁図（MEG）
脳波（EEG，ERP）

▶4 ノルアドレナリン

神経終末から放出され，次の細胞を興奮，あるいは抑制させる神経伝達物質の一種。ノルアドレナリンは，意欲，活動性，積極性，思考力，集中力を司っている。

▶5 アドレナリン

副腎髄質より分泌されるホルモンであり，神経伝達物質の一種でもある。ストレス反応の中心的な役割を司っており，血中に放出されると心拍数や血圧の上昇に結びつく。

▶6 ドーパミン

神経終末から放出され，次の細胞を興奮，あるいは抑制させる神経伝達物質の一種。ドーパミンは，快楽，意欲，食欲，性欲，探究心，動機づけを司っている。

▶7 オキシトシン

出産の際に子宮を収縮させ分娩を促したり，乳腺の筋繊維を収縮させ母乳の分泌の促進を司っている。また，最近では，不安な気持ちを抑えて情緒を安定させ，自律神経を整えるという幸せホルモンともいわれる機能をもつことが明らかにされている。

であっても，知能検査と同様の能力型検査の測定も存在します。この
場合，何を測定しているのかがわからないという意味でいわゆる要求
特性が最小化されると考えられます。感情については，情動知能の検
査 で あ る "Mayer-Salovey-Caruso Emotional Intelligence Test
(MSCEIT)" が，そうしたパフォーマンス（遂行）を観測する測定法
になります。情動知能の場合，評定尺度を用いた自記式の質問紙が最
もよく利用されますが，情動知能は自己認識の誤りそのものがそもそ
もの問題になり得る概念であるため，自己報告法ではなくこうした能
力型検査も有用であると考えられています。

　一方，動機づけについて，マレー（Murray, H. A.）によって開発さ
れた投影法検査，主題統覚検査（Thematic Apperception Test：TAT）
が有名です。これはストーリーを感じさせる絵を示し，絵に描かれた
人物の欲求（要求）や将来を含めた物語を語らせることで，回答者
（被検者）の物語内容から，当人の欲求を測定しようとします。語っ
ている間の非言語的行動とともに，その言語反応から査定されること
になります。

　また感情や動機づけの指標として，具体的な行動をとりあげること
も，しばしばあります。たとえば勉強に対する動機づけを，実際に机
の前で椅子に座った時間として捉えるなどの方法があります。ただし，
もちろんこれは研究によってターゲットとなる行動が異なってくるた
め，アセスメントとして一定の手続きがある訳ではありません。

●非言語的行動

　表情，視線，姿勢，パラ言語（声の大きさ，トーン，質，間の取り方
など），対人距離，接触など，言語以外のいわゆる全ての非言語行動
（ノンバーバル行動）にも感情は現れます。たとえば「目は口ほどにも
のを言う」といわれるように，好きなものを見ていると瞳孔は大きく
なり，嫌いなものだと逆に小さくなります。またストレス下ではまば
たきの数も多くなります。このように，日常場面での感情的なコミュ
ニケーションの本音が非言語行動に現れることが多く，言語と非言語
で矛盾したメッセージが発せられた場合には，非言語行動に重きをも
って受け止められるというメラービアンの法則が有名です。

　多くの非言語行動の中でも感情研究においては，感情を表出する一
番大きな非言語的な器官として顔をあげることができます。つまり表
情です。表情研究は，特に言語報告を用いることができない乳幼児を
対象とした研究でその効果は威力を発揮します。イザード（Izard, C.
E.）の MAX や AFFEX，エクマン（Ekman, P.）の FACS は表情をコ

ーディングするシステムで，感情研究に大きな成果をあげています。
研究はまだまだ十分ではありませんが，言語報告が必ずしも十分では
ない障害者，認知症高齢者などへの適用も試みられています。

　FACS を使ったユニークで有名な研究を一つ紹介しましょう。カリ
フォルニア州の名門私立女子大の卒業アルバムに写っている笑顔を，
真正の笑顔（デュシャン・スマイル）であるかどうかを FACS で判定
し，笑顔である人が後の人生においてどの程度幸せであるのかを検討
した研究です（Harker & Keltner, 2001）。その結果，卒業アルバムに
真正の笑顔で写っていた人は，卒業後30年たった50代においても幸福
感や結婚満足度と相関を示しました。

●潜在的指標

　近年注目されているアセスメントの方法に潜在連合テスト
（Implicit Association Test: IAT）に代表される「非意識」の測定方法が
あります。試筆版も存在しますが，主としてコンピュータを用いて潜
在的な態度・意識（非意識）を測定します。

　たとえば差別問題（人種，性，年齢など）に代表されるように，主
観的・意識的には差別しているつもりはなかったとしても，個人が潜
在的に抱えている態度によって，つまり潜在的にポジティブ／ネガテ
ィブ／ニュートラルのいずれの感情をもっているのかによって，日常
生活における様々な行動は影響を受けるでしょう。IAT では，たと
えば，a）「若者─良い，老人─悪い」のセットと，その逆の b）「若
者─悪い，老人─良い」のセット，それぞれに対する判断の反応時間
を比較します。このように対になる2つの概念間の潜在的な連合の程
度について，反応時間を指標として間接的に測定する訳です。もし
「若者─良い，老人─悪い」という潜在的態度をもっている人であれ
ば，自分の潜在的態度に合致している前者の a）のセットの方がアク
セシビリティ（利用可能性）は高く，反応時間が早いと考えます。

　近年，こうした潜在的指標は IAT 以外にも，評価的プライミング
課題，Go/No-go 連合課題，サイモン課題，ネームレター課題など
様々な指標が開発されており，人の感情的・認知的活動の中でも潜在
過程に注目が集まっています。ただし当然ながら，意識的・顕在的指
標との間に相関が見出せない場合もしばしばあります。また潜在指標
間でも必ずしも一致しません。それぞれの指標の意味について，よく
吟味する必要がありそうです。

（成田健一）

Column 4-1

医療の仕事に求められる資源——感情

医療の仕事に必要なものは専門知識だけ？

医療の仕事に携わるために必要なものとは何でしょう？　専門知識が必要になることが多い医療系職種では，まず「資格」が求められそうです。しかし，資格さえあればいい仕事ができるかというと，話はそう簡単ではありません。

たとえば，一口に同じ「患者さん」といっても，小児の外来患者さんといわゆるクレーマーのような患者さんでは，適切な対応の仕方は相当異なるはずです。このように，医療従事者は，仕事中に出会う様々な相手を納得・満足・安心させるために，「感情的な働きかけの仕方」を適切に使い分ける必要があります。つまり，医療現場では，専門知識や資格にとどまらず，自らの「感情」をどのように扱うかが，仕事の質を左右するほどのきわめて重要な意味をもってくるのです。

医療の仕事はストレスフルな「感情労働」

肉体労働においては肉体（身体）が，頭脳労働においては知識や情報が重要になるように，仕事の中で，自らの感情の抱き方や表し方などを適切にコントロールすることが重要な要素となる仕事は，「感情労働」と呼ばれます（Hochschild, 1983）。医療従事者は代表的な感情労働者です。感情労働では，感情の偽装（実際は思ってもいないような感情表現をすること）や，感情の隠蔽（表に出せない本心を隠すこと）など，様々なかたちで仕事中にある種の「演技」をすることが求められます。感情のコントロールにはエネルギーが必要です。感情を抑制したり，無理をして感情を偽るような演技をすることで葛藤状態を抱えたりすることは，労働者には大きな心理的負担になります。このため，感情労働はストレスの原因になるといわれ，しばしば問題視されています。

一方で，自分自身が「感情労働者」であることを知らないまま，感情労働に従事している人は少なくありません。しかし，ストレス対策を考えれば，感情労働を知らないことは問題です。たとえば，肉体労働者は仕事で酷使した身体のケアやメンテナンスをし，頭脳労働者は仕事で必要となる知識や情報を普段から収集することでしょう。これらはそれぞれ，仕事で必要な「資源」をわかっているからこそ可能になる対策です。感情労働者も同じように，仕事上必要となる資源である自身の「感情」にまず意識を向けなければ，労働者自身がストレス対策をしようがないといえます。

また，医療現場は専門職同士の「チーム」として成り立っていることも無視できません。確かに，患者さんのような"組織外の人"に対する感情労働もストレスフルなのですが，それと同等かそれ以上に，院内や病棟内などの"組織内の人（同僚）"を相手とした感情労働も，大きなストレスや影響をもたらすことが示唆されています（金子ら，2015）。

生老病死に関わる医療現場は，ストレスが多い職場の1つです。そこで働く医療従事者は，ストレス対策の第一歩として，自らが感情労働者の一員であることを知る必要があります。そのうえで，自身の感情の感じ方，表し方のクセや特徴（自分自身の要因）をはじめ，職場環境の特徴（外的要因）を踏まえながら，自分に合ったストレス対策を考えていくことが大切です。

ただし，感情労働はストレスを生むだけではなく，仕事にやりがいや成長を生む源泉になることも忘れてはいけない点です。よりよい感情労働との向き合い方を模索しながらケアに携わることが，これからの医療者には必要になります。
（関谷大輝）

Column 4-2

人に言えない怒りをコントロールする方法とは？

　医療従事者は，患者さんと接することにやりがいを感じる部分がある一方で，患者さん側の要求を優先しようと笑顔で対応せざるを得ない状況も生じ，自分の気持ちを押し殺すことも少なくありません。患者さんの不安な気持ちを理解してはいても，理不尽な態度を向けられれば，どんなに思いやりのある人間でも怒りを抱くのは当然のことでしょう。実際に，看護師の65％以上が患者さんとの関係で怒りを経験しており，そのうち79％が怒りを抑制していたことが報告されています（畠山ほか，2016）。

　怒りを抑制し続けると慢性的に怒りを長引かせてしまい，更なる怒りが喚起されやすくなります。普段なら感じることのない，些細な同僚の一言が気になり，イライラした状態が収まらなくなってしまうかもしれません。つまり，怒りの維持が別の新たな怒りを呼び込み，対人関係に亀裂をもたらしてしまうのです。また，こうした怒りによってしばしば心身に負荷がかかり，高血圧や心疾患を招く確率を高め，健康面にも悪影響を与える可能性があります（Watanabe & Kodama, 2002）。したがって，怒りを落ち着かせることは，患者さんとの関係維持につながるだけでなく，職場の人間関係や自身の健康面の改善にも不可欠なのです。

　そもそも，怒りを感じた出来事が過ぎ去った後も怒りが続くのは，過去の出来事に対して「目指すべき方向に解決されていない，受容できない，脅かされる」という「思考の未統合感」が残っているためです（遠藤・湯川，2011，2012, 2013）。そのため，過去の出来事に関わる状況場面が頭の中で堂々巡りするといった「反復思考」が制御不能となり，怒りが維持されます。また，こうした思考の未統合感から逃れるために，別の対象に注意を向けようとする「回避行動（気晴らし）」が促進されるものの，そ

の意図とは逆にかえって反復思考が増えてしまい，怒りの維持へとつながってしまうことが明らかになっています。したがって，怒りを収めるためには思考を統合（整理）させていくことが必要になります。心理学では思考を整理するための様々な方法が開発されてきましたが，ここでは紙とペンさえあればすぐに実施可能な「筆記開示法」について紹介します。

　「筆記開示法」は，未だに忘れられないネガティブな出来事について3〜5日間連続して，1日につき15〜30分程度，ひたすら集中して書くという手順で行われます。この効果は，社会心理学者のペネベーカーとビオール（1986）を筆頭に，150以上の実験から検証されてきました。最近は，怒りのコントロールに特化した筆記開示法も考案されています（遠藤・湯川，2018）。書いた直後はネガティブ感情が増大するものの，徐々に過去の経験からの苦痛や怒りなどのネガティブ感情の低下をもたらすことが示されています。ただし，怒りのままに書いてよいのかというと，そうではありません。次の点が重要になります。①出来事の内容を詳しく書いたうえで，感じていること，考えていることを書く，②相手がどのように振る舞えばあなたは怒らなかったと思うか，相手に望むことは実現可能かを書いたうえで，今後どのように付き合っていけばよいと思うかについて書く，③この出来事を通して何を学んだのかについて書く。

　このように焦点づけて書くことで，思考が徐々に整理され，冷静な思考を生み出せるようになります。この怒りを誰かにわかってほしいという欲求が生じるのは自然なことですが，患者さんとのトラブルは守秘義務が絡んできますから，まずは1人きりで行える怒りのコントロール方法として，「筆記開示法」を試みてもよいかもしれません。　　　　　（遠藤寛子）

📖 **Column 4-3**
....

お父さんはどうして年頃の娘に嫌われるのか？
―― 思春期の心理と親子関係の変化

世の中のお父さんへ。ちょっと極端な話をします。気を悪くしないでください。

世のお父様方には大変申し訳ない話ですが，大多数の思春期の女の子はお父さんのことが大嫌いです。どのくらい嫌いかといったら，目が合うことも嫌ですし（お父さんが娘を見ると「スケベ！」などと罵倒されたりします），同じ部屋の空気を吸うのも嫌なくらい嫌いです。

初潮を迎える頃になると，お父さんと自分の使用するタオルを分けたいと申し出たり（「オジサン臭いからイヤ！」），お父さんの下着と自分の下着が同じ洗濯機で洗われるなんて，まったく許せないと思ったりします。とある女の子は，お父さんのパンツを雑巾と一緒に洗っていました。

自分の部屋にお父さんが入ってこようものなら，激怒するかもしれません。お父さん側も何を話してよいかわからず，会話はほとんど成立しなくなったりします。お父さんは一生懸命働いて娘を養っているのに，まったく理不尽なくらいの嫌われようです。女の子ほど激しくはないかもしれませんが，同じ年頃の男の子もお母さんに冷たくあたります。お母さんが話しかけようものなら「うるせえクソババア！ 話しかけんな！」といった調子です。

それまで仲良く暮らしてきた親子なのに，ある日突然，どうしてそんなことが起こるのでしょうか。

一つには，第6章でも触れるように性ホルモンの分泌が活発化することによる体の変化と知的能力の発達にあります。女の子はより女性らしい体型になり，月経も始まります。また，その性ホルモンが脳へ影響も及ぼしていきますし，知的な発達も進んでいて，抽象的な思考も可能になってきます。

これらの結果として，子どもの心に児童期と

は違う変化が生じてきます。今まで経験してこなかった月経に戸惑い，急激な体の変化に振り回される。抽象的な思考が可能になったがゆえにそれらの体の変化や親や友達との関係や考え方の違いに悩み，一つひとつのことに敏感に反応してしまう。でも，根本的な答えはない，どうしていいのかわからない。回答が出ないまま，つい，気やすい家族にそれらの葛藤の矛先が向いてしまう。特に，女の子の場合，今まで大好きだった父親に……。

また，上記とは別に，特に，人白血球抗原（HLA）といわれる遺伝子がそこにかかわっているとする考え方もあります。HLA遺伝子は親から子どもに受け継がれる自他認識のマーカーです。女性の場合，HLAの型が遺伝子的に近いほど（肉親であるほど），その個人のもつ匂いを嫌だと感じ，より遠いほどいい香りだと感じるということが実験によっても明らかになっています。しかも，匂いを嗅ぎ分けられる能力は父親から受け継いだHLA遺伝子によるところが大きいということのようです。つまり，女性は父親から受け継いだ遺伝子により匂いを手がかりに遺伝子の型の近さ，遠さを見分けているのです。これは，種の保存にまつわる進化論的な話にもつながっていきます。

人の好き嫌いが，匂いや遺伝子だけで決まるわけではもちろんありませんが，性的な発達が強まってくる，思春期という発達段階のなかでの娘と父親の関係を読み解く，鍵の一つになるのではないでしょうか。

（大川一郎・榎本尚子）

第5章

パーソナリティ
（人はそれぞれ）

パーソナリティの諸理論

Episode 5-1　氏か育ちか？

　人となりやその人らしさといったパーソナリティはどのように形成されていくのでしょうか。パーソナリティの形成には遺伝も環境も深くかかわっていることがわかっています。たとえば，家系研究や双生児法，動物実験などによってパーソナリティの遺伝の影響が研究されており，環境の問題としては，乳幼児期のような生後間もない頃からの愛着（第6章参照）などの初期経験の重要性，文化・風土の影響，家族構成といった側面から研究されてきました。

　では，遺伝と環境のどちらがパーソナリティへの影響力が強いのでしょうか。レーリンとニコルズ（Loehlin & Nichols, 1976）は大規模な双生児研究を行い，一卵性双生児と二卵性双生児を比較検討しています。その結果，パーソナリティには遺伝的要因の影響が大きく，共有環境による影響は双生児の場合は約10％，双生児でない近親の場合はわずか5％であると推定されています（Plomin, 1990；図5-1）。また環境の影響であっても，児童期以降は主に家庭で共有されない環境の影響がほとんどであると示されています。安藤（2014）は，パーソナリティ特性が遺伝要因（30〜50％）と非共有環境（50〜70％）で説明されると述べています。実際には，遺伝と環境が単体で影響するというよりも遺伝と環境の交互作用が影響すると考えられています。

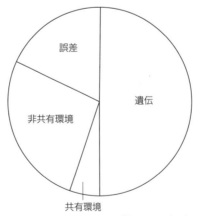

図5-1　パーソナリティの分散のコンポーネント
出所：Plomin, 1990（安藤・大木訳，1994）より作成

1 体質・気質・パーソナリティ

　私たちは，人となりやその人らしさといった内面的な特徴について，社交的，真面目，怒りっぽい，穏やかなどと表現することがあります。こうした人の振る舞いや考え方，感情，好き嫌いといった行動で，比較的安定し，一貫性のある特徴のことを，学術用語でパーソナリティ[1]とよびます。パーソナリティと似た言葉には，性格や気質などがありますが，性格（character）[2]はどちらかといえば基礎的で固定的な面が強調され，パーソナリティはペルソナ（仮面；persona）という言葉から派生していることからも変容可能性のある外界との適応のあり方をとらえたものと考えられています（神村，1999）。

　一方，気質は，生後間もなくから観察される行動上の個人差や刺激に対する反応の強さや速さといった情動的反応の特徴のことを指し，遺伝的影響が強く，パーソナリティの基盤をなす性質とされます（坂野，1999）。気質的特徴の例として，トーマスとチェスは，育てやすい子，慣れるのに時間がかかる子，育てにくい子の3つの気質タイプを挙げています。人のパーソナリティへの関心は古く，古代ギリシアでは，体液の多少による体質と気質に関係すると考えられていました[3]。

　このように長きにわたり人はパーソナリティを説明しようと試みてきましたが，それには提唱者の学術的立場や人間観が大きく影響することになります。ここでは，いくつかの代表的なパーソナリティのとらえ方について簡単に紹介していきます。

2 類型論

　もっとも古典的な類型論は，パーソナリティをいくつかのタイプに分類することで，その構造・本質への認識や理解を深める一助としようとするものです（伊坂，2013）。その一つに体格とパーソナリティの関係に着目した気質類型があります。

　ドイツの精神科医であったクレッチマー（Kretschmer, E.）は，精神病患者に接した臨床経験から，体格と精神疾患に関連があることを見出しました（Kretschmer, 1955）。彼は体格を，肥満型，細長型，闘士型に分類し，肥満型は躁うつ気質，細長型は分裂（統合失調症）気質，闘士型はてんかんの病前性格として粘着気質と名づけました（図5-2）。また，精神病患者ではなく健常な大学生を対象としたシェルドン（Sheldon, W. H.）も体格とパーソナリティとの関係を研究しました（Sheldon & Stevens, 1942）。彼は体格を消化器官がよく発達したふ

▶1　パーソナリティの訳語について

訳語として用いられる「人格」には，価値判断や道徳的な意味が強い言葉とされるため，本章では，現在の学術的な流れに沿ってパーソナリティという用語で統一します。

▶2　character の語源

character の語源には，刻み付けられたものという意味があります。

▶3　ガレノス（Galenus）の体液病理学説

ヒポクラテスが4種類の体液の比重によって気質を説明したことを受け，ガレノスは，憂うつ気質の黒胆汁質，怒りっぽい胆汁質，快活な多血質，沈着な気質として粘液質の4タイプを挙げています。

	躁うつ気質	分裂（統合失調症）気質	粘着気質
体型	肥満型 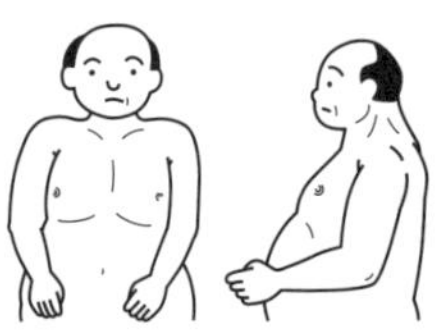	細長型 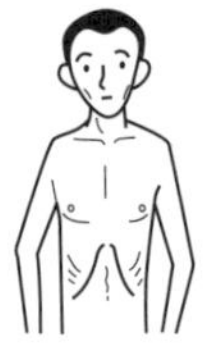	闘士型 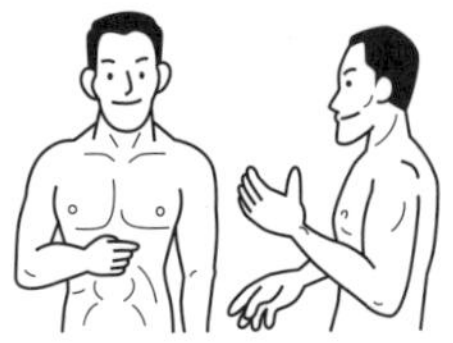
基本的特徴	対人関係に重点。社交的。その時その時の周囲の雰囲気にとけ込むことができる。現実の環境に融合し、適応する	非社交的。自分だけの世界に逃避し、閉じこもろうとする傾向。書物や自然のなかに親しみを見出そうとする	熱中しやすく、几帳面で凝り性。習慣や義理を重んじ、現在の自分が存在している状況から心理的距離が取れない
	旺盛な活動力、活発さ、社交性、雄弁さ、面倒見のよさなど。反面、無思慮、気まぐれ、自分の過大評価など	現実の世界からの刺激は自分を脅かすように感じられ、外界からの刺激を避け、ひっそりと自分の世界にこもろうとする	忍耐強く、礼儀をわきまえている。粘り強いが、頑固で自分の考えを変えようとしない。話が回りくどくて、要領が悪い
	慎重で思慮深いが、気が弱い面も。物事を重大に受けとめる傾向	周囲に対する情緒の共鳴が欠けている。興味をもたず、心を動かされない	時々、爆発的に怒りだして、まわりの者をびっくりさせる

図5-2　**クレッチマーの類型**

出所：伊坂、2013より作成

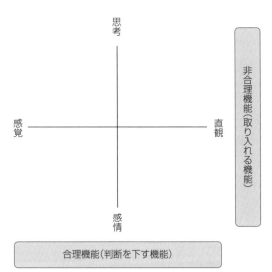

図5-3　**ユングの4つの心的機能**

出所：河合、1967より作成

くよかな内胚葉型、骨や筋肉がよく発達したがっちりした中胚葉型、皮膚や神経感覚器官がよく発達した細い外胚葉型の3類型に分類し、それぞれに特徴的な気質として内臓緊張型（社交的・寛容）、身体緊張型（活動的・精力的）、頭脳緊張型（非社交的・過敏・引っ込み思案）を挙げています。

　スイスの精神医学者のユング（Jung, C. G.）は、臨床経験から、興味・関心の向け方や物事の判断傾向といった内面的特徴によって、よ

表5-1　ユングの「外向型」「内向型」の特徴

側　面	外向型	内向型
感情面	陽気，感情がすぐ顔に表れる。感情の起伏が激しい。強気。短気	内気，敏感，冷静，感情を抑制する。取り越し苦労をする
行動面	実行力がある。失敗しても気にしない。新しい条件にすぐ順応できる	実行力が乏しい。行動が遅い。忍耐力がある。引っ込み思案
対人面	交際範囲が広い。すぐ人と親しくなる。世話好き。おせっかい	孤独。交友関係が狭い。人の前に出たがらない
思考面	常識的。保守的。計画性に乏しい。深く考えない。考えをよく変える	よく考える。批判家。自己反省。空想家。計画性。慎重。疑り深い

出所：大木，2014より作成

り深く人間のパーソナリティをとらえようとしました（河合，1967）。彼は人間の一般的態度を関心や興味が外界の物事や他者に向けられる外向型と，内界の主観的要因に向けられる内向型の2つに大別しました。さらにこの2つの態度とは別に，人は誰しも得意とする4つの心の機能，すなわち思考—感情[4]，感覚—直観[5]があると考えました（図5-3）。これらの心的機能はそれぞれ対を成しており，一方が得意（優勢）である場合はもう一方の機能は劣勢で未分化な状態とされます。ユングは，外向—内向型とこれら4つの心的機能を組み合わせた8つの類型を提唱しました（表5-1）。その他にも，個人の追求する価値観に基づくシュプランガーの6類型（理想型，経済型，審美型，社会型，権力型，宗教型）や，リースマンの社会的パーソナリティの3類型（伝統志向型，内部志向型，他者志向型）などがあります。

3　特性論

　類型論とは異なるアプローチでパーソナリティを把握しようとする考え方に特性論があります。特性論ではパーソナリティがいくつかの要素によって構成されていると考え（パーソナリティ特性），その要素を量的に測定することでその人のパーソナリティを理解しようとします。

　特性論の研究が有名なアメリカの心理学者であるオルポート（Allport, G. W.）は，特性として多くの人に共通する特性（共通特性）と，個人独自の個人特性をあげています。ドイツの心理学者であるアイゼンク（Eysenck, H. J.）は，社会との関わりに関する「内向性—外向性」と情動的反応に関する「神経症傾向—安定性」，のちに「精神病質」を加えた3次元を提唱しました。

　その後1980年代に入り，統計手法が発展するようになるとコンピュータを用いた解析が進歩し，ある程度共通した5つのパーソナリティの因子（ビッグファイブ）が見出されるようになりました。ビッグフ

▶4　合理機能（思考—感情）

何らかの判断を下すときの心的機能であるため合理機能とよばれます。思考型は概念的なつながりを与えようとする知的判断が優位，感情型は好き嫌いや快不快といった感情的な判断が優位となります。

▶5　非合理機能（感覚—直観）

何かを自分の内に取り入れる機能であるため非合理機能とよばれます。感覚型は感覚器官（目や耳など）を通じた生理的な刺激をそのまま取り入れることが得意，直観型は事物の背景にある可能性を知覚することが得意とされます。

表5-2　ビッグファイブの特徴

因子名	特徴の例
外向性	活動的で積極的に人と関わり話し好きである
調和性	良心的であり他者を信頼し協力的である
誠実性	十分に考えて自律して目標を達成する
神経症傾向	感情が不安定で衝動的である
開放性	想像的・創造的であり好奇心がある

出所：鈴木，2012より作成

ァイブでは，パーソナリティが外向性，調和性，誠実性，神経症傾向，開放性という5つの基本特性から構成されると考えています[*1]（表5-2）。また特性論をもとに開発されたパーソナリティ検査も数多く存在し，アイゼンクの特性論に基づいた2次元を測定するMPI（モーズレイ性格検査）や3次元を測定するEPQ（アイゼンク性格尺度）などがあります。

4 精神分析による理論

　精神分析の創始者のフロイト（Freud, S.）は，人は性の本能（リビドー）がある対象に注がれ蓄積されることで発達する一方，リビドーが固着[▶6]している段階によってその時期に特徴的なパーソナリティが顕著に出現すると考え，口唇期，肛門期，男根（エディプス）期，潜在期，性器期の5つのパーソナリティを提唱しています（倉島，2004）。

　口唇期は，乳幼児期に相当し，授乳による快感を覚える時期です。この時期に十分に授乳などによって口唇による愛情体験が満たされるとおっとりした人になりますが，それが満たされないと，慢性の孤独感や愛情欲求が強く甘えがちになります。逆に愛情が多すぎると自己中心的で，おしゃべり，物事を積極的に取り入れて攻撃的になる傾向があります。肛門期は排泄のしつけを覚える時期で，しつけがいい加減であるとルーズで怠惰，しつけが厳しすぎると倹約で頑固，几帳面で気難しい性格となります。男根期は性を区別するようになる3歳から7歳頃までに相当します。この時期，異性を異性の親に求めるようになり，同性の親に嫉妬するため，男児の場合はエディプス感情[▶7]をもつようになります。男根パーソナリティでは，中性的で大胆という特徴をもちます。7歳～12歳頃の学齢期に相当する潜在期では，エディプス感情を抑圧して，むしろ周囲の環境に対応するための技術を身につけたり，社会のルールに合わせる訓練をします。性器期は，12歳以降とされ，性衝動が現れるようになります。心理的に自立できるようになると，罪悪感なく異性と関係を構築し，性愛感情を満たせる

臨床の芽＊1

ケアの対象者がどのような人なのか，ということを掴むために，ビッグファイブという性格特性を参考にしてみるのもいいでしょう。

▶6　固着

欲動が発達の途中で留まって足踏みしている状態（発達停止）。

▶7　エディプス感情

男児が異性としての母親に愛情を向け，父親に憎悪を無意識的に向けるというコンプレックス感情。

ようになるといわれています。

5 状況論・場の理論

　私たちはあらゆる場面において一貫した行動をとっているでしょうか。たとえば同じ子どもでも，家族といるとおしゃべりなのに，初対面の大人に会うとおとなしくなる，といった行動の不一致は日常生活でよく経験されることでしょう。このように同じ人間であっても状況やおかれた環境によって，行動が異なってくることがあります。

　ミッシェル（Mischel, W.）は，こうした人のパーソナリティや行動が，状況要因によって大きく規定されるという状況論を主張しました。また，ゲシュタルト心理学や実験社会心理学者のレヴィン（Lewin, K.）も，人と環境の相互作用のモデルである場の理論を提唱しました▶8。このモデルでは，人の行動は，人とその時の環境や状況の組み合わせによって生じると考えます*2。

6 社会的認知理論

　状況によって，行動が規定されるとはいえ，同じ出来事や同じ状況に遭遇してもその事象のとらえ方や感じ方は人それぞれでしょう。コップ半分の水を，まだ半分もあると感じる人もいれば，あと半分しかないと感じる人もいます。そしてこれらの事象のとらえ方は，その人の行動にも影響を及ぼしていくことが予想されます。

　社会的認知理論では，人々の自己や外界のとらえ方を理解することでその人の行動を予測したり，パーソナリティを理解することができると考えます。

　社会的認知理論の一つにケリー（Kelly, G. A.）のパーソナル・コンストラクト（個人的構成概念）理論があります。ケリーは，人は日常生活の様々な事象を観察しながら仮説を立てたり解釈したり予測しようとしている積極的な存在であることを主張しました。たとえば教師に対しては厳しいか甘いか，信頼できるかそうでないか，おおらかか細かいか，のように構成概念（コンストラクト）は「強い─弱い」といった対立概念を成しますが，人は事象を理解するために，それぞれの経験を通じて独自の構成概念，さらにはその集合体である構成概念体系を形成していきます。ケリーは，この構成概念体系の独自性が，自他の行動の解釈や予測，統制の仕方の個人差をもたらすことから，パーソナリティの基盤となると考えました。

（田中真理）

▶8　レヴィンのモデル
このモデルでは，B＝f(P, E)の公式を用いて人の行動を予測しようとします。Bは行動（behavior），Pは人（person），Eは環境（environment）をそれぞれ表しています。

臨床の芽*2
地域保健や臨床のケア場面では，対象となる人のパーソナリティを地域特性や生活環境，個々の人生歴から，とらえていきます。しかし，"その人のパーソナリティがどのように形成されたのか"，を知ることは対象理解を進めるうえで重要です。

5-2

パーソナリティと自己

Episode 5-2　県民性はあるのか？──パーソナリティ形成要因としての風土

　東北の人は忍耐強い，関西の人は面白くてユーモアがあるなど，出身地によってパーソナリティが異なるイメージをもつことがあるかもしれません。パーソナリティに大きく影響する環境要因の一つとして風土（気候の影響）があります。たとえば大雨や日照りといった自然災害に見舞われやすい風土では人間は忍従的となり，砂漠地帯では自然の驚異と闘いながら水や食物を求めるため人間は対抗的，戦闘的になるなど，その風土に適応する中で形成されるパーソナリティに共通性があると考えられています（和辻，1979）。

　日本の風土も南北に長く，変化に富んでいますが（伊藤，2005），なかでもある県に特有だといわれる性質として県民性という考え方があります。たとえば人間関係に関しては，西日本の方が東日本よりも密着した親密な関係が望ましいと回答する人の割合が多い傾向があり，逆に大都市圏ではドライな人間関係が望ましいと回答する割合が多いことがわかっています（NHK 放送文化研究所，1997；図 5-4）。ただし県民性には，確かに県に固有の特質をほとんど全員が平均的に備えているものと，ある特定の職業や階層または比較的少数の人々にだけ見られるものがあるとされており（祖父江，1971），またその時々の産業や時代の流れのように変容していくものまで多様性があると考えられています（伊藤，2005）。

　こう考えると，風土そのものというよりも，風土によって培われてきた社会や文化，環境がパーソナリティの形成に影響しているといえるでしょう。

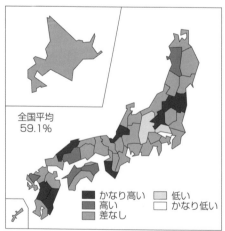

図 5-4　**都道府県別による「何でも相談したり助け合える付き合い」が望ましいとする回答者の割合**
出所：NHK 放送文化研究所，1997

1 自己意識と自己概念

　私たちは，どのように「自分」という存在を意識したり，自分が他の人や周囲の対象物とは異なる存在であることを理解していくのでしょうか。ロシャ（Rochat, P.）は，乳幼児期の自己意識の形成のプロセス（Rochat, 2003）として，自己と環境などの自他の区別がつくレベル1，鏡像と身体の動きの自己受容感覚が結びつくことで環境下での自己の位置づけが可能となるレベル2，鏡に映った自分が「自分」であると認識できるようになるなど自己の認知が可能となるレベル3，自己の永続性を備えることができるようになるレベル4，第三者の視点から自己をとらえることができるようになるレベル5を想定しています。またこのプロセスでは，子どもの探索行動や他者との関わりなどの環境への働きかけと，周囲からの応答や反応が重要な役割を果たすことになります。

　自己意識の形成が進むと，私たちは自分自身に対する概念をもちはじめます。自己概念は，自分とはいかなる人間であるかについて自分自身がもっている信念のことで（遠藤, 2006），たとえば自分は男の子だ，友達と比べて走るのが得意，などがあります。自己概念は，自己意識や認知機能の発達と深く関わっており，発達の程度によってその内容も変わってきます。ジェームズ（James, W.）は，自己概念を物質的自己（身体や所有物など），社会的自己（他者から見られている自己），そして精神的自己（パーソナリティ特性や能力など）の3領域に分類しています。幼児期の自己概念では身体的概念などの物質的次元が優位となりますが，児童期後期になると，自分の考えや願望，意志などの心理的な性質を帯び，社会的比較▶1が用いられるようになります。青年期には，行為の主体としての自分や意志をより明確に意識するようになるとともに，自己内省化傾向が深まり，相異なる自己の諸側面を体系立てて，内的に一貫した統合的なものを志向するようになっていきます（遠藤, 2006）。

2 自我と自我機能

　私は今とっても心地よい気分だ，私はあまり物怖じしない人間だ，といった自己意識や自己概念は，私たちが意識できる領域の一部といえます。しかしこころには，そのような意識している部分だけでなく，もっと複雑で普段意識していない／できない深い部分──無意識──が存在するといわれています。フロイト（Freud, S.）は，催眠状態の患者さんが普段意識していないことを口にするといった催眠療法や自

▶1　社会的比較

自己と他者を比較することで，自己を正確に評価したり，その妥当性を確認したりしようとすること。

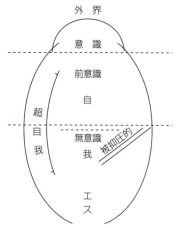

図 5-5　フロイトの構造論と心的装置
出所：馬場，2008より作成

臨床の芽＊1

脳神経系にダメージを負ったり，臨死期で意識レベルが低下している患者さんが，点滴チューブや装具類を外す行為が見られます。医療者の視点からは「危険行為」となりますが，患者さんの視点からは「不快反応」として認識することができます。このように多角的視点をもつことが，対人援助では重要となります。

由連想法などの臨床経験を通じて，こうした意識されていない無意識の過程を含めたより深い精神構造について理解しようとしました。

　彼は，精神構造にはエス（イド），自我，超自我という3層（構造論）と，意識，前意識，無意識という3つの心的空間（局所論）があると考えました（図5-5）。エスは無意識的なものの代表で，生物としての本能的な欲動であり，原始的な衝動に支配されて，快を希求し不快を避ける快楽原理に従います[*1]。自我は外界とエスを仲介する領域で，こころの中心部分でもあります（前田，1985）。そして合理的・意識的で，本能的な欲動を抑えて外界の現実に適応させようとする現実原理に従います。自己意識や自己概念はこの自我の一部ともいえるでしょう。超自我は，親や社会規範などの影響から形成された「〜すべき」「〜してはいけない」といった良心的な働きをします（倉島，2004）。

　さらに自我は，私たちが社会で生きていくうえで重要となるいくつかの機能も有しています。たとえば馬場（2008）は，自我機能として，現実検討や現実と空想（期待や願望）を区別する（現実機能），自分の欲動や情動をコントロールしたり，不安や罪悪感から防衛する（防衛機能），自分の内と外からの要請とを調整しながら自己表現をしたり外に働きかけて活動する（適応機能），自分の中にある自己像や他者像のような対象関係を作ったり育てたり維持することで対人関係や社会生活を維持する（対象関係機能），自己成長や発達に寄与する（自律機能），いろいろな自分の側面を分裂させるのではなく一貫性を持ってバランスを保つように働く（統合機能）などをあげています（馬場，2008）。そして私たちはこれらの機能を同時に働かせながら日常生活を送っているのです。

③ 防衛（適応）機制

　私たちは，社会で生きていく過程で思い通りにならない場面（欲求不満場面）や，不安が喚起されるような状況に直面することがあります。たとえば学校に行きたくない，試験に合格しなかったらどうしよう，夢をあきらめて就職しなければならない……など，たいてい私たちは自分の欲動や欲求と現実になんとか折り合いをつけながら生活をしていますが，こうした働き（防衛機能と適応機能）を防衛（適応）機制とよびます（馬場，2008）。初めて防衛機制を提唱したフロイトは，当初こうした機能が病的なものと考えましたが，次第にこれらをうまく使えば日常生活で自分をコントロールする，適応を維持するために

表5-3 おもな防衛機制

種類	内容	意識のレベル
抑圧	苦痛な感情や欲動，記憶を意識から閉め出す	抑制（禁圧）臭いものにふた
逃避	空想，病気，現実，自己へ逃げ込む	回避 逃げるも一手
退行	想起の発達段階に戻る。幼児期への逃避	童心に帰る
置き換え （代理満足）	欲求が阻止されると，要求水準を下げて満足する	妥協する
転移	特定の人へ向かう欲求を，よく似た人へ向けかえる	
転換 昇華	不満は葛藤を身体症状へ置き換える 反社会的な欲求や感情を，社会的に受け入れられる方向へ置き換える	もの言わねば腹ふくるる
補償	劣等感を他の方向でおぎなう	碁で負けたら将棋で勝て
反動形成	本心とウラハラなことを言ったり，したりする	弱者のつっぱり
打ち消し	不安や罪悪感を別の行動や考えで打ち消す（復元）	やり直し
隔離	思考と感情，感情と行動が切り離される（区分化）	
取り入れ	相手の属性を自分のものにする 同化して自分のものとする（取り込み）	相手にあやかる 真似
同一視（化）	相手を取り入れて自分と同一と思う	
投射（投影）	相手へ向かう感情や欲求を，他人が自分へ向けていると思う	疑心暗鬼を生ず
合理化	責任転嫁	いいわけ
知性化	感情や欲動を直接に意識化しないで，知的な認識や考え方でコントロールする	屁理屈

出所：前田，1985より一部抜粋，引用

必要となるものであることがわかってきました。防衛機制には，発達的に早期（原始的）なものから，ハイレベルなメカニズムのものまでありますが，ここでは，比較的ハイレベルな防衛機制*2を表5-3にて紹介します。また防衛機制は，養育環境や周囲の環境とその人の気質などの生得的な特徴との相互作用の影響を受けながら，発達の過程の中で徐々に形成されていくと考えられています（馬場，2008）。

4 パーソナリティの変化

人は生を受けて死に至るまで，常に変化し続けますが，より成熟した方向へと向かう可能性を秘めた存在といえます。特に，心理療法や臨床心理学では，パーソナリティを含め目の前のクライエントの建設的な変化をいかに援助していくかという命題に長い間取り組む過程で，類型論や特性論などとは異なる視点からパーソナリティをとらえようとしました。類型論や特性論などでは，見る者の側から一方的に対象として相手を見る，つまり「感情移入をしないでなるべく第三者的に突き放して見る」見方をします（鵜飼，2011）。一方心理療法のように，直にその人に関わりながらその人のパーソナリティを探求する場合は，見る者自身（セラピスト）の体験を通して，見られる者（クライエン

臨床の芽*2
「抑圧」「逃避」「退行」など，一見ネガティブな防衛に見えますが，自分（自我）を守ったり，環境に適応するためには必要な機能といえます。

表5-4　パーソナリティ変化の必要にして十分な条件

1	2人の人が心理的な接触をもっていること
2	クライアントは，不一致の状態にあり，傷つきやすく，不安な状態にあること
3	セラピストは，その関係の中で一致しており，統合していること
4	セラピストは，クライアントに対して無条件の肯定的配慮を経験していること
5	セラピストは，クライアントの内的照合枠を共感的に理解しており，この経験をクライアントに伝えようと努めていること
6	セラピストの共感的理解と無条件の肯定的配慮が，最低限クライアントに伝わっていること

出所：Rogers, 1957をもとに作成

▶2　実現傾向

成長し，発展し，自分の可能性や能力を十分実現しようとする傾向。

▶3　防衛

ロジャーズの理論では，このような過程を防衛の過程とよびます。

▶4　カウンセラーの治療的態度

クライアントのパーソナリティ変容のためのカウンセラーの治療的態度として，相手をありのままに変容する「無条件の肯定的配慮」，相手の気持ちをあたかも自分が感じているかのように感じる「共感的理解」，カウンセラー自身が自己と経験が一致した「自己一致（純粋性）」の3条件があります。

ト）を把握し理解していくことになります。ここでは，アメリカの心理療法家のロジャーズ（Rogers, C.）のパーソナリティ変化を中心に据えたパーソナリティ理論（自己理論）の一部を紹介します。

　ロジャーズは，人には生来，成長の動機づけとして実現傾向[2]があると主張しました。また，人は自己（あるいは自己概念）と経験の一致を維持させるような能力と傾向をもつと考えました。自己と一致する経験や感情は正確に知覚されますが，自己に一致しない経験は脅威となるため，経験を選択的に知覚あるいは歪曲したり否認することで，経験の知覚全体を個人の自己構造と一致するように保っているのです[3]。自分は引っ込み思案だという自己概念のある人は，自己主張できなかった経験は知覚する一方で，初対面の人に話しかけることができた経験は「相手が社交的でフレンドリーだったから自分でも話しかけられた」と考えるかもしれません。このように自己と経験の不一致は心理的に不適応な状態とされ，その度合いが大きくなると不安が喚起されるようになります。しかしながら，次の6条件を備えた人間関係（表5-4）[4]が存在し続けることで，潜在的な能力や傾向が解放され，より適応的になっていくと考えました。こうした建設的なパーソナリティの変化によって，個人のパーソナリティの構造は，より統合性が大きくなり，内的な葛藤が少なく効率的な生き方ができるようになり，より成熟したとみなされるような行動へと変化していくのです（Rogers, 1957）。

5　成熟したパーソナリティとは

　それでは人は生涯にわたり，どこに向かって変化していくのでしょうか。こうした命題に対する答えに近い概念として，ここでは3つの考え方を紹介します。

　スイスの精神科医であったユングは，自我を中心としたわれわれの意識はある程度安定性と統合性をもっているものの，人はその安定性

表5-5　自己実現者の特徴

- 現実を的確にとらえ，不確かさを受容できる
- 自分や他者を，あるがままに受容できる
- 思考や行動が自発的である
- 自己中心的でなく，むしろ問題中心的である
- ユーモアのセンスがある
- 非常に創造性豊かである
- 無理に型を破ろうとしているわけではないが，文化に順応させようとする力に抵抗する
- 人類の幸福に関心がある
- 人生の基本的な経験に対して，深い理解をもつことができる
- 多くの人とよりは，むしろ少数の人と深く充実した対人関係を築いている
- 人生を客観的な見地から見ることができる

出所：Nolen-Hoeksema et al., 2012

に留まることなく，いったんその安定性を崩してさえより高次の統合性へと志向する傾向があると考えました。そして，それまで意識できなかった無意識を意識に統合させていくことで，個人に内在する可能性を実現し，その自我をより高次な全体性へと向かわせようとする過程を個性化の過程と表現しました（河合，1967）。

　また先述したロジャーズは，理想の人間像としての「十分に機能する人間」の特徴として，自分の経験に対して防衛することなくひらかれていることですべての経験が気づきのなかに入ってくること，自己概念と経験が一致した状態にあり，またそれまでの自己概念にはなかった新しい経験を同化する過程で自己概念を柔軟に変化させることができること，自分自身を評価の主体として経験し，無条件の自己配慮を経験することなどをあげています。そして，こうした状態に至るための条件として先述したような他者（セラピスト）との関わりが重要な助けになることを示したのです（Rogers, 1959）。

　アメリカの心理学者であるマズローは，人間の本性は善であると考え，あらゆる人間に共通する基本的欲求の中に自己実現欲求を位置づけ，誰しもが自己実現できる可能性を秘めていると考えました。また自己実現している人間を「人間存在の本質的にあるべき姿にまで成長を遂げ，充実し，まさに成熟の極致にまで到達した人間」（上田，1976）とし，その特徴を表5-5のようなパーソナリティ像としてあげています。

＊

　こうした成長や成熟を目指す自己実現欲求は誰しもがもちうるものですが，個性化や自己実現の過程は，時に過酷で厳しい作業をともないます[3]。臨床心理学者の河合（1970）は，安易に自己実現を望んではいけないと戒め，同時にその過程には終わりがないことも強調しています（河合，1970）。　　　　　　　　　　（田中真理）

臨床の芽＊3

対人援助の場面では，援助が必要となった原因（疾患や障害）に注意が向けられ，"その人自身"を見ることが置き去りになっていることがあります。「疾患や障害と共にどう自分らしく過ごそうとしているのか」に注目することが必要となります。

5-3

パーソナリティの病理

Episode 5-3　非行や犯罪にパーソナリティは影響するのか？

　人はなぜ罪を犯すのでしょうか。非行や犯罪にはどのような要因が影響するのでしょうか。

　水田（2005）は，これまでの知見を概観しながら犯罪に関連する要因を以下のように整理しています。すなわち，ホルモンや脳機能といった生物学的要因，統合失調症や反社会性パーソナリティ障害などの精神障害の要因，自己中心性や攻撃性，自己統制の低さといった特徴や犯行の背景にある欲求などのパーソナリティの要因，虐待や外的なストレスといった精神的外傷体験などの要因，保護機能と統制機能の不均衡や子どもの特性と親の養育態度のミスフィットといった家庭の要因，そして社会的地位の低さ，犯罪行動の学習，社会からの統制の弱体化，地域といった社会の要因などがあげられています（図 5-6）。しかしながら，これらが単一の要因として生じるのではなく，これらの要因間の相互関係が存在すると考えられています。つまりパーソナリティ要因だけで犯罪に結びつくというわけではないということになります。また実際に犯行に及ぶかどうかはその機会があるかないかに左右されるという犯罪機会論では，犯罪の発生場所や空間的特徴，そのときの状況などの環境要因が犯罪発生に影響すると考えられています。

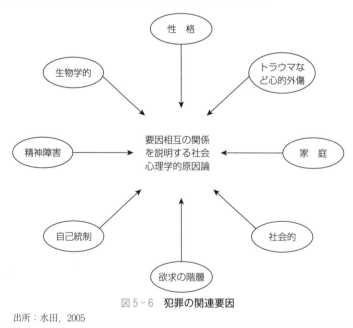

図 5-6　**犯罪の関連要因**

出所：水田，2005

1 パーソナリティにおける病理とは

　パーソナリティは，その人らしさでもあり，持ち味ともいえますが，行き過ぎると本人も，周りも困った事態になることがあります。たとえば，生真面目で責任感が強いAさんが，親から外出時に戸締りがされていなかったことを注意されたことをきっかけに，何度も確認したはずの戸締りのことが気になって仕事が手につかない，外出できないといった状態になったとしたらどうでしょうか。このようにパーソナリティが極端に偏っていて柔軟性に欠ける場合は，社会生活や人間関係を円滑にすすめることが難しくなったり，また本人も苦痛や困難を抱えることになります。

　パーソナリティ障害は，精神疾患や物質（薬物など）・医学的疾患（頭部外傷など）によるものではなく，パーソナリティが著しく偏っていることで，認知や感情，行動が不適応的になってしまうことを指します。アメリカ精神医学会（APA）のDSM-5[▶1]では，パーソナリティ障害を10に分類し，その内容の類似性からA～Cの3つの群に大別しています（表5-6：American Psychiatric Association, 2013）。異なる群が併存する場合もありますが，何らかのパーソナリティ障害をもつ割合（有病率）は10％前後といわれています。ここではそれぞれのパーソナリティ障害をもつ人の特徴について簡単に紹介してきます。

▶1　DSM-5
DSMとはアメリカ精神医学会によって作成された精神疾患の診断の手引きのこと。DSM-5はその5版（2013年改訂）をさします。

表5-6　DSM-5に基づいたパーソナリティ障害

A群　奇妙で風変わりな考え方や行動が特徴的	
猜疑性パーソナリティ障害	他人の動機を悪意のあるものとして解釈するなど，不信と疑い深さが特徴
シゾイドパーソナリティ障害	社会的関係からの離脱，感情表出が限定される
統合失調型パーソナリティ障害	親密な関係において急に不快になる，認知や知覚のゆがみ，行動の風変りさ

B群　演技的，感情的，移り気な行動が特徴的	
反社会性パーソナリティ障害	他人の権利を無視したり侵害する
境界性パーソナリティ障害	対人関係，自己像，感情の不安定さ，著しい衝動性を示す
演技性パーソナリティ障害	過度な情動性を示し，人の注意を引こうとする
自己愛性パーソナリティ障害	誇大性や賞賛されたいという欲求，共感の欠如を示す

C群　不安や恐怖の強さが特徴的	
回避性パーソナリティ障害	社会的抑制，不全感，否定的評価に対する過敏性
依存性パーソナリティ障害	世話をされたいという過剰な欲求に関連する従属的でしがみつく行動をとる
強迫性パーソナリティ障害	秩序，完璧主義，統制にとらわれる

出所：American Psychiatric Association, 2013をもとに作成

2 A群のパーソナリティ障害（猜疑性・シゾイド・統合失調型）

　A群は，奇妙で風変わりな考え方や行動が特徴的で，他の群に比べて障害の程度がより重く，統合失調症や双極性障害などの精神疾患に移行しやすいため病前性格型ともよばれています（牛島，2012）。

●猜疑性パーソナリティ障害

▶2　猜疑性パーソナリティ障害

「妄想性パーソナリティ障害」とも併記されます。

　猜疑性パーソナリティ障害[2]の人は，根拠もなく他人が自分に対して悪意や敵意をもっていると思い込み，相手が誰であっても他人を信じることができません。それゆえ，人と親密でよい関係を維持することも難しく，周囲からは冷たい人と見られることもあります。不信感の強さから，恋人や配偶者に関して妄想的な嫉妬を抱くこともあります。自分が常に正当であると信じているため，他人をけなす一方で自分に対する批判を受け入れることができません。また，脅威を感じるとすぐに反撃するため，訴訟を繰り返すなど法律問題に巻き込まれる人もいます。

●シゾイドパーソナリティ障害

▶3　シゾイドパーソナリティ障害

「スキゾイドパーソナリティ障害」とも併記されます。

　シゾイドパーソナリティ障害[3]の人は，他者と親密な関係をつくりたいとは思わず，非社交的で一人で行動することを好みます。ゆえに，ひきこもり状態にある人が少なくありませんが，本人はそれを苦痛とは感じていません。また，感情の起伏が小さく喜びや怒りといった強い感情を体験することが少ないため，周囲からは冷たくよそよそしい人に見られることがあります。クレッチマーが細長型（分裂気質）とよんだパーソナリティと共通するといわれています（牛島，2012）。しかし実は内的な世界が豊かなことが多く，繊細で豊かな感性ももちあわせていることから，それらを表現することができれば，芸術や文学，自然科学といった分野で素晴らしい才能を発揮することができるでしょう。

●統合失調型パーソナリティ障害

　統合失調型パーソナリティ障害の人も他者との関わりを好まない傾向がありますが，シゾイドにはない歪んだ認知や感覚，奇異な行動などが特徴的です。たとえば，偶然の出来事に何か特別な意味があると思い込んだり（関係念慮），テレパシーや第六感といった魔術的思考をもち，予言や占い，霊能などにも高い関心を示すこともあります。対人関係をわずらわしく感じており，また他人の動機に対して疑い深

いため社会的状況に対しては社交不安を抱き，時間が経過しても打ち解けることはほとんどありません。ゆえに，周囲からは変わり者扱いされたり，理解しにくくつきあいにくい人に感じられることもあります。

3 B群のパーソナリティ障害（反社会性・境界性・演技性・自己愛性）

B群は，演技的で感情的，気まぐれさが目立ち，激しい衝動性や感情が突出するため，周囲との対人関係でも困難が生じてきます。

●反社会性パーソナリティ障害

反社会性パーソナリティ障害の人は，15歳以前から規範に沿った行動ができず，成人になっても法を犯すような行動（器物破損，窃盗，物質乱用など）を繰り返します。極端に無責任で，平気で嘘をつくこともしばしばです。衝動的で攻撃的な傾向もあり，些細なことで怒りを爆発させ，他人に危害を加えたり，後先を考えず危険な行為に及んだりします。しかし本人はこうした行動に対して悪びれたり反省することはありません。また他人に対して共感や同情することもなく，他者に対して軽蔑する一方で，傲慢な自尊心をもっており自信家，口が達者で弁が立つといった表面的な魅力を示すこともあります。

●境界性パーソナリティ障害

境界性パーソナリティ障害の人は，不安定な人と表現することができます。とても楽しそうにしていたと思うと，急にひどく落ち込んだり，とても素晴らしいとほめていた相手に対してもあるきっかけで手のひらを返したように態度を豹変させこき下ろします。その根底には，見捨てられ不安[4]があります。また自分の思い通りにならなかったり，つらいことがあると，それに耐えきれず衝動的に自傷行為[5]や自殺行動に至ることもあります。繰り返す自傷行為や自殺のそぶりや脅しなども見られ，こうした行動から周囲を巻き込んでしまうこともあります。

●演技性パーソナリティ障害

演技性パーソナリティ障害の人は，自分が注目の的になっていないと楽しくいられず，また認めてもらえないと感じます。自分への関心を引くために，容姿を印象づけようと，外見磨きに過剰にエネルギーを注ぎます。過度に印象的であるが具体性を欠く話し方，芝居がかった態度，誇張した感情表現であるものの深みが感じられず，浅薄で変

▶4　見捨てられ不安

自分が頼りにしている，信じている相手から見捨てられてしまうのではないかという不安。

▶5　自傷行為

たとえば，浪費，性行為，物質乱用，無謀な運転，過食，リストカットなどがあります。

125

化しやすい。目新しい物や刺激，興奮を渇望しており，日常に退屈する傾向があるともいわれています。

◉自己愛性パーソナリティ障害

自己愛性パーソナリティ障害の人は，自己誇大感[▶6]をもっており，他人にもそのように認めてもらうことを期待し，常に注目と称賛を求めます。また，他者に共感することができず，他の人の欲求や主観的な体験，気持ちを理解することが困難です。一方，自尊心はとても傷つきやすく，批判や挫折などには非常に敏感で，恥をかいた，屈辱だと感じると周囲に怒りをぶつけることもあります。こうしたこころの根底には強い劣等感があると考えられています。

４ C群のパーソナリティ障害（回避性・依存性・強迫性）

C群は，過剰に不安や恐怖を感じており，自分の自信のなさによって対人関係に困難を示しています。

◉回避性パーソナリティ障害

回避性パーソナリティ障害の人は，他人から拒否されたり，責められる，批判されることに対してとても敏感で，それを避けるために，人と会ったり，社会に出ていくことが難しくなります。人と関わりたい，社会に参加したいという欲求が強い一方で，恥をかきたくない，馬鹿にされたくない，批判されたくないという不安が先立ち，なかなか行動を起こすことができません。結果として社会的に不適応状態に陥ることもあります[▶7]。

◉依存性パーソナリティ障害

依存性パーソナリティ障害の人は，面倒をみてもらいたいという過剰な欲求があり，自分ひとりで判断や決断することができず，常に誰かの指示や助言を求めます。たとえば，洋服ひとつ，傘をもって行った方がよいか否かといった日常のことも決めることができず，その責任を他者に取ってもらおうとします。逆に，こうした欲求が満たされる関係であれば，相手に従い，嫌な仕事を進んで引き受けたり，自分を犠牲にすることを厭いません。これがエスカレートして虐待やDV，犯罪に至るケースもあります。

◉強迫性パーソナリティ障害

強迫性パーソナリティ障害の人は，過剰に几帳面で，秩序やルール

▶6　自己誇大感
自分が有能で特別な存在であるという誇大的な感覚のこと。

▶7　回避性の社会的不適応
異常な引っ込み思案，学校生活や職業生活に参加することが困難となり，不登校やひきこもりに至るケースもあります。

にこだわります。達成基準が高く，完璧を求めるためやろうとしたことを完成させることができず，また他人にもそれを求める傾向にあるため仕事を任せることができないこともあります。細部にとらわれてしまい，全体を俯瞰することが難しくなります。不要なものが捨てられなかったり，頑固，融通が利かないといった柔軟性に乏しい面もあります。

　このようにパーソナリティ障害にはいくつかのタイプがありますが，どのタイプなのかという鑑別が困難とされることもあります。あるタイプの典型例といえるような人がいる一方で，いくつかのパーソナリティ傾向を併せもっている人もいるため，どのパーソナリティ障害なのかを見極めることが容易ではないケースもあります（牛島，2012）。

5 パーソナリティ障害の治療と周囲の対応

　パーソナリティ障害の治療にはどのようなものがあるのでしょうか。治療といってもなにも患者さんのパーソナリティそのものをまったく違ったものに変化させるわけではありません。治療の目標は，本来のパーソナリティを生かしつつ「障害」の部分を改善することになります[1]（牛島，2012）。つまり，学校や家庭，職場などで生じる社会生活上のトラブルや問題を解決することで，患者さんがスムーズに社会生活を送ることができるようになることを目指します。代表的な治療法には，個人や集団による精神療法や認知行動療法，薬物療法などがあります。患者さんが心身の症状の軽減だけでなく，ソーシャルスキル[8]トレーニングなど社会適応力を高める方法も有効とされています。治療は長期にわたることが多く，その人の問題を生物学的，心理的，社会的側面から総合的に把握して，柔軟に治療を進めていくことが大切です（大野・三崎，2004）。特に，パーソナリティ障害の患者さんは環境の変化に敏感に反応するため（スペリー，2012），家族や援助者などの周囲の理解やサポートがえられるような社会環境的なアプローチも重要となってきます。久保田（2009）は，心の病気になった患者さんの家族に期待することとして，それぞれの病気や障害の経過や症状や特徴などを理解することと，どのような経過状態にあるのか，そしてそれに対してどのような治療がなされているのかを理解すること，さらには患者さんが動揺し家族との距離を極端に近づけようとしたり離れようとするため，これに振り回されることなく適切な距離をとることの重要性を指摘しています。

（田中真理）

臨床の芽＊1

人のパーソナリティは，その人らしさを特徴づける要因であり，変えることの難しい特徴でもあります。対人援助の場面では，患者さんを無理に変えようとしないことも，対応のポイントとなります。

▶8　ソーシャルスキル

自己表現や自己主張，他者の意見を受け入れたり折りあいをつける方法，ストレスを発散させる方法など他者とうまく関わるために必要な技術のこと。

5-4

アセスメント

　みなさんは「心理テスト」ときいてどのようなイメージを浮かべる
でしょうか。なかには週刊誌やインターネットなどでよく目にする
「心理テスト」や「○○占い」などを思い浮かべる方もいるでしょう。
では，こうしたいわゆる「心理テスト」と，実際の臨床現場で用いら
れている「心理検査」はどこがどう違うのでしょうか。

　まず心理検査は，その目的，内容，意義や有効性，そして質問項目
や検査時間などを十分に検討したのち，実際に使用されるまでに一定
の手続きによってその客観性や数量化のための標準化の手続きが完了
していることが必要とされます（吉森，1978）。この手続きの有無が週
刊誌の心理テストと大きく異なる点の一つといえるでしょう。また心
理検査の質の指標には，信頼性と妥当性があります。それぞれの用語
については本文で説明しますが，図5-7の3つのイメージの内，真
ん中のイメージがもっとも心理検査として理想的とされます（井上，
2006）。

　さらに心理検査は，臨床や教育の場面ですぐれたものであり，かつ
有用であることが認められています。逆にいうと心理検査は，ただ興
味本位に，また安易に実施してよいというものではなく，心理検査に
よる心理的，物理的負担を考慮しても，なおその結果から得られる情
報に価値や有益性があるといえるかを，十分に吟味したうえで実施し
なければなりません。したがって，心理検査の実施に関しては，その
検査の手続きのみならず，効用と限界，適用範囲と実施上の注意など
を十分に習得している必要があります。検査結果のフィードバックに
も細心の注意を払う必要があることから，心理検査は適切な訓練を受
けた専門家によって実施されるべきといえます。

1 パーソナリティ検査（質問紙法・投影法・作業検査法）

　これまでに述べてきたようなパーソナリティ理論に基づき，様々な
パーソナリティ検査が開発されてきました。パーソナリティ検査は，
その人らしさのある側面を測定することができるいわゆる物差しのよ
うなものですが，物差しとして成立するためにはいくつかの条件をク
リアし，一定の客観性が確認されている必要があります。その条件と

して，検査内容に一貫性や安定性があるかという信頼性と，測定しようとしているものを正確にとらえることができているかという妥当性が挙げられます。

パーソナリティ検査は提示する刺激内容によっていくつかの種類に大別できます（表5-7）。複数の質問項目に回答することでパーソナリティを把握しようとする質問紙法，あいまいで多義的な刺激を与えてそれに対する反応からパーソナリティを測定しようとする投影法（投映法），そして何らかの作業を行ってもらいそのパフォーマンスや取り組みの様子などからパーソナリティを測定する作業検査法などがあります。ここでは実際に日本の臨床現場でよく用いられている代表的なパーソナリティ検査とその特徴について紹介します。

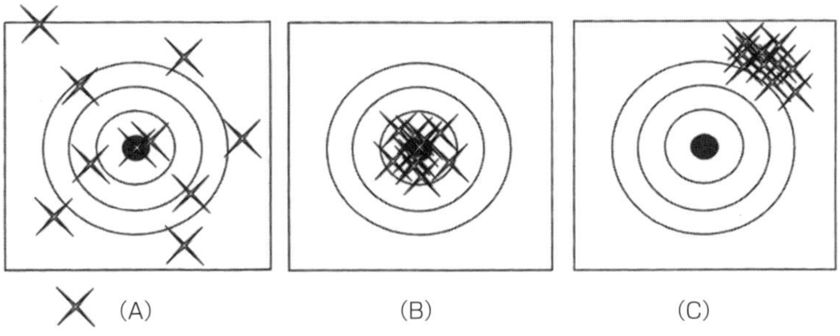

図5-7　信頼性と妥当性のイメージ

出所：Babbie, 2009；井上，2013より作成

表5-7　パーソナリティ・アセスメントの方法

方　法	検査名
質問紙法	YG性格検査（矢田部―ギルフォード性格検査） MMPI EPPS MPI
投影法（投映法）	ロールシャッハ・テスト 主題統覚検査（TAT） 文章完成法 絵画欲求不満テスト（PFスタディ） バウム・テスト HTP 風景構成法
作業検査法	内田クレペリン検査

出所：依田・杉若，1993より引用，一部改変

●質問紙法

質問紙法の代表的なものにYG性格検査やMMPIなどがあります。

YG（矢田部―ギルフォード）性格検査[1]は，日本製の簡便でわかりやすい検査として，特に学校や職場などで広く用いられています（吉川，2000）。120項目の質問に「はい」「いいえ」の回答を記入するもので約30分で実施することができます。この検査はパーソナリティ特性の中でも特に価値判断に結び付きにくい中立的な特性を選び，また個人の病理的な兆候をとらえやすい構成になっているといわれています（吉川，2000）。

MMPI（Minnesota Multiphasic Personality Inventory）は，世界で最も優れた妥当性尺度[2]（田中，2001）を含む質問紙法で，世界で広く用いられている検査といわれています（空井，2000）。身体諸機能，行動傾向，習慣，興味，社会的態度などに関する550項目に対して，自分に「あてはまる」か「あてはまらない」かの2件法で回答します。臨床尺度として，心気症，抑うつ，ヒステリー，精神病質的偏奇，男

▶1　YG性格検査の下位尺度

この検査は，抑うつ性，回帰性傾向（著しい気分の変化や驚きやすい性質），劣等感の強いこと，神経質，客観的でないこと（空想的，過敏性，主観性の強さなどを意味），協調的でないこと，愛想の悪いこと，一般的活動性，のんきさ，思考的外向，支配性，社会的外向の12の尺度から構成されています。

▶2　妥当性尺度

受検態度の歪みを検出する目的で，?, L, F, Kの4つの尺度が設けられている。?尺度は「どちらともいえない」という項目数の多さ，L尺度は社会的望ましさ，F尺度は項目に対して逸脱した方向に答える傾向，K尺度は精神病群の弁別目的として，検査への防衛的な態度や自己批判的態度などをそれぞれ測ることができます。

子性・女子性，パラノイア，精神衰弱，統合失調症，軽躁病，社会的
内向性の10が設けられています。

　その他にも，健常なパーソナリティを測るために15の欲求（達成，
追従，秩序，親和など）を測定できる EPPS（Edwards Personal Preference
Schedule）や，アイゼンク（Eysenck）によって開発されたモーズレイ
性格検査（MPI）などがあります（岩脇，2001）。

● 投影法（投映法）

　投影法（投映法）でもっとも古く有名なロールシャッハ・テストは
スイスの精神科医ヘルマン・ロールシャッハによって開発されました。
この検査では，被検査者にインクの染みのような模様が描かれている
10枚の図版を1枚ずつみせ，それが「何に見えるか」を答えてもらい，
その反応を多面的に分析，解釈してその人のパーソナリティをとらえ
ようとします。この検査では，知覚を通して，意欲や感情面，知的潜
在力などの知能面を総合的に把握でき，特に臨床場面に適応した場合
は，病前性格や状態像からみた精神医学的診断の助けや病状回復の程
度なども知ることができます（本間，1999）。

　一方，マレーとモーガンの主題統覚検査（Thematic Apperception
Test：TAT）では，用意された絵画刺激に対して，被検査者の自由な
空想の物語を語ってもらい，これを分析，解釈することでパーソナリ
ティや隠された欲求，コンプレックスなどを把握することができます。
特に，人間関係や社会的態度，自己役割の自覚，他人の役割に対する
期待，直接的な質問では把握しがたい不満，不安などを探ったり，知
的レベルの理解，適応状態，おもな防衛機制，行動異常や心身症，神
経症，精神病の理解にも役立ちます（本間，1999）。ロールシャッハ・
テストと TAT を比較すると，前者がより深いこころの層を，後者がよ
り現実に近い層をとらえる傾向があるといわれています（空井，2000）。

　文章完成法（Sentence Completion Test：SCT）は，未完成の短文を
課題として与え，それを自由に完成させてもらうことで被検査者の心
理特性を知ろうとする検査です。他の検査と比べて，現実の文章とし
て被検査者の考えや意見，見通し，判断が明らかになる点で優れてい
るといわれており，治療経過の評価という点においても意欲や意志面
での改善度を明確に把握できるという利点があります（星野，1999a）。

　また，ローゼンツァイクが開発した絵画欲求不満テスト（PF スタ
ディ）も，欲求不満場面における対応の仕方から，攻撃性の処理の仕
方やどの程度世間の常識にかなうような対応の仕方ができるかといっ
た適応様式や常識性，対応の一貫性について有用な情報を得ることが

できます。また，場面や状況の認識の正確さを知るためにも有効な手法とされ，思考過程の障害の程度を把握することができます（星野，1999b）。その他にも，筆跡学を研究していたコッホによる木を描いてもらうバウム・テスト，家と木と人の3種類の画像を1枚ずつ別の紙に書いてもらうHTP（House-Tree-Person）などがあります。

●作業検査法

内田クレペリン検査は，クレペリン（Kreperin, E.）と内田勇三郎によってわが国独自に開発された作業検査で，学校や病院，職場，各種相談機関で広く利用されています（生和，2001）。検査では，1ケタの数字が横にたくさん印刷されている用紙を用います。被検査者は「できるだけ早く，できるだけ正確に」隣り合った数字を順々に加算していくことが求められます▶3。作業量（量的指標）と作業曲線▶4（質的指標）の2つの異なった側面についての評価を総合して行われます。作業曲線によっては，不適応症状と結びついている可能性があるとされています。

② パーソナリティ検査の効用と限界

パーソナリティ検査は，検査の種類によって，それぞれ長所と短所があるので，それぞれの検査のもつ長所と短所をよく考慮し，検査目的や対象にあわせて，検査を選択する必要があります*1。また，単一の検査だけでは，多面的な情報を得ることは難しく，限定的な特性しか判断できないため，テスト・バッテリー▶5を組むことが望ましいとされます。

テストの種類によってもそれぞれの効用と限界があります。たとえば質問紙法は，被検査者がどうこたえるとどう判断されるかわかるため，社会的望ましさ▶6に左右されやすいといわれています。また結果の整理が簡単で，解釈しやすいといった特徴がある反面，反応の選択の幅が限定されてしまうためある面だけしか出せないという限界もあります。一方，投影法は，刺激に対しての反応が比較的自由なため，普段抑圧されている無意識な領域も把握することができます。刺激があいまいなため被検査者が結果を操作しにくいという利点がある反面，解釈が難しく，検査の施行や整理，解釈にはより多くの熟練が必要とされます。また，作業検査法に関しては検査の種類によってその把握できる意識の深さが異なってくるといわれています。

（田中真理）

▶3　内田クレペリン検査の手続き

1分経過するごとに行を変えるように合図が出され，前半15分間，5分間の休憩の後再び後半15分間連続加算を続けていきます。

▶4　作業曲線

各行の最終到達点を前半，後半それぞれについて線で結んだもの。

臨床の芽＊1

パーソナリティの検査結果は，対象者を価値評価するものではありません。その人の性格上の傾向を理解し，その人のより良い生活を支援するための手がかりを得る手段でしかありません。検査結果の利用にあたって，この認識は重要です。

▶5　テスト・バッテリー

数種類の検査を組み合わせること。

▶6　社会的望ましさ

本当のことでないことやよりよく見せようとして意図的に回答をゆがめてしまう傾向のこと。

Column 5-1

血液型で人の性格はわかるのでしょうか？

日本では ABO 式血液型分類法と，それに関連した血液型性格診断が世間一般に広く知られています。毎朝の TV ニュース番組がこぞって血液型ごとの運勢や相性を伝えており，その是非はともかく影響力の大きさは計り知れません。そもそも血液型とは何でしょうか。A 型・B 型・O 型・AB 型それぞれの人で，体に流れている血液の色や成分が異なっているというわけではもちろんありません。

血液の中にあって酸素と二酸化炭素を運搬する赤血球の表面には，糖鎖とよばれる糖が鎖状に連なった分子が存在しています。この糖鎖の末端の構造には個人差があり，この違いが血液型として知られています。

日本では，古川（1927）の論文，能見（1971）の本などによって，血液型と性格の関連性が注目されるようになりました。その後，実証的なデータが集まるにつれて，学術的な心理学界では血液型と性格の関連性についての仮説は棄却され，現在でも否定されています。興味のある人は，小塩（2010）をぜひ読んでみてください。

ちなみに，体の中を流れる血液の違いによって性格が異なるというアイデアには，実は非常に古い源流があります。2世紀頃のギリシアの医学者ガレノスによる四体液説では，人間の体内には4種類の体液（血液・粘液・黄胆汁・黒胆汁）が存在しており，それらのバランスが崩れたときに病が生じると考えられていました。このバランスは人の性格にも大きな影響を与えていると考えられ，この点は四気質説ともよばれます。現代の科学的な基礎知識からみれば，おかしな考えに思えるかもしれませんが，四体液説は16世紀頃までヨーロッパ・アラブ・インド世界などで医学の主流をなしていました。

ここで興味深いのは，血液や体液といった「人の体を流れるもの」によって人の性格が決まるという考えが，人々に素朴に受け入れられやすく，しかもそれが時代や地域を越えて普遍的であるという点です。東洋医学にも気や経絡といった，物理的には存在が認められない「人の体を流れるもの」が，生命の原動力になっているという思想が存在します。

私たちを取り巻く文化の中にも血と人間性にまつわる表現は少なくありません。英語では貴族や名門の出自であることを"blue blood"と表現します。貴族たちの，日焼けせず白く透き通った肌に青く浮かび上がった静脈の様子が由来です。日々の生業で真っ黒に日焼けした平民たちは，白皙の貴族を見て，自分たちとは血の色からしてそもそも異なる別世界の人間だと感じていたのかもしれません。日本語でも「血のつながった親子」「血を分けた兄弟姉妹」「血縁」「血統」など，遺伝的な類似関係のことを「血」を用いて表現することは一般的です。

現在の科学的結論としては，血液型と性格の関連性は否定されています。しかし，血液をはじめとする種々の「人の体を流れるもの」から性格や人間性を把握・理解しようとする，私たちの文化・歴史的側面までを否定することはできません。おそらくはこの先も，世間一般では血液型と性格の関連や相性が取り沙汰されるでしょうし，その度に心理学者は実証的なデータに基づく検討や反論をするでしょう。大切なことは，どちらかが絶対に正しいとか間違っているとか決めつけずに，双方の立場から物事を見つめて理解することではないでしょうか。

（箕浦有希久）

Column 5-2

性同一性について

性同一性とは，生物学的な性別と心理的な性別が一致している状態のことをさします。ここでいう「生物学的な性別」とは遺伝的な要因のことです。逆に，性同一性障害という状態について，日本の法律では，「生物学的には性別が明らかであるにもかかわらず，心理的にはそれとは別の性別（以下「他の性別」という）であるとの持続的な確信をもち，かつ，自己を身体的及び社会的に他の性別に適合させようとする意思を有する者（以下略）」と定義されています（性同一性障害の性別の取り扱いの特例に関する法律，2003）。当事者の方に失礼を承知でいえば，女性になりたい男性，男性になりたい女性，というのが典型例です。また，非常に重要なことですが，日本精神神経学会の性同一性障害に関する診断と治療のガイドライン第4版（2018）には「性同一性障害は精神病者ではない」と書かれています。

そもそも，生物学的な性別とは何でしょうか。遺伝子レベルで言えば，23番目の染色体が XX であれば女性，XY であれば男性として成育するはずです。しかし，胎児期の成育環境によって，身体と脳の性別に異変が生じることが知られています。受精後2～3ケ月頃，胎児が遺伝的に男性であればアンドロゲンという性ホルモンが分泌されるようになります。アンドロゲンが十分に分泌されれば，新生児は男性器をもって出生します。しかし，何らかの理由でアンドロゲンが十分に分泌されないと，遺伝的には男性であっても，新生児は女性器をもって生まれます。さらに，アンドロゲンは脳にも影響を及ぼします。胎児期にアンドロゲンの影響を受けることにより，脳は男性化し，成長したのちに男性的な行動特性（攻撃性など）を示すようになります。要するに，胎児期にアンドロゲンの影響を十分に受けなければ，新生児は女性化す

るのです（Money, 1987）。一方で，遺伝的に男性であるにもかかわらず女性器をもって生まれた男児が，第二次性徴頃から身体的にも行動傾向にも男性的に変化し，社会的にも男性として生活するようになる例も知られています。

性の同一性は，環境の影響も大きく受けます。女性が何らかの理由で男性として育てられたり，家族構成や経済的理由から男性的な役割を担わなければならなかったがために，自分自身を男性であるように認識するなど，環境や社会的な性役割（ジェンダーロール）に大きな影響を受けるのです。

また，上記と性的嗜好はまったく別の問題になります。性的な同一性は保たれていても，恋愛対象は同性だという人は珍しくありません。文化的な問題もあります。昔，日本では，特定の環境下における同性間の性交渉は珍しいものではありませんでした。

さて，性同一性障害で悩んでいる方の相談についてですが，精神科のなかには「ジェンダークリニック」という性に関する問題を専門的に扱う機関がありますが，前述のとおり，性同一性障害は精神病ではないので，本人の意思やカウンセリングを中心にして問題の解決をはかります。また，昨今では，日本でも法整備が進み，戸籍上の性別の変更や，同性カップルを婚姻関係と同等とみなす制度も成立しつつあります。LGBT（Lesbian, Gay, Bisexual, Transgender）を中心とする，性的マイノリティの人々による普及啓蒙活動も盛んになってきています。将来的には，性的な多様性が認められるように，社会が変容していくのではないでしょうか。

（榎本尚子）

📖 Column 5-3

多重人格は本当にあるのか

　巷間で親しまれているフィクション作品の中には，複数の人格をもつ人物が登場することがあります。たとえば，頭蓋骨の中に 2 つの頭脳をもつ IQ220 の天才少年，カエルを受話器にして自身の別人格と会話するイタリア・マフィアのボス，古代エジプトの王の魂を宿した奇抜な髪形のゲーム好き高校生などで，これらのモデルとなったものは，おそらく解離性同一性障害（dissociative identity disorder）という精神疾患でしょう。精神医学（psychiatry）の領域では，解離性障害とよばれる精神疾患があります。意識・記憶・知覚・身体表象などといった心理機能が正常に統合されず，不連続となります。その症状の中でも特に，自己の同一性が破綻して複数のパーソナリティ状態が生じるものを解離性同一性障害とよびます。かつては多重人格障害（multiple personality disorder）とよばれていました（American Psychiatric Association, 2013）。これは重篤で稀な精神疾患の病的症状です。当然のことながら，フィクション作品のような，正常な社会生活を営みつつ非凡な才能を発揮するような多重人格者の存在は，現実的には想定できません。

　多重人格は治療者によって作り出されたと考える批判的立場もあります（McHugh, 1993）。治療者が被治療者に対して，「あなたは子どもの頃，虐待されたのではありませんか」「あなたの心の中には，過去に起きた虐待を憶えているもう一人の人格が隠れている可能性があります」「抑圧された記憶を思い出すことができたとき，治療は大きく前進するはずです」といった問いかけをすると，ありもしない虐待の虚偽記憶を喚起してしまう恐れがあります。

　様々な問題を抱えて心の病の専門家のもとを訪れる人々は，ただでさえ動揺し，不安で，精神的な混乱と疲労の中にいます。日常的に薬物を摂取している場合もあります。治りたいという一心で治療者の要求を感じ取り，無意識的に応えようとしてしまうかもしれません。1990 年代のアメリカでは，身に覚えのない虐待が過去に行われたとして，親が我が子から訴訟を起こされる事件が社会問題となりました。稀にしか生じないと思われる多重人格の症状が，なぜか頻繁に報告され，その多くが「抑圧された記憶」を誘導する心理療法によって生じたのではないかと省察されています（Loftus & Ketcham, 1994）。

　ちなみに心理学（psychology）の領域では，多重人格という用語を見かけることはあまり多くありません。そもそも心理学における人格や自己という概念の定義は，それが多重的・多面的なものであることを指摘しています。心理学の大家であるウィリアム・ジェームズは，自己概念を身体的自己・社会的自己・精神的自己の 3 つに区分し，さらに社会的自己は，所属する集団の数や与えられた役割の種類だけ，無数に存在するとも述べています（James, 1890）。実際に，家族・友人・上司・恋人それぞれを目の前にして自分の振舞いが著しく変化するという人は珍しくないでしょう。酒を飲むと人が変わったようになる，ということもあります。

　人格や自己はあまりに身近なものであるため，私たちはその定義や内容について共通の了解をしていると思い込みがちです。人格が多重であることは異常なのでしょうか。何を基準として人格が多重だと判断できるのでしょうか。そもそも人格とは何なのかを考え直してみることも，人を理解するうえで大切なことといえそうです。

（箕浦有希久）

第 **6** 章

生涯発達
（人は生涯発達する）

6-1 発達理解における生涯発達的な視点

Episode 6-1　自分と家族のライフラインを重ねてみよう

　「祖父母は，私が生きてきたよりも遙かに長い時間生きてきたということが，ライフラインを書いているうちに感じられた。そして，私の人生の中で，あと少ししか一緒にいられないこともわかり，寂しい気持ちになった。また，これから産まれてくるであろう私の子どもたちも，同じように私の人生と重なる期間，私が死んで重ならなくなる期間があると思うが，重なる期間を，その時，その時を大切にしたいと思った」。

　「このライフラインをかいてみて，残り時間の差があまりにも大きいことに驚いた。80歳まで生きるとして，自分はあと60年だが，祖母はあと3年である。逆に自分が生まれるまでの間に，父・母・祖父・祖母は，それぞれの人生を送ってきたんだということをこの図を見ると実感する。そして，今の自分があるのは，親，また祖父母のつながりのおかげであるということに，今更ながら気がついた」。

　この感想は，自分のこれまでのライフヒストリー，自分の父親，母親，母方の祖父母，父方の祖父母とのライフヒストリー（人生を80年と仮定して，残り時間もそこには，記入されます）を図6-1のように重ねてみたときの大学生の感想です。自分だけでなく，自分の肉親とライフラインを重ねて見たとき，そこに自分の人生の，また，肉親の人生に対する様々な気づきが生まれてきます。

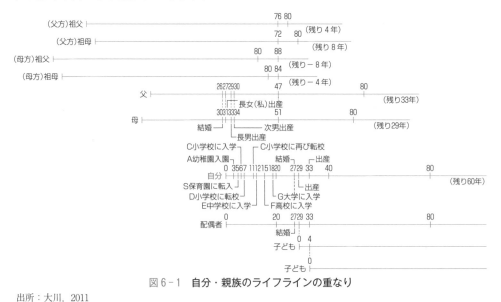

図6-1　**自分・親族のライフラインの重なり**

出所：大川，2011

1 発達段階

　人の一生は，受胎から死亡まで続く一連の変化の連続です。この一連の変化を年齢ごとに区切って「発達段階」とよびます。いろいろな発達段階の区切りがありますが，本章では，胎児期（受胎〜出生），乳児期（出生〜1歳になるまで），幼児期（1〜6歳，小学校に入るまで），児童期（6〜12歳，小学生の時期），思春期（児童期と青年期の過渡期），青年期（12〜20代前半，中学生から成人になるまで），成人期（20代前半〜65歳，成人してから老年期に至るまで），老年期（65歳〜）に分けて解説します。

　人の生涯は，どのように変化していくのでしょうか。表6-1は，社会学者であるラスレット（Laslett, P.）によってまとめられた，人の生涯にわたる変化の特徴です。おおよそ，第1年代は生まれてから，幼児，児童期を経て青年期の20代くらいまで，第2年代は，青年期以降，40〜50代くらいまで，第3年代は70代半ばくらいまで，第4年代はそれ以降ということができるかと思います。「依存」「準備」の年代から，「自立」「成熟」の年代へ。そして「完成」を経て，再び，「依存」へ，そして，「死」に至る変化の過程がみてとれると思います。

　さて，この節では，上記のように変化に富んだ人の生涯の発達について，発達段階を中心にいろいろな観点から概観していくことにします[*1]。

2 生涯発達的な変化の背景にあるもの──発達課題を軸にして

　発達課題とは，「それぞれの発達段階で達成することが期待されている課題であり，その課題が達成されないと危機感を覚え，日常生活への適応に障害が出る可能性のある課題」というように定義できます。

　生涯発達的視点から，人の一生涯の発達について深い考察を行っているハヴィガースト（Havighurst, R. J.）は，表6-2にあげる課題を発達段階ごとの人生上の課題として指摘しています。

　これらの課題と，ラスレットの4つの年代の特徴を重ね合わせると，生涯にわたる発達的変化の特徴がより明確に見えてくるかと思いま

臨床の芽＊1

対人援助では，対象となる人の健康状態だけでなく，その人がどのような成長・発達段階にあるのか，にも注目することが必要です。

表6-1　第1年代〜第4年代の特徴

第1年代（the first age）	依存・社会化・未熟・教育の時代
第2年代（the second age）	成熟・自立・生殖・稼ぎと貯蓄・家族と社会への責任の時代
第3年代（the third age）	完成（personal fulfillment）の時代
第4年代（the fourth age）	依存・老衰・死の時代

出所：Laslett, 1996より作成

表 6 - 2　ハヴィガーストの発達課題

発達段階	発 達 課 題	
乳児期 児童初期 （就学まで）	・睡眠と食事における生理的リズムの達成 ・固形食を摂取することの学習 ・親ときょうだいに対して情緒的な結合の開始 ・話すことの学習	・排尿・排糞の学習 ・歩行の学習 ・正・不正の区別の学習 ・性差と性別の適切性の学習
児童中期 （学童期）	・身体的ゲームに必要な技能の学習 ・積極的な自己概念の形成 ・男・女の適切な性役割の採用 ・仲間と交わることの学習 ・価値・道徳観・良心の発達	・パーソナリティとしての独立と家族との結びつき 　の弱化 ・基本的読み・書き・計算の技能の発達 ・自己および外界の理解の発達
青年期	・概念および問題解決に必要な技能の発達 ・男・女の仲間とのより成熟した付きあいの達成 ・行動を導く倫理体系の発達 ・社会的に責任のある行動への努力	・変化しつつある身体の承認と効果的な身体の使用 ・経済的に実行しうるキャリアへの準備 ・親からの情緒的独立の達成 ・結婚と家庭生活の準備
成人初期	・配偶者への求愛と選択 ・配偶者との幸福な生活 ・子どもを巣立たせ，親はその役目を果たす ・育児	・家庭を管理する責任をとる ・就職 ・適切な市民としての責任をとる ・1つの社会的ネットワークの形成
成人中期	・家庭から社会への子どもの移行に助力する ・成人のレジャー活動の開始 ・配偶者と自分とをそれぞれ一人の人間として結び 　つける	・成人としての社会的・市民的責任の達成 ・満足すべき職業的遂行の維持 ・中年期の生理的変化への適応 ・高齢者である両親への適応
成人後期 老年期	・身体的変化への適応 ・退職と収入の変化への適応 ・満足な生活管理の形成 ・退職後の配偶者との生活の学習	・配偶者の死への適応 ・高齢の仲間との親和の形成 ・社会的役割の柔軟な受け入れ

出所：ハヴィガースト，1997

臨床の芽＊2

目の前の患者さんが今人生のどの時期にあるのかをラスレットやハヴィガーストのそれぞれの年代の特徴や課題を意識しながらあらためて考えていくと，患者さんに対しての理解がすすんでいくかと思います。

す＊2。

　それでは，果たして，これらの変化をもたらす背景にある要因とは何なのでしょうか。いろいろな考え方があるかと思いますが，1つには，これらの課題は，人がそれぞれの発達段階で生活する環境（生活環境）の中で適応するための課題であるということができるかと思います。

　第2節で見るように乳児期は，環境に能動的に対する存在であるとはいわれていますが，自力でその生命を保つことはできません。母乳に始まり，衣食住，すべてが保護者のケアのもとでなされていきます。移動もそうです。当初は自分のいる半径1メートルほどがその生活空間になります。「はいはい」からはじまり，一人で歩く等，徐々に自力で移動できる生活空間は広がっていきますが，まだ，自分の自由にならない生活空間の中での適応が求められます。そして，その生活環境は，保護者の育ってきた，また，保護者が現在社会生活を送っている文化を背景にしたものであるという特徴をもちます。つまり，乳児期の子どもたちは，保護者の生活する文化で生きるための適応を求められているのです。それが，ハヴィガーストのいうところの「睡眠と

食事における生理的リズムの達成」「固形食を摂取することの学習」「親ときょうだいに対して情緒的な結合の開始」という発達課題に結びついていきます。

　幼児期になると，その生活空間は広がっていきます。自分で自由に歩き，走ることができるようになります。人間関係も一気に広がり，保育園，幼稚園の先生，そして自分以外の多くの子どもと，「○○ちゃんのママ，パパ」といわれるその保護者も人間関係の中に加わります。さらに，児童期になると，学校教育が始まります。そこでは，「教育は，人格の形成を目指し，平和で民主的な国家及び社会の形成者として必要な資質を備えた心身ともに健康な国民の育成を期して行われなければならない▶1」という教育の目的のもと，「国家」がその生活環境の中に入り込んできます。この生活環境への適応のための課題として，「仲間と交わることの学習」「価値・道徳観・良心の発達」「基本的読み・書き・計算の技能の発達」等，他者と社会生活を送っていくための基本的な課題の達成が求められることになります。

▶1　教育基本法第1条
平成18年12月22日法律第120号より。

　小学校，中学校，高校へと進む中で，移動範囲，人間関係の広がりを受けて，その生活空間はさらに広がっていきます。青年期においては，大学・短大・専門学校等への進学，就職等へと各人の進路が分かれますが，それぞれのおかれた生活環境の中で，「社会人としての自立」という成人期における大きな発達課題が目の前に突きつけられることになります。青年期は，そのための「準備段階」ということができるかと思います。

　このようにそれぞれの発達段階における発達課題を「生活環境」という軸で見直してみると，「文化」「人間関係」「社会生活」「国家」という特徴をもった生活環境への適応のために求められるものが発達課題であるという解釈もできるのではないでしょうか*3。人は，それぞれの発達段階において，これらの要因によって構成される環境の中で生活しているのです。そして，これらの生活環境への適応のための発達課題の先には，常に「社会人としての自立・社会への貢献」という大きな前提があるのです。

臨床の芽＊3

対人援助で，対象となる人を理解する際には，その人が育まれた国や地域から受けた文化的影響や，どのように社会生活を送ってきたのかを知ることが重要です。

3 発達課題の質的な変化──エリクソン

　エリクソン（Erikson, E. H.）は，発達課題について，「自我」「自己」という視点を軸に考察を試みています。青年期の特徴としてよく知られるのが，「アイデンティティの確立 vs. アイデンティティの拡散」ですが，これはエリクソンの社会的発達段階の理論によって提唱された概念です。表6-3に心理社会的発達段階の一覧を示します。

表6-3　エリクソンの心理社会的発達段階

段階	心理-社会的危機状況
Ⅰ	信頼：不信
Ⅱ	自律性：恥・疑惑
Ⅲ	自主性：罪悪感
Ⅳ	勤勉性：劣等感
Ⅴ	アイデンティティ：アイデンティティ拡散
Ⅵ	親密性：孤立
Ⅶ	世代性：停滞・自己陶酔
Ⅷ	自我の統合：絶望

出所：Erikson, 1950より作成

　先に見たような，人はそれぞれの発達段階における環境（人的環境も含む）に適応するための課題に直面します。そして，その課題と向かい合う中で心理社会的危機が生じます。この危機を乗り越えることで，自我がより成熟し，安定していきます。そして，発達が進むにつれて，次の危機に直面し，また，それを乗り越えていく。その繰り返しです。これが漸成的発達理論といわれるゆえんです。

4　発達課題の質的な変化──「獲得」と「喪失」

　発達課題を生涯発達的視点から見ていったときに，その質的な変化について，もう一つ別の見方もできます。課題のもつ意味が人生のある時期，多くの場合，成人後期以降に大きく転換しているのです。

　乳児期に始まり，児童期〜成人前期，そして，おそらく，成人後期までは，家族生活，社会生活を営む中で様々なことを「獲得」していくことが求められ，また，そのことが人生上の大きな目標となる時期です。「睡眠と食事における生理的リズムの達成（乳児期）」であれ，「行動を導く倫理体系に発達（青年期）」であれ，「配偶者への求愛と選択（成人初期）」であれ，「満足すべき職業的遂行の維持（成人中期）」であれ，すべて「獲得のための課題」であると思われます。しかし，成人後期以降，これまで獲得してきたものを失う経験が増えてきます。

　「肉親の死」「体力の低下」「退職」「収入の減少」「家族の病気」「親しい友人の死」等，社会面，家庭面で身体・精神的健康にマイナスの影響を及ぼす重要なライフ・イベント（life events）を経験するようになります。それらは，長きにわたって獲得してきたものの「喪失」経験ということができると思います。

　成人後期以降の発達課題として，この「喪失への適応」がクローズアップされてくるのです。バルテスら（Baltes & Baltes, 1990）は，生

涯にわたる心理的適応能力の獲得と喪失の割合を図6-2のように示しています。加齢にともない，獲得が少なくなり，喪失が多くなるとするモデルです。たしかに，一面からみた場合，そういうこともいえるかもしれませんが，多くの場合，人はそのような喪失に対して「適応」していきます。この面からいうと，「喪失への適応」は，新たな「獲得」ということもできると思います。しかも，「喪失から回復した」という点においては，より深い獲得ということができるのではないでしょうか[*4]。

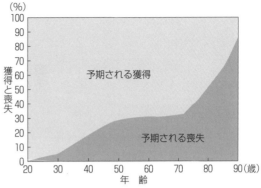

図6-2　**生涯発達における獲得と喪失のバランスの加齢変化パターン**
出所：Baltes & Baltes, 1990より作成

5 生涯発達のダイナミクス

　人はその生涯の中で，これまでみてきたように様々な出来事に遭遇し，そのことに適応していきます。そして，その適応の過程はきわめてダイナミックなものです。バルテス（Baltes, P. B.）は，生涯発達のダイナミクスについてのメタ理論を表6-4に示す8つにまとめています。

　ここにみるように，人は自分を取り巻く環境をただ受動的に受け入れ，適応しているのではありません。環境の変化に対して，生涯を通して能動的に適応しようとするダイナミクスに富んだ存在なのです。

（大川一郎）

臨床の芽＊4
J. M. エリクソン（E. H. エリクソンの妻）によって再定義された「老年的調節性」（「つかまえておくこと」と「手放すこと」という課題をコントロールすることによって得られる）も，寿命が延び続けている現在，ケアに際して重要な視点となりそうです。

表6-4　バルテスによる生涯発達の心理学のメタ理論

①発達は障害のすべての時期で生じるのであり，ある時期が特別に重要ということはない。

②生涯発達は生物学的発達と文化的発達（サポート）との間のダイナミクスの過程である。

③生涯発達はリソースの割りあて方が変化する過程である。

④発達においては，適応能力の選択（selection）と，その最適化（optimization），および機能低下に対処する補償（compensation）のプロセスが相ともなって生じる。

⑤発達とは獲得と喪失のダイナミクスである。

⑥発達は生涯を通じて可塑性を持つ。その範囲と加齢にともなう変化を明らかにすることが発達研究の大きなテーマである。

⑦発達は，標準的な年齢変化に沿ったもの（学校への入学や定年退職など），標準的な歴史的変化によるもの（不況や戦争），非標準的なもの（大きな事故に遭うなど），という3つの影響要因のシステムからなる。そのうちどれが優勢になるか，互いにどのように作用し合うかは，社会文化的条件（発達的文脈）によって異なる（文脈主義：contextualism）。

⑧人間はSOCをうまく協応させることで，「上手に」歳を取るべく発達を制御している。

出所：鈴木，2012をもとに作成

6-2

乳幼児期

Episode 6-2　赤ちゃんはわがままになるの？

　『スポック博士の育児書』という本があります（図6-3）。アメリカの小児科医ベンジャミン・スポック博士（Spock, B. M.）が1946年に刊行した育児書です。日本では1966（昭和41）年に翻訳出版されました。

　出版当時，その内容は画期的な育児法と考えられ，母子手帳にまで引用されたほどでした。本の中の赤ちゃんとの関わり方の一部をあげると，抱きグセがつくのを避けるということで，「寝る時間がきたら，赤ちゃんをベッドに入れて，（略）部屋を出ます。出たらぜったいにもどってはいけません。（略）誰もきてくれないとわかると（略）だまって寝てしまいます。」などと書かれています。近年の医療・福祉に携わる人の感覚では，ネグレクトともとらえられるかもしれません。

　乳児が泣いたとき，本当に抱いてはいけないのでしょうか。乳児が泣けば，母親は気になって声をかけ，自然に抱きあげたくなります。「抱きグセがつくので抱かない」という育児法は，一見楽なようですが，母親の気持ちからすると不自然でつらいことではないでしょうか。

　乳児は，生まれながらにして外の世界と関係を作ろうとする能力を備えています。この能力と養育者の応答によって，他者との間に信頼関係を結んでいくのです。このことをボウルビィ（Bowlby, J.）は愛着とよびました。乳幼児期にきちんと愛着関係を形成することができると，その後の人生においても他者を信頼し，良好な対人関係を築けるようになります。乳幼児期に愛着関係を形成することはとても大切なことなのです。

　ですから，乳児が泣いたら言葉をかけ，どんどん抱っこしてあげましょう。そうされることで，乳児は安心します。そして，自分が大切にされていること，自分の訴えに周囲は答えてくれることを理解して愛着関係が築かれます。「抱きグセがつく」などということはありません。むしろ，安心し人を信頼することで，だんだん一人でも居られるようになっていくのです。

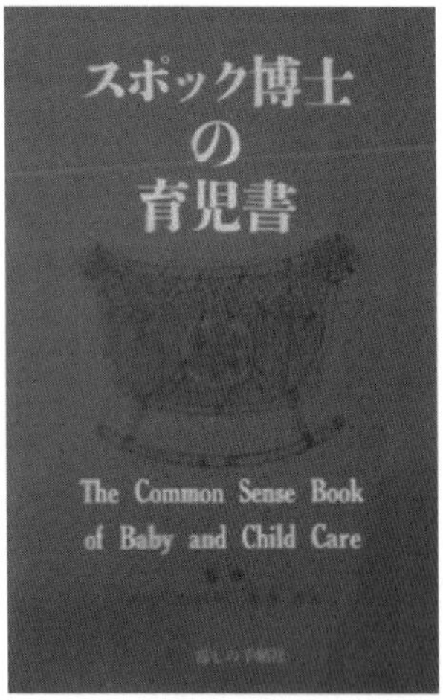

図6-3　『スポック博士の育児書』
　　　　の表紙（暮らしの手帳社，
　　　　1984年）

1 乳幼児期の発達の特徴

　乳幼児期の発達は，人の一生の中でも特に劇的なものです。新生児[▶1]は立って歩くことも話すこともできません。それが，わずか1〜2年の間に寝返りができるようになり，お座りからつかまり立ち，一人歩きができるまでになります。このような大きな変化は乳幼児期だけにみられるものです。基本的に，発達の早さには個人差や環境による影響があるものの，発達の順序はみな同じです。お座りができないのにいきなり立ち上がる乳児はいません（発達の順序性と不変性）。

　19世紀の心理学者ウィリアム・ジェームズ（James, W.）は，新生児について，周囲の世界を「がやがやした，きわめて無秩序で混乱した状態」として認識していると考えていました。しかし，近年の研究で，新生児は，周囲の情報を収集できる感覚機能をもち，記憶や学習の能力ももって生まれてくることがわかってきました。新生児はひどい近視で，2歳頃になって，やっと大人と同程度の視力になります（Cole & Cole, 2001）。しかし，新生児は人の顔と人の顔でないものの違いがわかりますし，表情の好み（facial preference）もあるようです。また，乳児は周囲の音を非常によく聞き，反応しています。自分の母親が話す言語と，母親の言葉とは異なった言語の違いもわかります（Ramus, 2002）。自分に向けられる音声に特に関心をもち，がやがやした世界の中から，重要な意味を取り出す能力を有しているのです[*1]。

　味覚や嗅覚についても，乳児は明らかな反応を示します。甘いものを好み，ほかの味（酸っぱい，苦い，塩辛いなど）にはいやな顔をします。自分の母親の母乳のにおいをかぎ分けることもできます。これら味覚・嗅覚が先天的に発達しているのは，有害なものを避け，生存の可能性を高めるためと考えられています。さらに，妊娠中の女性を対象とした実験（DeCasper & Spence, 1986）から，胎児期には，すでに記憶や学習の能力があることがわかっています。乳児には，生まれた瞬間から，様々な感覚を使って必要な情報を収集し，記憶し，学習する能力が備わっているのです（図6-4）。

　乳幼児期は人生のスタート段階です[*2]。生まれて初めて外界の環境に触れて様々な刺激を体験します。実際に周囲のものに触れることで，まず自分自身と外界との関係を理解していきます。また，乳幼児期は身体の急激な発達（成育）が起こる時期でもあります。座ったり，歩いたり，上手ではなくとも一人で食事や排せつ，衣服の着脱などができるようになります。また，夜はまとまった睡眠をとって，朝は決まった時間に起きられるようになるというように，おおむね2歳くら

▶1　新生児

母子健康法（昭和40年8月18日施行）において，「新生児とは，出生後二十八日を経過しない乳児をいう」と定義されています。

臨床の芽＊1

早い時期から，"聴く力"や"関心をもつ"能力が育っていることを母親・養護者に伝えることは，相互作用や関係性を築くうえで重要となります。

臨床の芽＊2

乳幼児は，生まれてからずっと能動的に今，自分がいる生活環境に対して適応しようとしています。両親をはじめ，周りの大人の応答的な環境がいかに大事なのかということを理解しましょう。

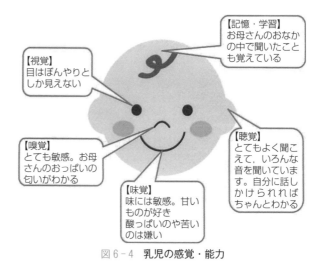

図 6 - 4　乳児の感覚・能力

いまでには生活リズムが形成されていきます。

　エリクソンの指摘するように乳幼児期は，養育者など特定の大人との間に緊密な情緒的な結びつき（愛着）を形成する時期でもあります。特定の大人との間に情緒的なつながりを感じることで，安心感や信頼感を得て，さらに多くの人と関わるための基礎をつくります。愛着を形成することは，言い換えれば「安全基地（security base）」を作ることにほかなりません。安全基地ができることで，さらに広い範囲に興味や関心を向け，「探索」に出かけることができるようになるのです。いろいろな探索をする中で，認知や知能，情緒を発達させていきます。

　幼児は仲間に直接的に働きかけて双方向の関わりができるようになり，周囲の環境との関わりの中で，様々な感情を体験します。幼児期の仲間との関わりは多くの場合，遊びを通して行われますが，その中で，嬉しいこと，楽しいこと，嫌なこと，悲しいこと，ケンカなどを通して怒ることも経験します。このような体験から，社会性や共感性，道徳性，コミュニケーションの能力などが発達していくのです[3]。

② ことばと認知の発達

　他児と関わるとき，もっとも重要なコミュニケーションのツールはことばです。新生児はことばが使えないので，自分の状態や要求を伝えるために「泣く」という手段を使います。個人差はありますが，生後 4 か月頃から，言語としての意味をもたない喃語が始まります。はじめは母音のみ，次に子音も含むようになり，生後 6 か月頃には音を反復させるようになります。人がそばにいるときのほうが，喃語を発する頻度が高いといわれています。喃語は乳児のコミュニケーションツールであると考えてよいでしょう[4]。

臨床の芽＊3

患児へのケアでは，健康障害への関わりだけでなく，環境面への働きかけを通した成長・発達面への支援も必要になります。

臨床の芽＊4

子どもは，ことばの発達によって，「コミュニケーションの手段」「思考の手段」そして「行動を調整する手段」の 3 つを手にすることになります。私たち臨床に関わる者も「ことば」のもつ意味を大事にし，上手に使っていきたいものです。

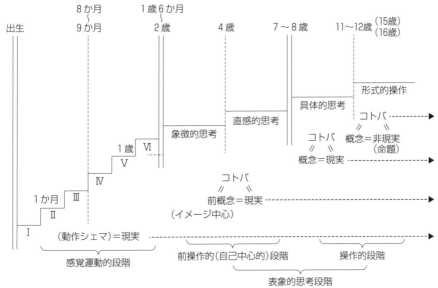

図6-5　ピアジェによる認識の発達段階

出所：内田，1991

　その後，徐々に発音が明確になり，身振り手振りが加わるという段階を経て，早ければ1歳頃には自分の名前，ママ，パパ，ワンワンなどの（1語文）を発するようになります。1歳6か月頃で3〜50語の単語のレパートリーをもつようになりますが，まだ，情報伝達の手段として意図的な使用は難しい状況です。2歳を過ぎる頃には50語以上の単語をもっていて，それらの単語を自発的に組み合わせて，2語文を作りはじめます。情報伝達の手段としてことばを意図的に使いはじめるようになるのです。2歳半を過ぎると単語のレパートリーは一気に増えていきます。発話も2語文，3語文，5語文に及んでいきます。ただ，これらのことばの発達には，大きな個人差があります。

　ことばをコミュニケーションの道具と使いはじめると同時に，ことばは乳幼児の心的表象（心の中でのイメージ）として機能するようになります。このことによって子どもの認識に広がりと深まりがもたらされます。ピアジェ（Piaget, J.）は，図6-5，表6-5に示されるような認知の発達段階を提唱しています。

3　愛着──愛着の定義とタイプ

　ボウルビィ（Bowlby, J., 1969）は，「愛着（attachment）とは，個人が特定の個人に対してもつ情緒的な絆であり，人生最初の愛着はほとんどの場合，養育者（主には母親）との間に形成される」と考えました。そして，愛着についての4つの発達段階を提唱しています。はじめの段階では，不特定の他者に愛着を示しますが，次の段階では，特

表6-5　ピアジェの認知発達段階

段　階	年　齢	特　徴
①　感覚運動	0～2歳	認知発達の始まりの段階。自分と自分以外のものの区別ができ，自分が行動を起こす主体であることを理解する。自分以外のもの（哺乳瓶など）から栄養を取り入れたり（同化），自分から自分以外のもの（モビールなど）の物に手を伸ばしたり，働きかけて動かそうとしたりする。この段階の終わりごろには，自分が働きかけた結果を洞察できるようになる
②　前操作	2～7歳	ごっこ遊びがはじまる。言葉が出はじめる時期で，言葉やイメージによって思考したり，ものごとを表現することができるようになる。ただし，思考は自己中心的で，客観的にものごとを見ることはできない。一つの基準で物を分類する（赤いものを集めるなど）ことができる
③　具体的操作	7～11歳	論理的な思考ができるようになる。数の保存（6歳），量の保存（7歳），重さの保存（9歳）の概念を獲得する。大人に近い抽象的な思考ができるようになってくるものの，一貫性は保たれない。物を複雑な基準で分類したり並べたりできるようになる（赤いものを集めて大きい順に並べるなど）
④　形式的操作	11歳～	抽象的な命題を論理的に思考することができる。仮説を立てたり検証したりできるようになる。仮説的な問題や観念的な問題，将来のことなど，具体的でないことについても考え対処できるようになる

出所：ホーセクマほか，2012をもとに改変

定の他者に対して愛着行動を行うようになります。ママ（あるいはパパやおばあちゃんなど）が大好きになるわけです。3番目の段階では，愛着の対象者以外が触れようとすると泣き出したり嫌がったりと，不安を示すようになります。そして，4番目の段階になると，愛着の対象（養育者）をこころの中に思い浮かべることで，一人でいても安心して過ごせるようになります。

エインスワースら（Ainsworth et al., 1978）は，愛着行動におけるいろいろなタイプを見出すため，ストレンジ・シチュエーション法という，実験場面で母親から離し，しばらくしてからの再会時に再び母子の様子を観察するという方法を考案しました。幼児の反応から，エインスワースらは幼児の愛着タイプを3分類しました。さらに，メインら（Main & Solomon, 1990）は3タイプのどこにも分類されない幼児がいることから，4番目のタイプを考えました。

「愛着安定型：分離の時，やや不安を示すこともある。再会時に母親との相互作用を求める」「不安定愛着型（回避型）：分離の際，あまり不安は示さない。再会の場面でも相互作用は求めない」「不安定愛着型（両価型）：分離の際，強い混乱と不安を示す。再会時に身体的接触を求め，同時に反抗も示す」「無秩序型：再会時の行動に一貫性がない。顔をそむけながら母親に近づき，しがみついた後，すぐに床に倒れこむなど矛盾した行動をとる」がそれぞれのタイプになります。

乳幼児が示す愛着のタイプは，主たる養育者（実験では母親）の応答のしかた（sensitive responsiveness）と関連があるといわれています。安定した愛着型を示す乳幼児の母親の多くは，子どもが泣くと反応してすぐさま抱き上げ，愛情深く行動します。乳幼児の要求に対して，

できるだけ応えようとするのです（Clarke-Stewart, 1973）。逆に，不安定な愛着型を示す乳幼児の母親は，母親自身の情緒や都合に基づいて乳幼児に関わります。乳幼児の泣き声に反応して抱き上げるのは，母親自身が抱いてあげたいと思っているときに限られ，それ以外のときには気にも留めなかったりします（Stayton, 1973）[5]。

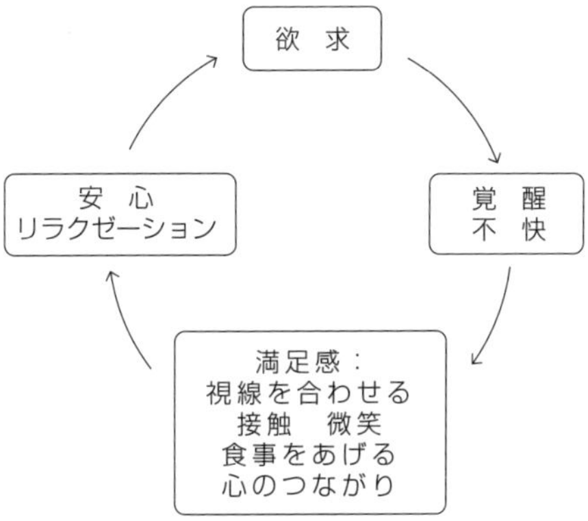

　愛着の形成とは，図6-6に示されるように乳幼児が，「養育者が自分を受け入れてくれるのか，要求に応えてくれるのか」といった養育者への期待感を信頼感へと変化させていく過程です。また，「自分は愛される価値のある存在なのか。助けてもらえる存在なのか」というような，自分自身に対する主観や信念を形成していく過程でもあります。乳幼児期に安定した愛着関係が形成されると，その後の人生全般において，重要な他者（友人や恋人，配偶者など）との間にも愛着関係が作りやすくなります。学校や会社などの集団においても，他者に対して不安を抱くことなく安定した人間関係を作ることができます。乳幼児期に安定的な愛着関係を築くことは，人生全般において，適応的な人間関係を作るための基礎となるのです[6]。

図6-6　乳児期の愛着サイクル
出所：レビー＆オーランズ，2005を改変

4　発達の障害

　ここでは，知的障害や発達障害など，発達期に生じる障害について述べていきます。

　知的障害は，2004年厚生労働省が実施した「発達障害児（者）基礎調査」で，「知的機能の障害が発達期（おおむね18歳まで）にあらわれ，日常生活に支障が生じているため，何らかの特別の援助を必要とする状態にあるもの」と定義されました。そのほかに現行法による明確な定義はなく，福祉制度における障害者手帳でも，名称や発行基準は行政機関ごとに異なるのが現状です。標準化された知能検査において，知能指数50〜69程度を軽度知的障害，35〜49程度を中等度知的障害，34以下を重度知的障害とすることが多く，合併症の有無などによってさらに細分化されることもあります。知的障害の背景要因には，①先天性の遺伝子疾患や自閉症，出産時における低酸素の後遺症など病理的なもの，②病理的な要因はなくとも知能検査で基準値以下であるもの（生理的なもの），③虐待や会話の不足など心理的なもの，④文化的背景など環境によるもの，などがあげられます。心理的要因や環境要因によるものは，支援や教育によって一定程度の回復可能性があると考えられています。

臨床の芽＊5
乳幼児の母親を中心とした大人とのかかわりの中で形成される愛着は，その子が大人になるまで影響をしつづけます。虐待がいわれる昨今，とりかえしのつかないことになる前に子どものためにも，早期発見早期対応が不可欠になります。

臨床の芽＊6
療養によって社会性の発達から阻害されることがないよう，家族や教師等との連携をはかることも重要です。

発達障害とは，先天的な脳の障害が原因で，発達の過程でほかの人と違った様子が見られたり，生活上の困難が現れたりする状態です。発達障害は，外見からはその特徴がわかりにくい「見えない障害」の一つです。日本の福祉制度の中では，既存の障害の定義▶2（身体・知的・精神）のいずれにも該当しにくく，長らく「福祉制度の谷間」にあって支援の対象ではありませんでした。そのような背景と支援の必要性から，2004（平成16）年に発達障害者支援法が成立（2016（平成28）年改正）し，「発達障害者とは，発達障害（自閉症，アスペルガー症候群その他の広汎性発達障害，学習障害，注意欠陥多動性障害などの脳機能の障害で，通常低年齢で発現する障害）があるものであって，発達障害及び社会的障壁により日常生活または社会生活に制限を受けるもの」と定義されました。同法では，児童の発達障害の早期発見・早期支援，保育・教育，就労，地域生活といったあらゆる場面での支援や権利擁護の必要性が明言されました。

発達障害には多くの種類があり，一人の中に複数の障害の特徴がみられることも少なくありません。日本でよく使用される2つの操作的診断基準（DSM-5とICD-10）でも，その名称や診断基準が異なります。ここでは，DSM-5に従い，自閉スペクトラム症（ASD），注意欠如・多動症（ADHD），限局性学習症（SLD）の名称と表記を用い，それぞれの特徴と支援について述べていきます。また，図6-7にそれぞれの特徴を示します。

ICD-10▶3では，自閉症やアスペルガー症候群などを含む概念として広汎性発達障害自閉症を定義しています。さらに，DSM-5▶4では，高機能自閉症▶5，広汎性発達障害などを包括する概念として自閉スペクトラム症（ASD）を定義しました。ASDには，人とコミュニケーションすることの苦手さ，人の気持ちや行動を想像することの苦手さが共通してみられ，特定のものごとに関する一貫した強い関心やこだわりをもつことが特徴です。知的な遅れを伴うことも多く，「ことばが遅い」「視線が合わない」「ごっこ遊びをしない」「ひどい癇癪をおこす」など，早い時期に周囲の人が気づくことが診断のきっかけとなります。知的な障害を伴わないタイプのASDでは，周囲から気づかれないまま大人になって，「仕事がうまくいかない」「周りの人と話せない」などと悩み自ら相談機関に赴く人もいます。そのほかの特徴に，音や光，皮膚感覚の過敏などがみられることもあり，騒々しい場所が苦手だったり，知らない場所で急にパニックを起こしてしまうこともあります。一方で，驚異的な記憶力（サヴァン症候群）や芸術的な才能など，他の人にはない能力を発揮して活躍する人もいます。

▶2 障害の定義
1970（昭和45）年制定の障害者基本法では，「障害者」とは，「身体障害，知的障害，又は，精神障害があるため継続的に日常生活又は，社会生活に相当な制限を受ける者」と定義されています。

▶3 ICD-10
世界保健機関（WHO）によって公表されている，死因や疾病の国際的統計基準。1990年に公表され，2013年に改訂されています。

▶4 DSM-5
アメリカ精神医学会により発行されている『精神疾患の診断・統計マニュアル』の第5版。国際的な診断マニュアルとして世界中でつかわれていて，最新版は，2013年に発行されています。

▶5 高機能自閉症
知的障害を伴わない場合を高機能自閉症として区別して用いられています。

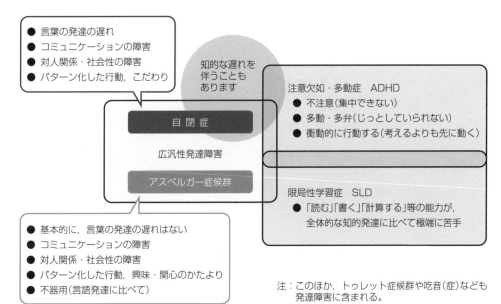

図6-7　**それぞれの障害の特性**
出所：政府広報オンライン　理解する「発達障害ってなんだろう？」（平成29年8月1日最終更新版）を一部改変

注意欠如・多動症（ADHD）は，年齢に見合わない多動性（授業中にうろうろしてしまう，おしゃべりが止まらない，貧乏ゆすりなど），衝動性（順番が待てない，質問が終わる前に答えてしまう，エンジンがかかったように走り回る，など），注意力の欠如（簡単なミスを繰り返す，忘れ物が多いなど）を示す障害です。落ち着きがなく，ものごとに集中できない障害だととらえられがちですが，興味関心のあることには驚くほど集中できることもあります。

限局性学習症（SLD）は，知的な遅れや視覚障害がないにもかかわらず，読む・書く・計算といった学習に著しい困難を示す障害です。教科書の音読が非常に苦手など，生活の中で本人や周囲の人が気づくことがあります。

発達障害[7]は，先天的な脳の機能障害が原因なので，その症状が生涯なくなることはありません。しかし，年齢や環境によって影響を受けて，障害の現れ方が変わります。得意なことと苦手なことが他の人と大きく異なるので，学校や職場では特別な配慮が必要になることもあります[8]。生活の質の向上において重要なのは，診断や障害名にとらわれず，まずその人個人をよく知ることです。発達障害を1つの個性ととらえ，得意なこと，困っていること，望んでいる生活像などを理解しましょう。その次に，必要な支援について一緒に考えていきましょう。得意なことを上手に生かして，苦手なことを手助けしてもらうことができれば，他の人にはない素晴らしい能力を発揮して生活していくことができるのです。　　　　　　　　　　　（榎本尚子）

臨床の芽＊7
大人の発達障害もいわれるようになりました。どのような障害に，どのように対応していったらいいのか。その特徴に合わせた対応の有り方を，医療関係者としてしっかりと理解しておくことは，重要になります。

臨床の芽＊8
ケア場面においても，その人の症状を封じ込めるのではなく，症状に応じて生活を営めるよう，療養方法を工夫する必要があります。

6-3

児童期・思春期

Episode 6-3　子どもと学校

童謡・唱歌　「一年生になったら」
作詞：まど・みちお　作曲：山本直純

「いちねんせいになったら
　いちねんせいになったら
　ともだち　ひゃくにん　できるかな
　ひゃくにんで　たべたいな
　ふじさんのうえで　おにぎりを
　ぱっくん　ぱっくん　ぱっくんと」

　小学校の入学式を覚えていますか？　「家族に連れられて小学校の門をくぐったこと」
「真新しい，ちょっと大きく感じるランドセルを背負っていたこと」「新しいピカピカの洋
服を着ていたこと」「学校が楽しいといいな，先生が優しいといいな，友達がたくさんで
きるといいな，でもちょっと怖いななど，期待と不安で胸がいっぱいだったこと」。いろ
いろと思い出されてくるのではないでしょうか。

　上記の歌は，1966年に作られた童謡です。学校に入ることの期待感やわくわくした雰囲
気がとてもよく表現されています。この歌だけみると，学校は楽しいことばかりのようで
す。きっと，一年生になる子どもたちへの応援歌なのでしょう。

　6〜7歳になると，日本ではほとんどの子どもが小学校に入学します。幼稚園や保育園
での生活の中心は「遊び」でした。学校に入ると，生活の中心は「学習」になります。幼
稚園や保育園では大まかでしかなかった生活のスケジュールが，「時間割」という形で細
分化され，それに沿って行動することが求められます。集団への適応が求められるように
なるのです。宿題が出ることもあるので，家庭生活にも「学習」を持ち込まなければなり
ません。宿題をやらなければいけないという「義務」も課せられるようになります。また，
人間関係も大きく広がります。幼稚園・保育園時代にも，近所の友達などはいますが，小
学校ではクラスの人数も多くなりますし，学校全体の年齢幅は広いものになります。6歳
と12歳では，身長も体重も知性も社会性も，すべてのことが異なります。自分とは様子の
違うお兄さん，お姉さんのいるところで日々過ごすことになるのです。

　子どもにとって，学校に入ることは，生活が「遊び」中心から「学習」中心に変わるこ
と，少しずつ知性や社会性，適応を身につけること，これまでよりも大きな集団の中で
様々な体験をしていくこと，すなわち，社会参加への第一歩となることなのです。

1 児童期・思春期

　児童期は年齢でいえば，7〜12歳，学齢に当てはめると小学生の段階にあたります。小学校1年生と6年生の児童を比べてみるとわかりますが，乳幼児期と同じくらい大きな変化がある時期です。

　身体面でいえば，体重と身長が増加します。個人差はかなりありますが，大まかな数値でいえば，7歳児の平均身長は120 cm 前後，平均体重は20 kg 代前半〜中盤程度です。12歳になると，男女ともに身長は150 cm 代，体重は40 kg 代となります。体重でいえば2倍にもなるのです。高学年になると，第二次性徴が起こります（個人差が大きいので，青年期になって第二次性徴を迎える場合もあります）。生殖器官が発達しはじめて，男女ともに体つきが変わり，初潮や精通が起こるようになります。第二次性徴の発現の始まりから，その終わりまでを思春期と呼び，男女ともに体もこころのありようも大きく変化する時期です。

　身体面の発達に関連することですが，時代の変化にともない，子どもの発達の状況も変化してきています。世代が新しくなるにつれて身体的発達が加速するという発達加速現象がこれにあたります。発達加速現象は，さらに年間加速現象（世代が進むごとに発達の速度が速まる）と発達勾配現象（同一世代であっても地域，民族，階層などで発達が異なる）に分類されます。よく知られているのが年代加速現象ですが，これも，成長加速現象（身長や体重が世代が進むごとに増加する）と成熟前傾現象（初潮や精通などの発現年齢が早まる）に分かれていきます。

　認知的な発達段階でいえば，前述のピアジェの認知発達段階で述べたように，保存の法則[▶1]を理解して論理的思考ができるようになります。4年生頃までが具体的操作段階（具体的なものごとやよく知っていることについて，論理的に考えることができる）にあたります。脱自己中心化[▶2]が起こる時期といわれていますが，実際には中学年頃までは一部自己中心性が残ります。5，6年生頃には，形式的操作段階（知らないことや仮定したことについても，推測したり論理的に考えたりすることができる）に達します[*1]。

　認知の発達に関連して，知能も急激に発達します。ホーンとキャッテル（Horn & Cattell, 1966）は，知能は大きく2つの種類に分けられると考えました。学校に入り，学習することで獲得する知識や技能（結晶性知能）と，環境の中でいろいろな問題や課題に直面して知識や計算，推理，記憶などを組み合わせて対応する情報処理の能力（流動性知能）の2つです。この2つは年齢とともに違った発達（もしくは

▶1　保存の法則

物理的な数，量，重さは，移動したり，形が変わっても変わらないというピアジェによって提唱された概念。

▶2　脱自己中心化

ピアジェの認知的発達段階において提唱された概念。自己中心的な思考から脱することをいいます。

臨床の芽 *1

この時期の子どもが，健康障害を抱えることは大きな不安や自尊心の低下をもたらすこともあります。患児の理解度に合わせ，治療の意味を丁寧に説明することが重要です。

衰え）の経過をたどりますが，児童期にはどちらも伸びを示します。

　感情面でも個人差がありますが，年齢が低いほど思ったことや感情をすぐに相手にぶつけてしまいがちです。前述したように，自己中心性が一部残るため，トラブルが起こったときに相手の立場に立ってものごとをとらえることが難しいためとも考えられます。高学年になると，脱自己中心化はかなり進み，嫌なことがあっても，一呼吸おいて相手に説明するなどの対応ができるようになってきます。社会性や人との付き合い方（ソーシャルスキル〔Social Skill〕：自分の気持ちや要求を適切に相手に伝えたり，時には謝ったりして，人との関係を保つ技術）が少しずつ身についてくるのです。

　心理・社会面では，エリクソンの発達課題に照らせば，勤勉性が課題となります。学校での勉強や対人関係（社会性の発達），道徳性，性役割などを学ばなければならない時期なのです。

2 対人関係の発達（社会性の発達）

　子どもの心理・社会的発達は個人差が大きいものです。成育環境や知的能力の水準，性的発達の度合いにも影響を受けます。児童期の仲間関係は，前項で述べたような様々な発達段階と無関係ではありません。話の合うもの同士，同じ遊びを好むもの同士が仲のよい関係になります。見方を変えれば，似通った発達水準にあるもの同士が集まって，対等な関係で仲間を作ろうとするのです。一方で，対等な関係であるがため，ケンカや摩擦も多く生じます。これは決して悪いことではなく，むしろ児童の発達を促す大切な要因です。ケンカや摩擦による葛藤の中で，人との付き合い方や，他者との適切な距離感などを学んでいくのです。

　子どもたちは，対人間の葛藤にどのように対処しているでしょうか。セルマン（Selman, R. L.）は，他者の視点に立ち，感情，考え，信念等の内面的な側面を理解するという社会的視点調整能力の観点から，子どもの対人交渉方略を図 6-8 に示すような 5 つのレベルにまとめています。発達にともない，子どもはより高いレベルの方略をとれるようになっていきます。

3 思春期の心理

　第二次性徴とともにある思春期は，性的・身体的に成熟に向けて大きな変化を迎える時期であり，児童期と異なり身体的，心理的に不安定な時期です。発達段階としては，児童期と青年期と重なる時期であり，それらをつなぐ時期ということができます。

　不安定さをもたらす大きな原因として，まず，生理的な変化があげられます。性的ホルモンの分泌が盛んになり，体全体に変化が生じ，児童期まで安定していた身体状況のバランスがくずれていきます。また，最近の研究から，脳全体の変化や脳（主に感情を司る扁桃体，その隣にある記憶を司る海馬等）に及ぼす性ホルモンの影響も指摘されています。

　小学校から中学校への進学という大きな生活環境上の変化も不安定さをもたら

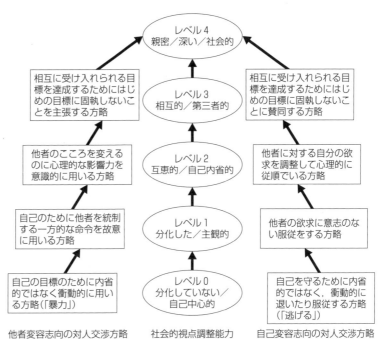

図6-8　社会的視点調整能力と対人交渉方略
出所：Selman & Demorest, 1984；松尾，2010より作成

します。それまでの馴染みだった友人関係も一変しますし，教科教育等の学習の高度化，それにともなういわゆる勉強面での困難，周りからの強制，競争のプレッシャー等からくるストレスを感じるようになります。さらに，経済面や衣食住の日常生活面において，まだ保護される立場であるがゆえにこれらの様々な状況を自分でコントロールする術（経済力や家事能力，心理的な強さなど）が整わないということも，不安定さを増幅する背景要因となります。

　このような時期にある思春期の子どもたち[*2]は，自分の感情を刺激する「親との接触が面倒」と感じ，一人で部屋に閉じこもったり，あえて孤独な環境に身を置くこともあります。親の側から無理に接触しようと試みたりすると，キレたりすることもあります。ちなみに，このキレやすいということも，思考や感情の抑制を司るコントロール機能をもつ脳の前頭葉の発達がまだ途上にある子どもたちの特徴の一つです。いろいろな意味で不安定な状況下にあり，感情に敏感で，なおかつ，自分の感情のコントロールが難しい発達上の特徴を思春期はもっているのです。

（榎本尚子・大川一郎）

臨床の芽＊2
思春期によくみられるこれらの特徴は，次の発達の段階に進んでいくために必要なものであり，遺伝的，進化論的に発達の中に組み込まれたものと考えられます。

青年期

Episode 6-4　尾崎豊──カリスマの悲劇

「僕が僕であるために，勝ち続けなきゃならない」（尾崎，1983）

　1983年，17歳の尾崎豊のデビューは鮮烈でした。「15の夜」「十七歳の地図」（図6-9）など，尾崎の歌は，その時代の10代の若者が感じていた，成長にともなう葛藤や苦しみを的確に表現していました。尾崎の楽曲を聞いて，「そうそう，そう言いたかったんだよ！」と激しく共感した若者は数知れずいたはずです。瞬く間に，「10代の教祖」「若者のカリスマ」となっていきました。

　一方で，生身の尾崎豊は常にジレンマを抱えていたともいわれています。彼自身の成長と歌の中で歌われている気持ち，彼が歳を重ねるにつれて，少しずつ，しかし，確実にその心理面でのギャップが広がっていったのです。ファーストアルバムの発売時には，すでに18歳になっていました。その18歳のときすら，大人になりつつある青年が，15歳のときにバイクを盗んだエピソードを歌う。「今の自分とは違うことを歌っている」というような違和感を抱えていたかもしれません。

　尾崎の初期の楽曲には「自由」という言葉が頻発します。そこにあるのは，学校や親など，わかりやすい対象から自由になることです。しかし，尾崎自身も歌っているとおり，人は大人になれば，こういった単純な束縛からは自動的に「卒業」させられてしまいます。

　大人になると，卒業した「自由」に代わって，「責任」「自立」「仕事」「生活」，時には「夢」などがキーワードになってきます。自分はどういう人間になりたいか，何に価値を見出すのか，どうやって生きていくのか，それらについて自分で決めて責任を取っていかなくてはなりません。自分の居場所や社会での役割を獲得し，自分の生き方や価値観を主体的に見つけていくことが必要になります。また，嫌なことも少しずつ受け入れ，世の中は多くのことが白黒では割り切れず，グレーな部分があるのだと知ることになります。

　尾崎の歌とは逆の，「勝ち続けることなど誰もできない」という現実があるのです。

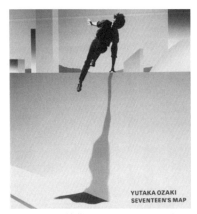

図6-9　尾崎豊のファーストアルバム「十七歳の地図」のジャケット

1 青年期の発達段階

　青年期は，児童期から成人期への移行期にあたります。おおよそ12歳頃から身体的な成長がほぼ完了するまでの，10代後半から，自身が主体となって社会生活を営むようになる20代前半までのことを指します。児童期は，養育者の庇護のもと学校と家庭でほとんどの時間を過ごしますが，思春期を経て青年期に差しかかると，養育者から心身ともに少しずつ距離を取り，一人の人間として独立しようとしはじめます。青年期は大変に多感な時期ですが，子どもから大人への過渡期でもあるのです。

　青年期における重要な発達課題は，自我同一性（アイデンティティ）の発達や，恋愛・性の発達となります。

2 自我同一性（アイデンティティ）の発達

　エリクソンは，青年期の主要な課題として自我同一性（アイデンティティ）の発達をあげました（図6-10）。エリクソンは，アイデンティティについて「内的な不変性と連続性を維持する各個人の能力が他者に対する自己の意味の不変性と連続性に合致する経験から生まれた自信」（Erikson, 1959/1973）と定義しています。難しくてわかりづらいですが，平たくいえば「どこで何をしていても私は私」「昨日の私と今日の私は同じ私」「周りの人のイメージする私と，私自身がイメージする私は同じ」といった感覚です。つまり，「私が私であること」です。

　胎児期，赤ちゃんと母親は一体の存在です。幼児期の子どもは母親（もしくは養育者）に抱いてもらうことで安心し，こころの中に母親（養育者）を思い描くことで，少しずつ一人で居られるようになります。児童期では，学校という枠組みに入ることで親から離れ，同年代の仲間と過ごす時間が増えますが，まだ「私は私」という感覚は希薄です。青年期に入ってはじめて，「私とは何者なのか」という感覚を意識しはじめます。青年期に入ると，自分の意志でいろいろなものごとを決めていかなければならない機会が増えていくためです。それまでは周囲の大人に決めてもらったりやってもらったりしていたことを，自分で決めて実行していかなくてはならないようになります。つまり，どのようなことを選び，何をして生きていくのか，どのような自分でありたいかを，自分自身で選択していかなければならないのです。この「どのような自分になるか決めていく」ということがアイデンティティの発達です。重要なことは，青年期の課題は「アイデンティティ

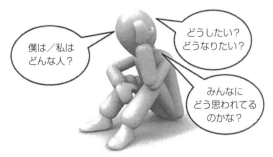

図6-10　アイデンティティの発達のイメージ

の発達」であって，「アイデンティティの確立」ではないということです。「アイデンティティの確立」は，時間と経験を積み重ねていくことでできるものです。青年期の課題は，「アイデンティティの確立」を目指してトライアンドエラーを積み重ねることなのです[*1]。

3 恋愛の発達

　青年期は，生物学的には子どもから大人へ変容する時期，すなわち性的に成熟して生殖が可能となる時期です。身体の内部では，思春期のはじめごろから内分泌系の変化にともなう急激な生理的成長が起こります。生物学的な性の発達は個人差が大きく，また，相対的に男子より女子のほうが早く発達するといわれています。個人差はありますが，男女ともに10代後半になれば生殖が可能で，法律的にも婚姻や出産が認められるようになります。民法においては，男性は18歳，女性は16歳になれば婚姻できると規定されています（民法第731条）。

　現代では，婚姻の前には多くの人が恋愛を経験しています。しかし，ひと昔まえの日本では，「家」の存続や経済的な背景などの環境要因が主な婚姻の決定要因で，個人の自由な恋愛や価値観に基づくことは稀でした。そもそも，「恋愛」という概念は，英語の「LOVE」から発生していて，明治時代に輸入されたものです。江戸時代には「情」という言葉が恋愛も包含していたと考えられます。しかしながら，恋愛感情を表した書物は古くから存在していました。たとえば，万葉集には以下の恋歌がおさめられています。

　　「君待跡 吾戀居者 我屋戸乃 簾令動 秋之風吹（あなたを恋しく思っていると秋の風が簾をゆらします）」（額田王）

　青年期になると，多くの人は他者に性的な魅力を感じる体験をします。人間以外の哺乳類では，程度の差こそあれ，ホルモンの分泌に大きな影響を受けます。しかし，人間の性行動はホルモンのみに影響されるものではないと考えられています。

臨床の芽＊1

思春期にある療育を必要とする子どもは，限られた人生経験で生きる意味を考え，アイデンティティの探求課題に向き合うことになります。ケア提供者は管理的・権威的態度に傾かず，親密かつ適度な距離で関わっていくことが求められます。

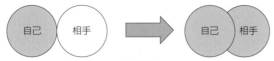

図6-11　自己拡張のイメージ

出所：Aronほか，1998より作成

　なぜ人は恋に落ちるのでしょうか[1]。一部の社会学者は，「恋愛は自己拡張をもたらす」と考えています（Aron et al., 1998）。自己拡張とは，図6-11にみるように自分の能力や資質，個性などが増大する感覚です。恋人ができると，お互いに相手の資質を自分のもののように感じたり利用したり，また，相手の交友関係を自分の交友関係の一部として取り込んだりします。この自己拡張の感覚が，恋愛を経験することによって急激にもたらされるため，人は恋愛体験を心地よいものであると感じるのです。自己拡張の感覚がもたらされるのは，恋愛の相手を自分と同じもの，自分に含まれるものと感じるようになるからであるといわれています。

　心理学では，恋愛関係や恋愛対象の好ましさについて，相手との類似性に焦点をあてた研究があります。外見や成育環境，知的水準，生活習慣，職業やものごとに関する好みなど，いろいろなものに関する好みを調査したのです。その結果，恋愛が成立する要因として，相手との類似性（自分と相手の外見や性的な魅力が似ていたり，好みや生活習慣が似ていること）が重要であることがわかりました（Rubin, 1973）。また，カップルの追跡調査では，似ているもの同士のカップルほど長続きしていることもわかりました（Hill et al., 1976）。

　一方で，相手の外見に対する好みや身体的魅力は，関係を長く保つことにはあまり影響を及ぼさないという研究結果もあります。夫婦を対象にした調査では，性格や生活習慣が似ていることが，長い間関係を保つことに重要な意味を果たすようです（Capsi & Herbener, 1990）。

　またスタンバーグ（Sternberg, 1986）は，恋愛を構成する要素を「親密性：相手との親しさや結びつき」「熱情：相手に感じる身体的魅力や情的欲求の感情」「コミットメント（決意・関与）：相手との関係を維持しようとする決意」の3つに整理しています。これは，「愛の三角理論」として知られている理論です。恋愛というと熱情がイメージされやすいですが熱情が優位であると長続きはしにくく，親密性，コミットメントが長続きの鍵をにぎっているようです。

（榎本尚子・大川一郎）

▶1　恋愛

青年期に特にみられる恋愛の特徴として，「アイデンティティのための恋愛」（大野, 1995）があります。この恋愛については，①相手からの賛美・賞賛を求めたい，②相手からの評価が気になる，③しばらくすると，呑み込まれるような不安を感じる，④相手の挙動に目が離せなくなる，⑤結果として交際が長続きしない，という特徴があげられます。つまり「自分のための恋愛」ということができます。

成人期

Episode 6-5　悩んでいるのは青年だけではない！

　青年期は，「悩みの時期」であるとよくいわれます。確かに，これまでみてきたように「自分探し」「アイデンティティの発達」が青年期の心理的特徴としてよく言われます。果たして，「悩み」は青年期だけの特権でしょうか。

　図6-12は，岡本（1994）によるアイデンティティの生涯発達モデルです。

　ここにみるように，人生では悩みの時期は複数存在します。それまでに安定していた自分のアイデンティティが，自分を取り巻く状況に対して危機を覚えることで脅かされ，その危機を様々な葛藤を繰り返す中で乗り越えていく。そんなモデルです。

　「悩み」の理由は，生涯において変化していきますが，悩んでいるのは青年だけではないのです。

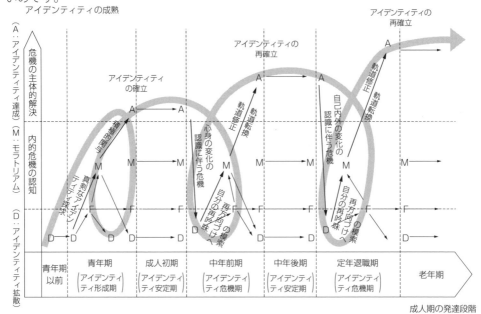

図6-12　**アイデンティティのラセン式発達モデル**

注：1．A：アイデンティティ達成．M：モラトリアム．F：早期完了．D：アイデンティティ拡散

　　2．アイデンティティ形成プロセス：D ──────→ M ──────→ A（アイデンティティ達成）
　　　　　　　　　　　　　　　　　　　真剣なアイデンティティ探求　　積極的関与

　アイデンティティ再体制化プロセス：(A) ──────→ D ──────→ M ──────→ A（アイデンティティ再達成）
　　　　　　　　　　　　　　　　　　　心身の変化　自分の再吟　軌道修正・
　　　　　　　　　　　　　　　　　　　の認識に伴　味・再方向づ　軌道転換
　　　　　　　　　　　　　　　　　　　う危機　　　けへの模索

出所：岡本，1994より作成

1 成人期の発達課題

　成人期の定義は研究者によって若干異なりますが，とても簡単にいうと，「大人の時期」のことです。成人してから老年期に入るまでの時期になります。成人の定義は研究者によって，また法律によって異なりますが，日本では18歳もしくは20歳から65歳までと考えるのが一般的です。このように成人期は生涯の中で一番長い時間を占めます。したがって，成人期を40歳頃で分けて，成人前期・成人後期とよんだり，さらに細かく分ける考え方もあります。

　成人期は，様々なライフイベントが起こる時期です。代表的なものとしては，就職・恋愛・結婚・出産・育児等があげられます。これらのライフイベントの中で，多くの研究者が，「就職」と「結婚」が成人期の2大発達課題であるとしています*1。また，アイデンティティの確立において，「就職」と「結婚（またはパートナーとの関係づくり）」は必須であろうと考えられています。「就職」や「結婚」以外にも，社会人としての役割を果たすこと，たとえば，地域社会への参画や集団活動等も重要な課題です。

2 キャリアの発達

　自分は将来どのような職業につきたいか？　そう考えることがキャリアの発達のスタートです。職業にはいろいろな選択肢がありますが，根底にあるのは「自分はどのような人間になりたいか」「どのような職業について，どういう人生を歩みたいか」という展望です。

　キャリアについて，キャリア教育の推進に関する総合的調査研究協力者会議（2004）は，文部科学省への答申においては「個々人が生涯に渡って遂行する様々な立場や役割の連鎖及びその過程における自己と働くこととの関係づけや価値付けの累積」と定義しています。ここでいう「立場や役割」とは，家族や集団における立場や役割のことです。たとえば，家族の中では子どもであることからはじまって，結婚して妻や夫に，子どもが生まれれば親になります。会社では新入社員からはじまって，出世すれば管理職になります。一連の過程の中で，具体的にどのような仕事をするか，仕事の価値をどうとらえるか，家庭生活と仕事とのバランスをどう取るか，などと考えたり選んだりしていくことの積み重ねがキャリアです。

　シャイン（Schein, E. H.）は，キャリアの発達には段階があることを示し（表6-6），生物社会学的な発達課題や家族の変化と重なり合い影響し合うと考えました。また，仕事の多くは会社などの組織に所属

臨床の芽＊1

成人期にある患者さんの心理的理解において，「仕事」「家庭」は，重要なキーワードとなります。今，患者さんがどのような状況にあり，そのことに対しどう感じているのか，このことを，まず「仕事」「家庭」の2つの面からおさえるようにしてください。

表6-6　シャインのキャリアの発達段階

段　階	年　齢	役　割	直面する一般課題
1．成長，空想，探求	0〜21歳	学生，大志を抱く人，求職者	職業選択のための基準を開発する，空想を実行可能な現実に変える，教育・訓練を受ける，など
2．仕事の世界へのエントリー	16〜25歳	スカウトされた新人，新入者	実行できる心理的な契約を結ぶ，組織・職業のメンバーになる，など
3．基本訓練	16〜25歳	被訓練者，初心者	現実を知って受けるショックに対処する，効果的なメンバーになる，日課に適応する，正規のメンバーとして認められるようになる，など
4．キャリア初期の正社員資格	17〜30歳	新しいが正式のメンバー	責任を引き受け職務を果たす，昇進や横断的成長の土台として特殊技能と専門知識を開発する，独立の欲求と組織の制約を調和させる，組織に残るか去るか決める，など
5．正社員資格，キャリア中期	25歳以降	正社員，在職権を得たメンバー，終身メンバー，監督者，管理者	専門職を選ぶか管理者となる方向に向かうか決める，技術的に有能であり続け専門分野で学び続ける，組織の中でアイデンティティを確立する，より高度な責任を引き受ける，生産的な人間になる，長期のキャリア計画を開発する，など
6．キャリア中期の危機	35〜45歳		自己の再評価をしてキャリアを変えるか決める，夢と現実を対比させて評価する，生活全体における仕事・キャリアの重要性を決める，助言者になるという欲求を満たす，など
7．A．非指導者役にあるキャリア後期	40歳〜引退	重要メンバー，公人的貢献者あるいは経営メンバー，よい貢献者あるいは役立たず	助言者になる，経験に基づく技術と関心を広げる，技術・職能のキャリアを追求すると決めれば技術を深める，全体管理者になると決めればより広範な責任を引き受ける，現状を維持しキャリア以外での成長を求めると決めれば影響力と手ごたえの減少を受け入れる，など
7．B．指導者役にあるキャリア後期	40歳〜引退	全般管理者，幹部，上級パートナー，社内企業家，上級スタッフ	組織の長期的繁栄に自分の技術と才能を役立てる，他者の努力を統合し広く影響を及ぼすようになる，主要部下を育てる，幅広い展望と視野から組織の社会的役割について評価する，個人的貢献者や社内企業家からアイデアの売り方を学ぶ，など
8．衰えおよび離脱	40歳〜引退		権力・責任・中心性の低下を受け入れる，能力とモチベーションの減退に基づく新しい役割を受け入れる，仕事が主でない生活を送れるようになる，など
9．引退			ライフスタイル・役割・生活水準におけるより劇的な変化に適応する，自分の経験と知恵を他者のために使う，など

出所：Schein, 1978をもとに作成

　して行うものであるので（独立起業する場合もありますが），キャリアの発達とは個人の欲求と組織の欲求の調和であると考えました。

　時代背景にもよりますが，キャリアの発達においては青年期頃までが準備期間にあたります。学校ではキャリア教育を行うことが求められていて，「人間関係形成能力」「情報活用能力」「意思決定能力」「将来設計能力」という4つの能力を身につけることが望ましいとされています。

　成人期に入って，実際に就職して仕事をしていくと，理想と現実のギャップを知ってショックを受けることもあります。このような過程のなかで自分のキャリアを再評価して，転職などの軌道修正が必要になることもあるでしょう。現場で働き続けるか管理職になるか選択することも大きな節目ですし，年齢を重ねれば第一線を退くという選択にも迫られます。変化を続ける自分自身と組織との間で，「自分はこ

うありたい」というイメージを明らかにしながら意思決定を繰り返してゆくのです*2。

3 家族関係の発達

　成人期になると，恋愛関係から移行して婚姻を中心とした家族関係を形成していくことになります。婚姻形態の多様性や，女性の職業上の制約など，様々な環境要因があるので一般化は難しいのですが，典型的な家族の発達の過程は以下のようになるかと思います。

　まずは，自分自身が育ってきた父親や母親がいる（いた）原家族から分離して，新しい家族を作ることから始まります。パートナーとの関係を基盤として，精神的・経済的に原家族との分離をはかります。結婚式などのセレモニーもこの過程の一つです。

　子どもの有無によって，家族のあり方は大きく異なりますが，ここでは子どもがいる場合を想定してみます。

　子どもが家族の新しい構成員となると，パートナー関係は大きく変化します。子どもを育てるためのシステムとして機能すべく変容するためです。夫婦であれば，女性が産休でキャリアを中断することが多くなります。育児休暇は男性も取得することができますが，現状では，育児休暇の取得者の多くは女性です。同性のパートナー同士が養子縁組等をした場合は，双方の協議によって育児を行っていくこととなります。この過程において，恋愛関係を中心としたパートナーシップは，多くの場合，育児のための協調関係に変化していきます。

　子どもの成長に伴って，子どもの人格を尊重し，独立を促すように家族の境界を柔軟にする必要性が生じてきます。子どもが思春期にさしかかる頃から，親が常に子どもを世話するような関係は終わり，子どもが家族と社会との間をある程度自由に出入りできるよう，家族のシステムを変化させることとなります。また，子どもに手がかからなくなると同時に，親としての役割も変化します。幼児期のように，衣食住すべてに気を配る必要もなくなると同時に，再び親自身のキャリアに目を向け，時にはキャリアプランを再構築する必要も生じてきます。また，子を養育するために変容させたパートナー関係も，子ども抜きで成立するよう再構築する必要があります。子どもがいない状態にもどり，場合によっては親世代の介護を担うなど，家族の役割を作り直すプロセスが必要になってくるのです（表6-7）。　　　　　（榎本尚子・大川一郎）

臨床の芽＊2

就職したての頃には，自分の希望通りの職業についてみたものの，イメージと異なっていたり，想像以上の負担感から続けることが困難だと感じたりすることがあります。「思っていたことと違う」「思い通りにならない」という感情を抱くことを，心理学ではリアリティ・ショック（reality shock）とよびます。読んで字のごとく，現実を体験して，ショックを受けたり違和感を感じたりすることです。

表6-7　家族のライフサイクル段階別にみた役割の変化

	役割の配分・遂行
婚前期	・正しい性役割の取得 ・結婚後の妻の就労についての意見調整
新婚期	・性生活への適応 ・夫婦間の役割分担の形成 ・夫婦の生活時間の調整 ・生活習慣の調整 ・リーダーシップ・パターンの形成
養育期	・父・母役割の取得 ・夫婦の役割分担の再検討 ・リーダーシップ・パターンの再検討
教育期	・子の成長による親役割の再検討 ・子の家族役割への参加 ・夫婦関係の再調整 ・余暇活動の設計 ・家族の生活時間の調整 ・妻の就労による役割分担の調整
排出期	・子の独立を支援するための役割 ・子の離家後の夫婦関係の再調整 ・子の離家後の生活習慣の再調整
老年期	・祖父母としての役割の取得 ・やすらぎのある夫婦関係の樹立 ・夫婦としての再確認 ・健康維持のための生活習慣
孤老期	・子どもによる役割の補充 ・社会機関による役割の補充

出所：望月・木村，1980より一部抜粋し作成

6-6

老年期

Episode 6-6　老いの現場──吉本隆明さんの場合

　哲学者の吉本隆明は，82歳当時，老いている現在の自分に対して次のように述懐しています。老年期という長い発達段階の後半になると，個人差はありますが，身体機能の低下が進み，日常生活への影響も出てきます。そんな老いの現場からの吉本さんの報告です。

　「年を取ると何が一番つらいか。それは，自分の意思と，現実に自分の体を動かすことのできる運動性との間の乖離が，健康な人に想像ができないくらいに広がるということだ。思っていることや考えていること，感じていることと，実際に体を使ってできることの距離が非常に大きくなる。

　そんな老人を前にすると，ともすれば医者は，「この人は返事だけはいいけれど，こちらの指示したことをやろうとしない。少しぼけてきたな」と思いこんだりする。ところが，運動性において劣るというのは，例えばアルツハイマーになったりするというのとはまったく違う。自分の気持ちは少しも鈍くなってはいない。それどころかある意味ではより繊細になって，相手の細かい言葉にいちいち打撃を受けているのに，そのことを表す体の動きは鈍くなっているという矛盾。そして，それを理解されないジレンマ。その点に絶望している老人が多く存在するという現実を，医師や看護師，介護士はどの程度知っているのだろうか。

　そんな老人を表現する際，僕は老人を励ます意味も込めて，「超人間」と呼んではどうかと考えている。

　動物は，目に見えた何らかの変化にすぐに反射的に行動を起こす。これに対し，人間は，感覚的に知覚したことと，行動との間に時間的距離があるのが特徴だ。となると，老人という存在はその時間的距離をもう少し大きくした「人間以上の存在」なのだから，それは「超人間」だ，と。

　人間の歴史には，政治や社会にまつわる問題が属する「大きな歴史」と，個々人の身体や精神の問題を扱う「小さな歴史」がある。そして，「超人間」を含めた小さな歴史の中に人類史の問題が全部含まれている。大きな歴史だけを「歴史」と考えるのは不十分だ」。

（吉本隆明さんと考える現代の「老い」　朝日新聞，2006年9月19日より引用）

1 加齢にともなう変化の特徴

　行政では，65歳以上を老年期としていますが，100歳を超える高齢者（百寿者）が7万人を越えた現在（2019年）では，その年齢幅は40歳以上に及び，それらを一括りに老年期としてその特徴を語ることはあまりに乱暴すぎる話です。一般的に，65～74歳を前期高齢者（young old），75～84歳を後期高齢者（old old），85歳以上を晩期高齢者（oldest old）と大きく3つに分けています。最近では，60代は老年期に含めず，70歳以上を老年期としようという行政的な動きも出てきています。健康で元気に活躍する60代以上の方が増え，以前の高齢者イメージと重なる年齢がどんどんと上がってきているのです。

　先にラスレットによる年代の特徴をみていきましたが，前期高齢層は第3年代，晩期高齢層は第4年代，そして，中期高齢層はその過渡期ということができるでしょう。

　さて，人は年をとるにつれて，生物学的な側面では生理的な低下や病気を経験していきます。図6-13，6-14に生理機能，感覚機能（視覚，聴覚），認知機能（知覚速度，推論，記憶）の加齢変化を示します。

　ここにみるように生物学的側面については，認知機能面も含めて加齢にともなう直線的な低下がみられます。

　加齢にともなうこれらの変化は，具体的にどのような行動上の変化，あるいは生活上の障害をもたらすことになるのでしょうか。たとえば，食に関わる機能低下は，表6-8に示されるような，2次的，3次的な連鎖的な影響を及ぼしていきます。少しの生理機能の変化が，食行動への影響をもたらし，それが，時として，結果的に健康被害をもたらすことにもなります。

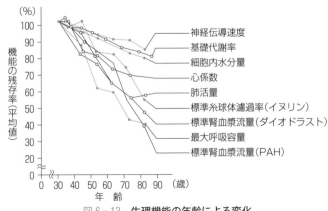

図6-13　生理機能の年齢による変化

出所：Shock, 1963を一部改変

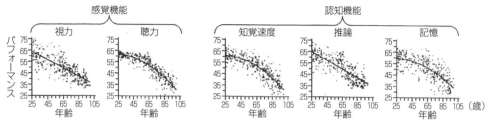

図6-14　感覚機能と認知機能の加齢と個人差
注：感覚機能では聴力よりも視力の個人差が大きい。認知機能では記憶の個人差が大きい。
出所：Baltes & Linenberger, 1997より作成

表6-8　食に関わる機能の変化と因果関係

1．口の中の老化
　1）唾液の分泌の低下 → 唾液が出ないと噛んだり飲み込んだりすることが難しくなる・口の中が乾燥して，衛生状態が悪くなる → 口内炎，舌炎，歯周病の発症 → そのための不快感，疼痛により食事量が減少
　2）虫歯や歯周病で歯が抜ける → 噛む能力の大きな低下 → 噛むのに必要な咬筋の萎縮 → 柔らかい食品ばかり食べるようになり，糖質の摂取が増加 → たんぱく質，カルシウムの摂取の不足 → 便秘にもなりやすくなる
　3）舌炎の持続 → 味を感じるのに必要な味蕾の萎縮 → 味覚機能の低下 → 食欲の低下
2．食道の老化
　1）食物を飲み込むときに，食道に入らず気管へ入ってしまう誤嚥（ごえん）の発生 → 食物が肺まで入ることによる重篤な肺炎の発症（寝たきりの高齢者ではしばしばみられます）
　2）食道下部の筋肉がゆるんだり，食道の動きが悪くなることによる胃液や胃の内容物の食道への逆流（逆流性食道炎）→ 潰瘍の発症 → 食道機能の悪化
3．胃や腸の老化
　1）胃粘膜の萎縮 → 胃酸分泌の低下 → 病原体への抵抗力の低下 → 鉄やビタミン吸収能力の低下
　2）小腸の消化液の分泌能力の低下 → 消化吸収の悪化 → 脂っこいものがあまり食べられなくなる・牛乳を飲めなくなる
　3）大腸の運動低下 → 便秘がちとなる

出所：財団法人長寿科学振興財団，2006を改変

臨床の芽＊1
高齢者理解の第1段階は身体的疾患，およびそのことが日常生活にどのような影響を及ぼすのかということをおさえることにあります。そして，必要に応じて，しっかりと対応していくことが重要です。

▶1　老年症候群
加齢にともなって高齢者に多く見られる医療的対応の必要な症状，兆候を総称して老年症候群といいます。

　このように生物学的機能の低下にともない，人は身体面での様々な不調を経験することになります[*1]。図6-15に加齢にともなう特徴の違いによって大きく3つに大別される老年症候群[▶1]の変化を示します。

　脳へ影響を及ぼす病気になったとき，認知症の症状を示すことになります。認知症が進んでいくにつれて，本人の日常生活上の障害へと結びつき，自立での生活が困難になり，家族を中心とした介護者からのケアが不可欠になってきます。重度になった場合，家族介護の場合，家族介護者の身体的，精神的負担は多大になり，行政等での介護ケアのサービス利用は不可欠になります。特別養護老人ホーム，ケアハウス等を利用した施設ケアも必要に応じて利用することになりますが，対象となる希望者数の増加により，そのマッチングがうまくいっていないという現状もあります。

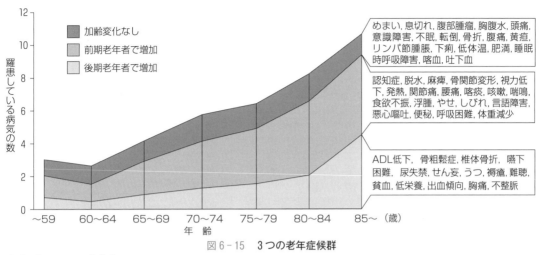

図6-15　3つの老年症候群

出所：鳥羽，1997より作成

2 老年期という時期

　さて，上記のような加齢にともなう特徴をもつ老年期ですが，どのような時期として位置づけられるのでしょうか。

　エリクソンは，老年期を第8の段階として位置づけ，「統合性」の時期としています。自分のこれまでの人生を振り返り，人生を意味づけ，これまでの未解決な問題を処理し，統合していくことが老年期の課題であると考えています。そして，この課題達成のためには，「英知」が必要とされ，課題が達成されないときに人は「絶望」を感じるとしています。この課題は，まさにラスレットの第3年代の特徴と重なってきます。この課題を達成することがこの時期の適応へとつながっていきます。

　エリクソンの共同研究者でもあったその妻のジョアンは，エリクソンの考え方の延長線上にさらに第9番目の段階があり，この段階は身体的にも心理的にもネガティブな状況に対する適応を求められるものであることを指摘しています。Episode 6-6で紹介した吉本隆明さんの言葉は，まさにこの段階にあり葛藤している高齢者の声ということができるのではないでしょうか。

　トーンスタム（Tornstam, 1989）によって提唱された「老年的超越（gerotranscendence）」という概念があります。表6-9に示されるようにこれまでもっていた信念，価値観が老年期のこの段階になると大きく変わってきます。先の生涯発達的視点のところで指摘したようにそれまで培ってきた「獲得」のための価値観を，「喪失への適応」のための価値観へと変化させていく過程としてとらえることもできるの

表6-9　トーンスタムの老年的超越概念の内容

次　　元	超越の特徴
社会との関係の変化	・人間関係の意義と重要性の変化 ・社会的役割についての認識の変化 ・無垢さの解放 ・物質的豊かさについての認識の変化 ・経験に基づいた知恵の獲得
自己意識の変化	・自己認識の変化 ・自己中心性の減少 ・自己の身体へのこだわりの減少 ・自己に対するこだわりの減少 ・自己統合の発達
宇宙的意識の獲得	・時間や空間についての認識の変化 ・前の世代とのつながりの認識の変化 ・生と死の認識の変化 ・神秘性に対する感受性の向上 ・一体感の獲得

出所：増井ほか，2010を改変

ではないでしょうか。

3　老いと適応

　権藤（2008）は，生物学的側面や社会的側面の影響を和らげる機能をもつ「補償プロセス」を加えて，図6-16のような「こころ」の加齢モデルを紹介しています。

　補償プロセスの代表的なモデルには，バルテスらの提唱したSOCモデル（補償をともなう選択的最適化；selective optimization with compensation）があります。人は多くの場合，程度の違いはあったとしても，自分自身の機能低下に気づいたときに，その低下による日常生活や仕事での課題達成の質や量への影響を「補う（補償）」ために，これまでとは違う新たな目標を設定したり，絞り込んだりして目標の「選択」を行い，その目標達成のために自身が現在もっている機能を最大限活かした「最適」な方略をとるようになる，という理論です。加齢に伴う様々な変化に人はどのように適応していくのかということを説明する包括的なモデルということができます。

　人を適応に結びつける要因は，一体何でしょうか。先に見たSOC理論に代表される補償理論ですが，Episode 6-6での吉本隆明さんの例でみられるように身体機能がかなり衰えてきた場合，つまり85歳以上の晩期高齢者の場合，SOC理論の適応は難しいかもしれません。年をとるにつれて，その身体的・心理的資源はどんどん失われていく，補償すらできない状況がいずれは待っているかもしれないのです。

　このような状況に人はどのように対応していくでしょうか。老いのパラドクスといわれる現象があります。先にみたように老年期は喪失

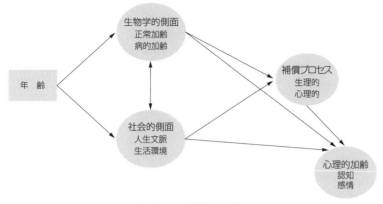

図6-16　加齢モデル

出所：権藤，2008

を多く経験する時期です。精神的にはネガティブな状況に陥る人が多いのではと考えられますが，実際はその主観的な幸福感は決して低くなく，むしろ若年者と比較しても同等レベルにあります。この現象の説明概念として，社会情動的選択理論（socioemotional selective theory：SST）があります。この理論では，高齢者は残された時間が限られていることを認識しているがゆえに，ネガティブな側面に注目しそれを低減することに重きをおくのではなく，感情的に満足感を得ることを重視し，認知的にも，社会的資源の投資にしても選択的に満足感を高めるための行動をとるという理論です。補償理論の一つとして考えることも可能ですが，先にみたトーンスタム（Tornstam, 1989）の「老年的超越（gerotranscendence）」にあるようにこれまでもっていた信念，価値観を変えることによって，今の状況に適応するということの一つの証左であるといえるかと思います。

　人を適応に結びつける大きな機能の一つは，現状に合わせて価値観を変えていく心理的作用にあるように思います[2]。低下し，減少していく身体的，心理的資源に対して，その資源不足を外的および内的な調整によって補えなくなった。その時には，考え方，価値観を変えることによって，その現状をありのままに受け入れていく。時には，あきらめ，何かと折り合いをつけながらも，「しょうがない」「それでいいんだ」「こう考えればいいんだ」とその考え方を変えることによって，今の状態に適応していく。これも老年期後期・晩期の適応のあり方の一つなのではないかと考えます[3]。

（大川一郎）

臨床の芽＊2
病気になりたくてなる人は誰もいないでしょう。治る病気であればまだしも，治らない死に結びつく病気であった場合，人は，病気であることや，死と向きあいながら，現実と折り合いをつけて，生活している現状がある，ということをわかっておいてください。

臨床の芽＊3
価値観を変えることは容易ではないため，根気強く話を聞き，高齢者が「それでよい」と思えるように，受容する姿勢で関わることが重要となります。

Column 6-1

「ひきこもり」について

厚生省による「ひきこもりの評価・支援に関するガイドライン」（齊藤, 2007）によると「ひきこもり」とは「様々な要因の結果として社会的参加（義務教育を含む就学，非常勤職を含む就労，家庭外での交遊など）を回避し，原則的には6ヶ月以上にわたって概ね家庭にとどまり続けている状態（他者と交わらない形での外出をしていてもよい）を指す現象概念である」と定義されています。

この定義にあるように「ひきこもり」というと，まったく部屋から外に出られないかのようなイメージですが，実際にはコンビニなどの買い物や自宅周辺の散歩などには出られる，という例も多くあります。

外出はできるものの，就職先など日中活動の場を持たない人たちを「社会的ひきこもり」とよびます。このようなひきこもりの状態は，他者と接触しないという点で楽なようにも見えますが，長期的にみれば，アイデンティティの発達・確立に多大な形成を及ぼします。就職できないことから金銭面の困窮につながる可能性も高くなります。対人交流がなくなることから恋愛対象や配偶者の獲得も困難になります。

近年では，「30年間ひきこもっていて家族以外との接触はありません」といった例も多々目にします。昨今ではひきこもりの高齢化が社会問題となりつつあります。

実態ですが，内閣府の調査（2016）によれば，先の定義に基づく15〜39歳の「ひきこもり」は全国で推計54万人に上っています。2010年の調査からは約15万人減ってきてはいますが，ひきこもりの長期化・高年齢化の傾向が明らかになっています。

ひきこもりの評価については，その原因ともかかわってきますが，「ひきこもりの評価・支援に関するガイドライン」（表1）（齊藤, 2007）

では，表のような多軸評価を勧めています。

上記のようにひきこもりとなる要因は様々です。精神疾患などはなくとも，ひきこもってしまう例は少なくありません。きっかけの一つとなりうるのは，青年期・成人期における社会関係のつまずきです。学校でのいじめや過度な叱責，病気に至らない程度の脆弱性，学校や職場にうまくなじめないなどです。

個々人のひきこもりの要因は様々です。したがって，それぞれの要因（たとえば，発達障害とパーソナリティ障害を含む精神障害，家族を含むストレスフルな環境要因等）に対応した支援が望まれます。

厚生労働省は2009年にひきこもり対策推進事業を立ち上げ，「ひきこもり地域支援センター設置運営事業」（2009），「引きこもりサポーター養成研修，派遣事業」（2013）を都道府県，市町村単位で展開しているところです。

（榎本尚子・大川一郎）

表1　ひきこもりの多軸評価

第1軸：背景精神障害の診断：発達障害とパーソナリティ障害を除く精神障害の診断です。
第2軸：発達障害の診断：発達障害があればそれを診断します。
第3軸：パーソナリティ傾向の評価（子どもでは不登校のタイプ分類）：パーソナリティ障害を含むパーソナリティ傾向の評価です。子どもの不登校では過剰適応型，受動型，衝動型といった不登校の発現経過の特性による分類が有益です。
第4軸：ひきこもりの段階の評価
第5軸：環境の評価：ひきこもりを生じることに寄与した環境要因とそこからの立ち直りを支援できる地域資源などの評価です。
第6軸：診断と支援方針に基づいたひきこもり分類：第1軸から5軸までの評価結果やそれに基づく支援計画の見直しなどを総合して，三群にわたるひきこもり分類のどれにあたるかを評価します。

発達障害を見極めるチェックポイント

　自閉スペクトラム症（以下，ASD），注意欠如・多動症（以下，ADHD）などの発達障害は，早期に現れる先天性の脳機能障害です。発達障害を見立てる際には，乳幼児期の発達を丁寧にみておく必要があります。

　ASD の場合，①生後4か月頃に出てくる誰にでも笑いかける社会的微笑が弱く発声も少ない，②8か月不安（人見知り）がなく母親の後追いもしない，③動作模倣をしない，④指差しをしないなど様々なサインを出しています。生後10か月頃よりみられる指差しは重要なサインで，三項関係（子ども・親・物）が未形成の場合，母親が指差ししても母親の顔や指だけを凝視するなど他者の意図が理解できないこともありますし，自分が発見した物を伝える定位の指差し，その後の要求の指差しが少ない場合もあります。ASD では，見えない物はわかりにくいなどといった想像性の障害ゆえに，2歳頃に発現する見立て遊び（積木でトラックを作るなど）や4歳頃に理解できるようになる重い・軽いの比較が何歳になっても難しい場合があります。就学前になると声に出さず自分の頭の中で考える内言も可能になりますが，社会性の障害の顕著な ASD，よくしゃべる ADHD の場合，内言が育たず，実際に声に出す外言が多いことも特徴です。

　また，不器用さを抱えている発達障害児は多いため，協応動作（例：縄跳びのように手で縄を回しつつ同時にジャンプする，手と足の協応など）につまずきがみられることも多々あり，その場合，作業療法士との連携も視野に入れる必要があります。

　発達障害へのアセスメントに関しては，発達障害と誤解する他の問題への視点も忘れてはなりません。保育所から「落ち着きがなくADHD が疑われる」と言われた子の生活習慣を聞くと，子どもは起床すると保護者に急かされるように準備をし，朝食を摂ることなく，保育所に行っていました。その後，生活習慣を見直し，早寝・早起き・朝ご飯を励行することにより，次第に落ち着いていきました。

　また，健診で保健師から多動を疑われ相談につながったケースでは，遊びの中で，音や声かけへの反応から難聴を疑い，耳鼻科を受診してもらいました。軽度の難聴があることがわかり，難聴児の療育に通うことになりました。難聴がある場合，周囲でどのような話がなされているのかわからず，一見，ADHD のように落ち着きがない場合もあるため，聞こえの問題も確認する必要があります。

　小学校から「授業中に落ち着きがなく教室を出る，級友へちょっかいをかける」との ADHD が疑われるケースの相談を受けた際，健診など発達歴に関して問題はありませんでした。一方，母親から生育歴を詳しく聞く中で，離婚をした父親から虐待があったことが判明しました。父親の暴力は不適切な学習（モデリング）につながり，教師・級友へ暴力を振るう一方，過度に教師におんぶをねだるなど，甘えと攻撃の両極端を繰り返していました。この子の場合，ADHD ではなく，虐待への反応としての脱抑制型対人交流障害でした。

　もともと，発達障害があることにより，対応に困って虐待してしまい，愛着障害と発達障害とが重複してしまったケースもありました。その場合，よりいっそう支援は困難になってくるため，私たちは複合的な視点をもって，早期発見・支援を心がける必要があります。

（髙塚広大）

📖 Column 6-3

男性が家庭や育児にかかわる心理的な意義

1995年に日本で初めての男性専用電話相談を開設して以来，男性の悩みに寄り添ってきました。それに加えてここ数年は，父親のための子育て支援のあり方を模索しながら，活動を続けています。ワーク・ライフバランスやイクメンといった言葉は，よく耳にするようになりました。しかし一方で，実際にはなかなか「男性」と「家庭や育児」の距離は縮まっていないようにも見えます。

結婚した男性から，夫婦関係についての悩みが寄せられることは少なくありません。そこから離婚や夫婦間の暴力（ドメスティック・バイオレンス）に発展する場合もあります。また，出産を契機として夫婦関係が悪化する「産後クライシス」といわれるものが起こったり，子育てをめぐって夫婦間の意見が食い違ったりすることもよくあります。こうした問題には，当然あらゆる要因が複雑に絡み合っていますので，解決策を単純に見出すことはできません。ただ，ここに共通して見えてくる男性の心理的傾向は，こうした問題の予防や解決のヒントになるかもしれないと考えています。

男性の悩みを聴いていると，その背景にある「かくあるべし」の縛りの強さを感じます。理屈や思考の世界で「こう対応をすれば，こういう結果になるはず」と考え，現実的な対策で乗り切ろうとする傾向があるのです。もちろん，それで対処できればいいのですが，夫婦関係や子育てが絡む場合，理屈や思考の世界だけではとらえきれないものがどうしても出てきます。たとえば夫婦関係においてはお互いの「感情」が重要ですし，子育てには理屈通りにいかない「混沌としたあいまいな世界」という側面があるでしょう。しかし，男性はどうしてもそうしたものを軽視してしまうことが多いように思われます。

男性は，その成長のプロセスで「強くなければならない」「弱音を吐いてはならない」とプレッシャーをかけられ，感情を抑圧することを学習する傾向が，女性よりも強いのではないでしょうか。大人になってからも仕事のうえで「結果を出さなければならない」「効率を上げなければならない」とプレッシャーをかけ続けられることもあるでしょう。そのため，理屈や思考の世界に偏りがちになり，「かくあるべし」を優先するようになってしまうのかもしれません。時代とともに性役割に関する価値観も，ある程度変化していると思われます。しかし，最近の内閣府の調査（2012）でも，半数近くの男性が「男は弱音を吐くべきではない」と回答している通り，男性が自分で自分を縛ってしまい，感情を抑圧してしまう傾向は，相変わらず根強いのです。

理屈や思考の世界で生きてきた男性が，たとえば，夫婦間の関わりを通じて，感情を誰かと共有することの喜びを味わったり，子育てすることで，すぐには結論の出ない営みに延々と付き合うことの大切さを体得したりすることは，男性の内的世界を豊かにしてくれると考えられます。その意味で，家庭で過ごす時間をもったり，子育てに主体的に関わったりすることは，男性の心の成長にとってメリットがあるといえるでしょう。この点に，われわれはもっと注目してもよいのではないでしょうか。

（濱田智崇）

発達障害児（者）に対する合理的配慮

医療現場において，自閉スペクトラム症やADHDなどの発達障害といわれる診断をもつ人やその他何らかの障害をもつ人に出会うケースがあるでしょう。

2016（平成28）年4月に「障害を理由とする差別の解消の推進に関する法律」（以下，障害者差別解消法という）が施行されました。すべての障害者の基本的人権や生活を保障するために「合理的配慮」をすべきであるとする法律です。ここではこの法律を紹介しながら，合理的配慮と，それを提供する際の留意点について説明をしていきます。

合理的配慮とは

合理的配慮とは，障害者があらゆる人権，基本的自由を完全かつ平等に享受すること，障害者固有の尊厳の尊重が促進されることを目的とした障害者の権利に関する条約第2条に規定されている，その目的を達成するための「必要かつ適当な変更及び調整」のことです。障害者差別解消法の第5条では，行政機関及び事業者は，合理的配慮を行うための施設の構造の改善及び設備の整備，関係職員に対する研修その他の必要な環境の整備に努めなければならないと規定されており，特に，障害者から現に社会的障壁の除去を必要としている旨の意思の表明（合理的配慮の意思表明）があった場合，行政機関等においては，その実施に伴う負担か過重でないときは，その個人の状態に応じた合理的配慮を行うことが法的義務として（第7条の2），事業者においては，努力義務として規定されています（第8条の2）。

発達障害児（者）に対する合理的配慮の例として文部科学省は，「個別指導のための教材や小部屋等の確保」「クールダウンのための小部屋の確保」「口頭だけではなく，板書，メモ等による情報掲示」をあげています。

たとえば，限局性学習症（SLD）の子どもの場合，書字が困難で板書が書き写せないなどの課題が教室場面では生じやすいため，板書を印刷した資料を渡したりする合理的配慮が求められるのです。

発達障害児（者）への合理的配慮における留意点

西村（2017）は，大学等における学生支援において，障害特性の表れ方が一人ひとり異なるため，配慮内容を定型化することが難しいことを指摘しています。つまり，発達障害児（者）の障害特性に応じて，必要とされる合理的配慮が異なるのです。したがって，合理的配慮を提供する際には，配慮を必要としている本人の障害特性やニーズを考慮して，何が合理的配慮にあたるのかについて個別の支援計画の中で検討していく必要があります。

しかし，臨地実習が設けられている保健医療福祉系の大学や専門学校では，健康上何らかの課題や問題をもつ人々に関わることが求められるため，学生が相手の安全を確保できない場合，学習の継続に制限が加わる可能性があります。山下ら（2016）は，看護学生の臨地実習における学習困難の実態について，「患者や指導者・教員，グループメンバーとのコミュニケーションが困難である」ことや「基本的な学習習慣が身についていない」ことから学習困難があり，「繰り返して指導するが，指導内容が身につかない」と報告しています。

目の前に患者さんがいて，学生の障害特性に応じた合理的配慮を最優先しきれない現場で，どこまで技術実習を進めることができるのか，個別支援計画だけでなく，具体的な指導体制づくりを進めることも急務となっています。

（堀口康太・高見美保）

第 II 部

心理臨床・医療の中で役立つ心理学

Contents

第 7 章

人間関係
（関係性をつくる要因）

7-1

人間関係をつくる要因

Episode 7-1　古畑任三郎の名推理

イチロー「……いつから気づいてたんですか？」

古　畑「最初にあなたを訪れて，タバコの話になった時です」

イチロー「何かヘマしました？」

古　畑「被害者が駐車場でタバコを吸っていた話をしたら，イチローさんは当然のように
　　　　そこが禁煙だと思って話をされた。確かに地下の駐車場はどこも禁煙です。し
　　　　かしどうして，駐車場と聞いて地下だと思ったのか。ご自分の車は，外の駐車場
　　　　に止めているのに……」

（古畑任三郎ファイナル "フェアな殺人者" より）

　警部補・古畑任三郎……かつて人気を博したこの作品，みなさんもご存知でしょうか。
巧みな話術と緻密な推理で犯人を問い詰め，あっという間に解決に導く……それでいて，
負けず嫌いでユーモアもある，そんな刑事が主人公のテレビドラマシリーズです。
　この作品が特徴的なのは，"誰が犯人で，どうやって犯行に及んだのか" が冒頭で示さ
れる点です。よくあるサスペンスドラマとは逆で，視聴者である私たちは，事件の真相を
ほぼすべて知っています。ある意味では，犯人と同じ視点を共有し，犯人と同じ立場から，
ドラマの進行を見守ることになります。
　ですからドラマの面白さは，事件の経緯について何も知らない古畑が，どのようにして
真相にたどり着くのかというプロセスにあるのですが，そこで "決め手" となるのは多く
の場合，犯人のふとしたしぐさ，振る舞い，言動です。犯人にとって（そして，同じ立場
に立つ私たちにとって）ごく自然な些細なものでも，古畑の鋭い観察眼はそこにあらわれ
る矛盾を見逃さず，様々な情報を収集し，犯人の意図や思考，さらには人となりをも推理
していきます。そしてドラマの終焉を迎えるとき，古畑によって明かされる犯人の "意外
な一面" ——真相を知るがゆえに，先入観に囚われていた私たちが見落としていた側面
——に，視聴者は驚かされるのです。
　他者を知り，理解しようとする際，私たちもまさに古畑と同じように，意識的・無意識
的に様々なレベルの情報を収集し，それをまとめあげて相手の人物像を推測しながら，
「この人は○○な人物だ」ととらえています。そのプロセスについて，ここから見ていき
ましょう。

1 対人情報の処理

　私たちは日常生活の中で，たくさんの人々に出会います。そして出会った人々に対して，意識的もしくは無意識的に，様々な判断を行います。たとえば，「この人は厳しそうな人だ」「あの人は意外とおっちょこちょい」「目の前に座っている人は，実は帰りたがってる」といったように，その人物の意図していることや，どんな性格（パーソナリティ）の持ち主かということを，知らず知らずのうちに判断しています。そればかりか，「あの人は結構，話を聞いてくれそう」「この人はちょっと何を言い出すかわからないな……」などと，その人物が次にどのような行動を取るかという点についても予測することがあります。

　このように，他者の意図やパーソナリティ，行動傾向を判断・推測するプロセスのことを，「対人認知（person perception）」とよびます。しかし，その人物の意図やパーソナリティといった内面的なものは，本質的には私たちの目には見えないものであり，直接的に観察できるわけでもありません。

　それでは，どのようにして私たちは，他者の内面にまで及ぶ対人認知を行っているのでしょうか。このことについてビーチとウェルトハイマー（1961）は，私たちが他者に対する対人認知を行う際には，表7-1にあるような「客観的情報」「社会的相互作用」「行動の一貫性」「パフォーマンスと活動」という4側面の情報を手がかりにしていることを示しています。つまり私たちは，その人物に対して，外部から観察可能なありとあらゆる情報に注目しながら，対人認知を行おうとしているのです。

　しかし，ここで注意すべきなのは，私たちはつねに，表7-1にあるような多数の情報を入手できるわけではない，という点です。ほとんどの場合，私たちが知ることのできる情報とは，この中のごく一部にすぎません。ですから，実際の対人認知のプロセスの中では，限られた情報をもとにして，その人物の印象を形成していくことになりま

表7-1　**人物情報の4側面**

1. 客観的情報	相手の外見，相手の社会的背景，仕事や収入
2. 社会的相互作用	相手の自分に対する行動，相手の他者に対する行動，他者の相手に対する反応，自分の相手に対する反応
3. 行動の一貫性	相手のパーソナリティ，相手の自己概念，相手の価値観と道徳観
4. パフォーマンスと活動	相手の能力，やる気，野心，動機，興味

出所：Beach & Wertheimer, 1961をもとに作成

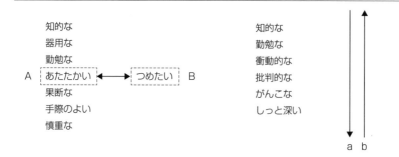

Aの「あたたかい」とBの「つめたい」を入
れ替えると，それだけで最終的な印象が大き
く変化する（中心的特性）

上から見ていく（a）と肯定的な印象が形成
されるのに対し，下から見ていく（b）と否
定的な印象が形成される（提示順序効果）

図7−1　アッシュの実験で用いられた特性語
出所：Asch, 1946をもとに作成

臨床の芽＊1

臨床場面で用いられている医療
情報は，患者さんの治療に必要
な情報から形成されていますの
で，まさしく限られた情報から
の人物特定になります。本節で
述べられている要因等に，十分
留意しましょう。

▶1　ゲシュタルト心理学

人間の心をとらえる際に，心を
構成する一つひとつの要素を
個々にとらえるのではなく，要
素同士の関連性を重視し，大き
なまとまりとしてとらえながら
分析していこうとする心理学の
一派。また，「ゲシュタルト」
とは，ドイツ語で「形」を意味
する語です。

す＊1。

　このことを特に「印象形成（impression formation）」とよびますが，
印象形成の過程について最初に理論的に検討したのが，アッシュ
（1946）です。アッシュは，ゲシュタルト心理学▶1の立場から，人物
に対する印象形成がどのような特徴をもつのかについて研究を行いま
した。そして，人物に対する全体的な印象とは，その人物に関する
様々な情報を総合しながら形作られることを明らかにしました。

　アッシュは，図7−1の左側にある，7つの特性語を実験参加者に
見せたうえで，この7つの特性をもつ人物に対し，どのような印象を
抱いたかを尋ねました。その結果，参加者たちは，そこにはまったく
描かれていないような情報，たとえばその人物の顔つきや体つき，果
てには「この人の興味は幅広いだろう」「この人がいることで，みん
なが盛り上がり，その場の重要人物になるであろう」といったような
将来の予測までも加えて回答していました。つまり，人はごく限られ
た情報からでも，それを手がかりにして豊かに想像を膨らませ，その
人物のリアルな全体的印象を形成していることを示しました。

　さらにアッシュは，「あたたかい」という語を，「つめたい」という
語に変えて同じように提示したところ，その他の語がまったく同じで
あるにもかかわらず，人物に対する最終的な印象がまるで正反対のも
のとなることを示しました。しかし，たとえば「ていねいな」という
語を「無礼な」という語に変えても，全体的印象はあまり変わらなか
ったことも同時に示しています。これらの結果をふまえてアッシュは，
数ある特性の中でも，「あたたかい―つめたい」という特性は，人物
の全体的印象を一定の方向にまとめあげるように作用する中心的な役
割を果たす「中心的特性」であり，それ以外の特性の意味は，この中

心的特性に沿ったかたちで処理されると説明しました。

　アッシュはこれらの発見に加え，その人物に関する情報がどのような順番で与えられるかによって，形成される印象が大きく異なってしまうことも示しています。図7-1の右側にある6つの語を，一つのグループには上から順番に，もう一つのグループには下から順番に見せたところ，上から見たグループではとても肯定的な印象が抱かれたのに対し，下から見たグループでは逆に否定的な印象が抱かれる傾向が見られたのです。このように，情報を提示する順番によって印象が大きく変わるという「情報の提示順序効果（order effect）」について，アッシュは，最初に示された情報が全体的な印象を決定し，後から示される情報はその方向に合わせて処理されるのではないかと考えました。この考え方は，初頭効果（primary effect）とよばれます。簡単に言えば「人は，第一印象が重要」という考えです。

　しかしその後の研究では，「終わりよければすべてよし」というような，後に示された情報こそが強い影響力をもつという結果が示される場合もありました。こちらは，新近効果（recency effect）と呼ばれます。いずれにせよ，私たちが特定の人物に対して印象形成を行うプロセスの中では，様々な情報が単純に合計されているだけではなく，個々の情報同士が多様な影響を及ぼしあっていることがうかがわれます。

2 ステレオタイプと偏見

　しかし私たちは，限られた情報をもとにして他者の印象を形成していく中で，大きな過ちを犯す場合も少なくありません。その最たるものが，ステレオタイプ（stereotype）▶2 です。たとえば，女性であるというだけで「料理が得意であろう」という印象を抱くことや，大阪出身であると知っただけで「きっとみんなを笑わせてくれるのではないか」という期待をもつことは，多かれ少なかれ，私たちの身近でも起きているのではないでしょうか。このように私たちは，性別，年齢，職業，出身などの社会的カテゴリーのみに基づいて，人物のパーソナリティや能力，行動傾向を推測することがあります。つまり，特定の人物がある集団やカテゴリーの一員であると知った際に，その集団と結びついた知識やイメージに基づいて，「この人は○○だから，きっと□□だろう」という単純な図式にあてはめて印象形成するということです。

　こうしたステレオタイプに基づく印象形成を行うことで，未知の相手に対しても，既存の知識やイメージに基づく「ある程度」の理解を

▶2　ステレオタイプ
もともとは，1922年に，ジャーナリストのリップマンが，集団に対するイメージという意味で使ったのが初めてであると言われています。そこから，心理学の中でも研究がなされるようになりました。

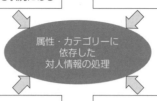

図7-2 **ステレオタイプに基づく処理を促す要因の一例**
出所：Fiske & Depret, 1996；Pratto & Bargh, 1991；Guilbert & Osborne, 1989；Wicklund & Braun, 1990；山本・原，2006をもとに作成

得ることができます。そうすることで私たちは，よく知らない相手に対しても，深く考えすぎたり観察しすぎたりせずにすみます。つまり，ステレオタイプを活用することで，他者に対する認知や注意を「節約」できるという面もあるのです[*2]。私たちのこうした側面に関してフィスクとテイラー（1991）は，「認知的節約家（cognitive miser）[▶3]」という表現を用いて説明しています。

しかしそうしたステレオタイプ化された処理を行っている際には，相手がもつ独自の特徴や，カテゴリーに収まらない固有の側面を考慮していないわけですから，間違った判断をしてしまう可能性もあります。また，過度なステレオタイプ化によって，相手に対して十分な根拠もないままに否定的な評価を下すという事態に結びつくことも考えられます。特に，人種に基づくステレオタイプは，偏見と差別の根源であるとオールポート（1958）は論じています。

それではどのような状況で，ステレオタイプに基づく処理がなされやすくなるのでしょうか。たとえばフィスクとニューバーグ（1990）は，相手への関心が低い場合や，相手が自分にとって重要でない人物である場合には，カテゴリーに依存した処理がなされやすくなることが示されています。他にも，図7-2に示すような要因が存在するときには，精緻な情報処理を行わず，相手の属性に基づいた推測がなされやすくなることが明らかにされています。

❸ 外見が及ぼす影響

「あの人は美人だから，何でも許されるのよね……」とばかり言う人が，あなたの身の回りにはいないでしょうか。こういう一言は，美人への嫉妬に過ぎないと片づけられがちですが，これまでの研究を見ていくと，あながち間違いとも言い切れない可能性もあります。

臨床の芽＊2

臨床で活用されている，標準的なケア計画や加療スケジュールを，患者特性を考えずに用いると，この考え方に準じてしまいます。個別性は反映し，その人に合ったものに改変して運用することが重要です。

▶3 認知的節約家

そもそも人間は，生活の中で目にする様々な対象に対し，非常に多くの判断をしなくてはならないという状況にあり，かつ，それに対して人間が一度に処理できる情報量は非常に限られているため，認知や思考の面での節約をしなくてはならない，という考え方が前提にあります。

　ディオン（1972）が行った実験では，様々な男性や女性の写真を参加者に提示し，その人物がどのような性格であると思うかについて尋ねました。また提示される写真には，外見的な魅力度が高い人物，魅力度が低い人物，中間的な人物の3種類が用意されていました。この実験の結果，外見的な魅力度が低い人物に対しては，魅力度が高い人物もしくは中間的な人物に比べて，「性格の好ましさ」や「結婚相手としての適性」などが低く評価されていることがわかったのです。

　つまり，外見の美しさの違いだけで，大きく異なる印象形成がなされることが示されたといえます。そしてディオンは，この結果に基づいて，「美しい人は良い人である（beauty is good）」というステレオタイプが存在する可能性を指摘しています。このステレオタイプの存在を支持するかのように，シーガルとオストローブ（1975）の裁判場面を模した実験[4]からも，たとえ同じ内容の罪を犯していても，美しい人はそうでない人よりも約半分の刑期でよいと判断されてしまうことが報告されています。

　このほかにも山本（1995）は，身長の高い人物・低い人物・中程度の人物の写真を用いた実験を通して，男性においては，周囲と比べて身長が高いというだけで，「落ち着きがある」「努力家である」「責任感がある」「大人っぽい」「感情的でない」などと判断されやすいことを明らかにしています。美しさだけでなく，身長の高さにもまた，望ましい人物であるというステレオタイプが存在するのです。

　こうしてみていくと私たちには，わずかな情報からであっても，相手に対する生き生きとした全体的印象を形成できる能力があるものの，情報を得た順番や，本来は関係のないはずの社会的カテゴリーや外見的特徴によって印象が左右されてしまっている可能性もあるのです。

　様々な患者と接しながら，かつ個々の患者に対する正確な判断が求められる医療従事者としては，自身がいつの間にか抱いている患者への印象が，「何を根拠として，どのようにもたらされたものなのか」ということに対して，つねに自覚的に問い直し，折に触れ修正していくことが必要なのかもしれません。そのためには，自分の先入観や固定観念だけにとらわれず，患者とのコミュニケーションを密にしながら，相手を知るための様々な手がかりや情報を，たえず収集していこうとする姿勢が重要なのではないでしょうか。

（藤　桂）

▶4　シーガルとオストローブの実験

ここで紹介しているのは，対象が「侵入犯」を犯した場合の結果です。しかし，「詐欺」を犯したという場合には，侵入犯の場合とは逆に，美しい人に対してより長い刑期を与えるべきと判断されやすくなるという結果も示されています。

7-2

コミュニケーション

Episode 7-2　ベッドサイドでの最適なコミュニケーションの位置

　ネゴシエーターの間で交わされる言葉に、「交渉は、テーブルに着く前から始まっている」というものがあります。これは、実際の交渉の中で何を伝えるかということよりも、交渉を始める前に様々な下準備や根回しをしてから臨むことが重要であり、それこそが交渉というコミュニケーションの結果を大きく左右する……ということを意味する言葉です。

　しかし大切なのはそれだけではありません。「テーブルの"どこに"着くか」ということも、コミュニケーションの中で重要な意味をもつことが示されています。クック（1970）は、アメリカやイギリスの大学生を対象に、①講義前に会話をする場面、②試験勉強を一緒に協力して行う場面、③別々に勉強をする場面、④パズルの解答を競争する場面のそれぞれにおいて、自分と相手がどの位置に座るのがよいかを選択してもらうという調査を行いました。その結果は図7-3の通りで、選択される座席の位置は場面ごとに大きく異なっていました。気楽に会話をするときには、テーブルの角を挟んで90度の位置に座るのが好まれますが、互いに競い合うときには正面に向かい合って座ろうとする人が多かったのです。一方、隣り合って座るのは協力しながら作業するとき、机を挟んで斜めの位置に座るのは同時に個別で作業するとき……というような違いも見られました。

　つまり、他者とのコミュニケーションをうまく進めるためには、どのような目的が共有されているかによって、着席すべき場所を変えていくことが重要になるのです。ベッドサイドにおいても、どの位置に座るかによって、その後のコミュニケーションに大きな違いを生むのではないでしょうか。このように人と人とのコミュニケーションとは、言葉のやりとりだけではなく、多様なレベルにわたって行われるものなのです。その様子について、これから見ていきましょう。

	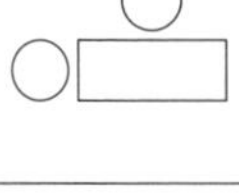	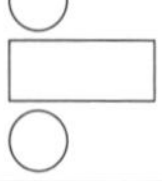	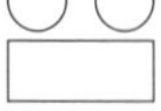	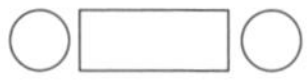	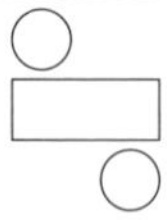	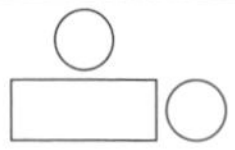
会　話	51%	21%	15%	0%	6%	7%
協力作業	11%	11%	23%	20%	22%	13%
同時行動	9%	8%	10%	31%	28%	14%
競　争	7%	10%	10%	50%	16%	7%

図7-3　場面ごとの着席位置の選択率（イギリスの大学生の場合）

出所：Cook, 1970をもとに作成

1 コミュニケーションの多層性

「コミュニケーション」と言われて，まずイメージするのは，「会話」「メッセージ」ではないでしょうか。つまり，言葉で何を伝えるかこそが重要な要素と考えられがちです。

しかし実際には，言葉だけではなく，様々な要素によってコミュニケーションは成立しています。たとえば，「お大事に」という一言を伝えるにしても，相手のすぐそばに立ち，目を見てゆっくりと伝える場合と，デスクを挟んで遠くから，目はパソコンに向けたまま伝える場合とでは，意味する内容は大きく異なります。つまりコミュニケーションは，言語的な内容のみで成り立っているわけではありません。この例における表情や視線，相手との距離など，言語的コミュニケーション以外を，「非言語的コミュニケーション」と呼びます。

このことをまとめたものが図7-4の大坊（1995）による分類です。興味深いのは，服装や化粧，家具や照明なども，コミュニケーションの一部として含まれている点です。確かに，恋人に久しぶりに会いに行ったにもかかわらず，髪はぼさぼさのままラフな服装で現れ，迎えられた部屋は散らかったまま……という状況では，いくら優しい言葉をかけられたとしても，「もしかして，もう自分に興味がないのでは？」と感じ取ってしまうのも無理はありません。このように，コミュニケーションには言葉以外の様々な要素が含まれており，それらもまた重要な意味をもつことをこの図は示しています[*1]。

2 自己開示と自己呈示

コミュニケーションを円滑に進め，お互いの関係をより親しいものにしていくには，ある秘訣があります。それは，「打ち明け話」です。今日のちょっとした出来事，自分の考えや気持ち，価値観，将来の希望や過去の経験についてなど，ありのままに相手に伝えることは，関係性を親密化するための第一歩となります。こうしたコミュニケーションは「自己開示（self- disclosure）[▶1]」と呼ばれます。

アルトマン（1973）は，

臨床の芽 ＊1

認知機能に障害を抱える人にとっては，図7-4の「人工物の使用」や「物理的環境」がメッセージを受け取るヒントになります。ケアの場面では，言語的コミュニケーションに非言語的コミュニケーションを加え，どうやれば相手に分かりやすく伝わるか，という工夫を考えることが重要です。

▶1 自己開示

自己開示といった場合，言語的な表出や伝達のみを対象とし，非言語的なものは含みません。また，関係性を親密化するという効果のほかにも，話すことによるストレスの発散・表出という効果や，言葉にすることで自分の気持ちや考えが明確化されるという効果などもあると考えられています。

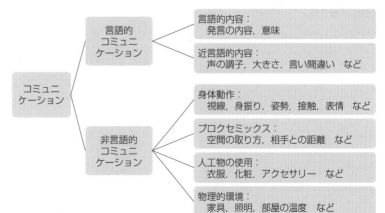

図7-4 **コミュニケーションの分類**
出所：大坊，1995をもとに作成

183

表7-2　自己呈示の5つの方法

分　類	相手にどう思われたいか	典型的な行動	相手に引き起こしたい感情
取り入り	「好感が持てる」	同調，お世辞	好　意
自己宣伝	「能力がある」	自分の成果を主張	尊　敬
威　嚇	「危険な人だ」	脅し，怒り	恐　怖
模　範	「立派な人だ」	献身，援助	罪悪感，恥
哀　願	「かわいそうだ」	懇願，自己卑下	配　慮

出所：Jones & Pittman, 1982をもとに作成

この自己開示によって関係性が進展していくプロセスにおいて，返報性（reciprocity）が重要な役割を果たすと指摘しました。これは，一方が自己開示を行うことで，それを聞いていたもう一方の自己開示が促進されるという現象です。そのため，片方が自己開示をすればするほど，また，その内容がより深いものであればあるほど，もう片方もまた同じく深い自己開示を行うようになる……さらに，それを聞いてまた自己開示する……このやりとりの中で自己開示はより深いものへと移行し，さらに親密さが高まっていくと説明しています。

　しかし，私たちは，つねに本当のことを打ち明けてばかりいるわけではありません。時には，他者からの評判が下がらないように悪い点を伏せつつ，実際以上によく見せて話すことがあります。逆に，隠しておきたい悩みをあえて人前でさらけ出し，周囲からの共感を得ようとすることもあります。このように，他者からの自分に対するイメージを意図的に操作し，自分にとって望ましい自己像を印象づけるための自己表現を，「自己呈示（self-presentation）[2]」とよびます。こちらも，他者との関係を円滑に進めるために必要な技術です。

　この自己呈示について，ジョーンズとピットマン（1982）は，何を求めているかという観点から，表7-2に示すような5つに分類しています。しかしこれらの自己呈示が，つねにうまくいくわけではありません。自分の成功を自己宣伝しすぎることで，かえって「うぬぼれている」と思われてしまうこともよくあることでしょう。その意味で自己呈示とは，周囲の状況や雰囲気，文化を見きわめながら，その場にふさわしい呈示方法を選択的に行うことが重要となります。

▶2　自己呈示

自己呈示は，自己開示とは異なり，言語的な表出のみならず，非言語的な表出も含みます。また，主張的（特定の印象を相手に与えようとする）―防衛的（自分にとって悪い印象が抱かれるのを避けようとする）という軸と，戦術的（一時的）―戦略的（長期的）という軸の2つの軸によって分類されるという考え方もあります。なお，ここで紹介している5つの分類とは，主張的かつ戦術的な自己呈示に関する分類です。

3　社会的スキル

　ここまでの話をまとめれば，他者とのコミュニケーションの中で，言葉だけではなく表情や口調などにも注意し，自分の思いや気持ちをそのまま伝えつつ，空気を読んだ適度なアピールをしていくことが重要であるといえます。ですがそれこそが非常に難しいところです。悩んでいる友人を励まそうと，真剣な表情で「大丈夫だ」と伝えたことで，かえって悩ませてしまう……というように。その一方で，最初はあえて何も言わずに付き合い，くだらない話題を続け，笑顔が生まれはじめたあたりで何気なく「大丈夫だよ」と絶妙なタイミングで伝える……という感じで，ちょっとした技術や工夫を巧みに用い，人づき

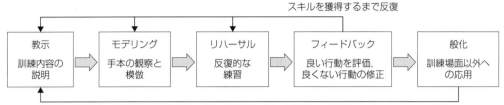

スキルを獲得するまで反復

| 教示
訓練内容の
説明 | → | モデリング
手本の観察と
模倣 | → | リハーサル
反復的な
練習 | → | フィードバック
良い行動を評価，
良くない行動の修正 | → | 般化
訓練場面以外へ
の応用 |

図7-5　ソーシャルスキルトレーニングの流れ

出所：相川，2000をもとに作成

あいをとても上手に進める人もいます。

　このように，対人関係をうまく進めるための技術のことを「社会的スキル」（social skill）と呼びます。そしてこの社会的スキルに関してアーガイル（1967）は，楽器の演奏やスポーツなどと本質的には同じものであり，学習によって上達するものであると指摘しました。この考え方に基づき，社会的スキルを向上することを目的とした訓練が図7-5の「ソーシャルスキルトレーニング」です。

4 社会的葛藤の解決

　しかし実際のコミュニケーションの中では，いくらスキルを駆使してもどうしようもないほど，互いの意見が衝突してしまうことも多々あります。たとえば，医者は「術後の経過観察が必要だから，あと2週間は入院すべき」と言う一方で，患者は「一人で居るのは寂しいから，すぐ退院したい」と求めるような場面です。こうした対人間・集団間での対立を「社会的葛藤（social conflict）▶3」とよびますが，それでは，この葛藤を解決に導くにはどのようにすべきでしょうか。互いの要求の中間をとり，もう1週間だけ入院……とする案がよさそうに思いますが，双方とも妥協しなくてはならない苦渋の選択ともいえます。

　トンプソンとハースティ（1990）は，社会的葛藤の解決に重要なのは，葛藤状況を勝ち負けの視点から認知する状態から抜け出すことであると指摘しました。確かに，「自分の意見が通るか，もしくは相手の意見が通るか」という勝負として葛藤状況をとらえている限りは，互いに自分の要求のみを主張するばかりとなり，解決から遠ざかってしまうのは当然です。

　ゆえに葛藤の当事者となった際には，自分が固定和幻想におちいっていないかを冷静に振り返りつつ，単純に中間を取るだけでなく「双方とも納得する解決はないか」という視点をつねに持ち続けることが重要です。ちなみに先の例では，患者と家族の面会時間を通常より長めに設ける……というまったく別の方向からの解決を試みるのも有効かもしれません*2。

（藤　桂）

▶3　社会的葛藤

対人間の対立のみならず，集団同士の衝突もまた社会的葛藤の一つとして考えられています。

臨床の芽＊2

医療者側が立てた治療方針が，患者側の意見と異なる際には，対話による合意形成がが求められます。ケア提供者は，双方の視点を理解した上で合意形成が図られるよう，情報提供と説明の仕方を工夫することが重要となります。

7-3

集　団

Episode 7-3　ジンバルドーのスタンフォード監獄実験

　"アルバイトの被験者求む──模擬刑務所内で14日間の実験を行う──報酬4000マルク"

　この一言から始まる，es［エス］という映画をご存知でしょうか。これは，2001年にドイツで公開された映画ですが（日本での公開は2002年），アルバイトの募集広告を見て集まってきた男たちが，ドイツの大学内に秘密裏に作られた模擬刑務所の中で，2週間にわたって囚人と看守の役を演じる実験に参加するというストーリーです（図7-6）。最初のうちは和やかなムードで実験は進みますが，やがて，実際の刑務所と同じように──いや，もしかするとそれ以上に──囚人側と看守側の対立が深刻なものとなっていきます。実験の続行は危険すぎると判断し中止を訴えたスタッフは，なんと看守役の手によって投獄され，事態はさらにエスカレートしていく……。

　とても現実にはありえないような展開と思われるかもしれません。しかしこの映画のモデルは，過去に，スタンフォード大学で本当に行われた心理学実験なのです。上記の筋書き通りに行われた実験は，まさに映画と同じような展開を見せ，（誰から指示されたわけでもないのに）看守役は囚人に対して厳しい罰を与えるようになり，ついには暴力までもが振るわれるようになったとのことです。この実験は予定を繰り上げて6日間で中止されましたが，閉鎖集団の中で役割を与えられただけで，人間は，実質的な意味をもたないものであってもその役割に合わせて行動するようになることを，皮肉なほどに生々しく示しています。このように集団が個人に及ぼす影響は，時に非常に大きなものとなる可能性を秘めています。この項では，その特徴について説明していきます。

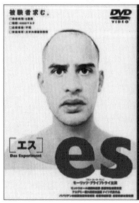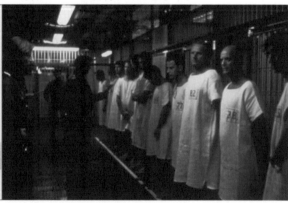

図7-6　映画「エス」より

注：原題は"Das Experiment"，実験の意。

1 集団による社会的影響

　一人きりで勉強するよりも，友人と一緒に勉強をする方がはかどるといった経験はありませんか。陸上競技でも，たった一人でトラックを走る場合よりも，競い合う相手がいる場合の方が，良いタイムを残せることがあります。このように，他者が存在することによって，作業の遂行が促されることを「社会的促進（social facilitation）」とよびます。

　しかし，他者がいるからといって，つねにうまくいくわけではありません。そばに誰かがいることで集中できず，レポート課題が全然進まなくなるという経験も多いのではないでしょうか。この点に関してオルポート（Allport, 1924）やシュミットら（1986）は様々な課題を用いた実験を行い，どのような場合に社会的促進が起こるかを検討しました。その結果，単純作業や慣れ親しんだ課題においては，一人よりも他者がいるときに成績が向上する一方で，抽象的な課題や新奇な課題においては，むしろ他者がいるときに成績が悪化することを示しました。つまり課題の質によっては，他者が存在するためにかえって作業が阻害されてしまうこともあるのです。こちらは「社会的抑制（social inhibition）[1]」とよばれます。

　また，大勢の人間が存在する際，つまり集団の中にいる際には，個人の自由な意見表出が阻害されてしまうこともあります。そのことを，アッシュ（1951）は図7-7に示した簡単な図形を用いた実験を通して明らかにしました。この実験では8人で1つのグループを作り，「左の直線と同じ長さの直線は，a，b，cのうちどれか」という質問に一人ずつ答えることになります。本来ならば非常に簡単な質問ですが，この実験では，8人の参加者のうち7人がサクラで，彼らは全員「a」と答えます。つまり自分以外の全員が，間違った答えを言うという状況が作られていました。その結果，実験に参加した者のほとんどが，周囲に合わせて「a」を選択してしまうことが示されました。

　アッシュの実験で示されたように私たちは，他者や集団が示す一定の反応に沿って，自分の行動や発言を変化させてしまうことがあります。これを「同調（conformity）」とよびます。集団内に置かれた個人が多数派を前にしたときには，自分の判断に強い確信をもっていてもなお，集団からの圧力に抵抗することが非常に困難になってしまうのです。

2 集団における意思決定

　「月給は多くはないが，安定した生活のために，今の大

▶1　社会的抑制

この実験で用いられた抽象的な課題とは，文章を読んでその内容に対する反論を書くというものでした。また，新奇な課題とは，自分の名前を逆にして，かつ数字を1文字ごとにはさみながらキーボード入力するというように，普段の生活の中ではまず行わないような課題でした。

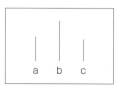

図7-7　アッシュの実験で用いられた刺激
出所：Asch, 1951をもとに作成

会社に留まるか……それとも，リスクはあったとしても，将来成功すれば重役になれる新しい小会社に転職するか……」。このように，自分一人では解決できそうにない問題に直面したとき，多くの人々は，他者に相談しようとすることでしょう。また「三人寄れば文殊の知恵」という慣用句もあるように，みんなで一緒に考えれば，よい解決案が生まれるはずだという期待が私たちにはあります。

しかし，ストーナー（1961）が行った実験からは，必ずしもそうとは言い切れないことが明らかにされています。この実験では，「人生の岐路でどんな選択をするか」と参加者に尋ねました。その際，最初に個人ごとに回答を求め，続いて6人のグループで討議してもらい全員で1つの回答を出すように求め，最後にまた個人ごとに意思を決定するように求めました。その結果，グループで討議して得られた結論は，討議前に一人で出した回答よりも，より危険度の高い大胆なものとなることが示されたのです。さらに，集団討議後の個人での判断も，討議前に比べ大胆な決断をする方向へとシフトしていました。

このように，集団で意思決定をすることにより，個人で決定する場合よりも大胆な方向へと意見が変化することを，「リスキーシフト（risky shift）」とよびます。さらにこのリスキーシフトは，その後の多くの研究でも同じように見られましたが，いくつかの研究では逆に，集団で討議することで非常に慎重な方向へと意見が変化するという現象も見られました。こちらは「コーシャスシフト（cautious shift）」とよばれます。一見すると矛盾するように見えますが，どちらも「平均的な意見から外れ，極端な意見へと変わっていった」という点では共通しています。その点に着目すると，各個人がもともともっていた判断や意見，行動などは，集団での討議や意思決定を経ることでより強められていき，極端な結論へと至ってしまうということになります。

つまり，一人で考えるよりも大勢で一緒に考える方が，極端な決断を下しやすくなるのです。こうした現象を，「集団成極化（group polarization）▶2」とよびます。私たちは日常生活を送る中で，クラス，サークル，職場，地域など様々な集団に所属していますが，それらの集団内で決定された内容には，つねに集団成極化のプロセスが関わっている可能性を自覚し，時にはそれを問い直すことが重要です。

3 リーダーシップとチームワーク

集団とは個人に対して様々な影響を及ぼし，時には思いもよらぬ方向へと変化させてしまうことになります。しかし，そうした集団のもつ力をうまくコントロールし，極端な決断へと陥らないためには，適

▶2 集団成極化
この現象については，多くの文化圏や様々な状況下で，広く再現される現象であることも示されています。

切なリーダー*1の存在が重要であるとジャニス（1971）は指摘しました。リーダーは中立的な立場から，率先して集団内のメンバーからの反論や疑問を促していくことで，自分の意見を抑制し集団全体の意見に同調しようとする雰囲気を打破していける可能性があると提案したのです。このようにリーダーが，何らかの目標の達成に向けて，個人や集団に影響を及ぼすことを「リーダーシップ（leadership）」とよびます。また，リーダーから影響を受ける側のことを「フォロアー（follower）」とよんで区別します。

　リーダーシップには，次の2つの機能があると三隅（1984）は示しています。第一に，集団の目標を明確化し，課題遂行に向けてメンバーを動機づけ，目標達成へと集団を導いていくP機能（performance），第二に，集団メンバーの感情や人間関係に配慮し，集団のまとまりを維持させていくM機能（maintenance）です。そして図7-8のように，PとMの組み合わせによって，リーダーシップのスタイルは4つに分類されるとしたのが，リーダーシップの PM 理論▶3 です。

　この PM 理論に沿って三隅（1984）は，製造会社の従業員を対象に研究を行い，従業員が所属する各班のリーダーのスタイルと，班ごとの作業の生産性との関連を調べました。その結果，生産性が高い集団には PM 型のリーダーが多く，逆に生産性が低い集団には pm 型のリーダーが多いことが明らかとなりました。つまり，チームワークを大切にしながらも，目標達成に向けて明確なリーダーシップを発揮できるリーダーこそが，集団の成功をもたらすというわけです。

④ 集合的効力感

　「私たちが身の回りの近所など，居住している「地域」もまた，一種の集団であるといえます。そこでは，近隣住民どうしが公共の利益のために何らかの行動を生じさせようというまとまりや一体感，すなわち「集合的効力感（collective efficacy）」の高さが，安全な生活を送るうえで重要であるとサンプソン（1997）は論じています。また集合的効力感の高さは近隣間の信頼を高め，暴力犯罪件数も低下させるなど，地域集団全体によい影響を及ぼすことが明らかにされています。

　医療従事者が所属する病院全体を一つの「地域」と考えるならば，メンバー相互のつながりを大切にしながら，各自が意識的に環境改善に向けて行動を起こそうとする雰囲気を高めていくことが，病院内での様々なトラブルを未然に防止する一助となるかもしれません*2。

（藤　桂）

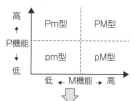

	生産性		
	高	中	低
PM型	40.0%	25.0%	16.6%
pM型	25.0%	25.0%	27.7%
Pm型	27.5%	15.6%	22.2%
pm型	7.5%	34.4%	33.5%

図7-8　リーダーシップ
の PM 理論

出所：三隅，1984をもとに作成

臨床の芽*1

医療現場で，指導者や管理者のポジションについたとき，自分はどのように後輩や部下をまとめ，リードしていくかを考える際のヒントに用いてみましょう。

▶3　PM 理論

P機能が低いことを小文字のpで，高いことを大文字のPで表しています。M機能についても同じです。

臨床の芽*2

医療機関では，多職種が連携して業務を担っており，部門単位で目標や課題達成を掲げている現状があります。それぞれの課題達成のベクトルがどこに向いた改善策なのか，見きわめることが重要ですね。

7-4

医療領域の中での人間関係

Episode 7-4　医療安全とチームワーク

　日本医療機能評価機構（2018）は，2018年の医療事故情報の報告件数が4,565件にのぼることを報告しました。2011年が2,756件，2016年が3,884件，2017年が4,095件であったことをふまえると，医療事故を報告することが定着してきているといえます。しかし，リスクを予測し，事故は未然に防ぎたいものですが，ゼロにすることはほぼ不可能といえます。そのような中，医療機関ではミスを想定した危険予知トレーニング（KYT）を取り入れた研修が行われるようになりました。ここでは，熊本県の病院で取り組まれた「5分間KYT」（成瀬，2013）を紹介します。

　「5分間KYT」は，各病棟の朝のミーティング後の5分間で行われます。院内の医療安全管理者が取り上げたテーマに対し，「どのようなリスクがあるのか」「そのリスクを回避する行動として，どのようなことが考えられるか」について，順次スタッフに質問が投げかけられます。一言声に出すことが目標ですが，思い浮かばない場合は隣のスタッフに回答を回すことや，重複した回答も可能です。3～4分ほどの質疑後，医療安全管理者がテーマのポイントをまとめ，終了となります。

　効果としては，5分間であっても，医療安全管理者が医療現場で毎日行うことで，病院組織全体への安全強化項目の周知が可能となり，スタッフの問題意識の向上や，看護師長と現場スタッフとのコミュニケーションが活性化され，チームのリスク認識力の向上があげられます（図7-9）。

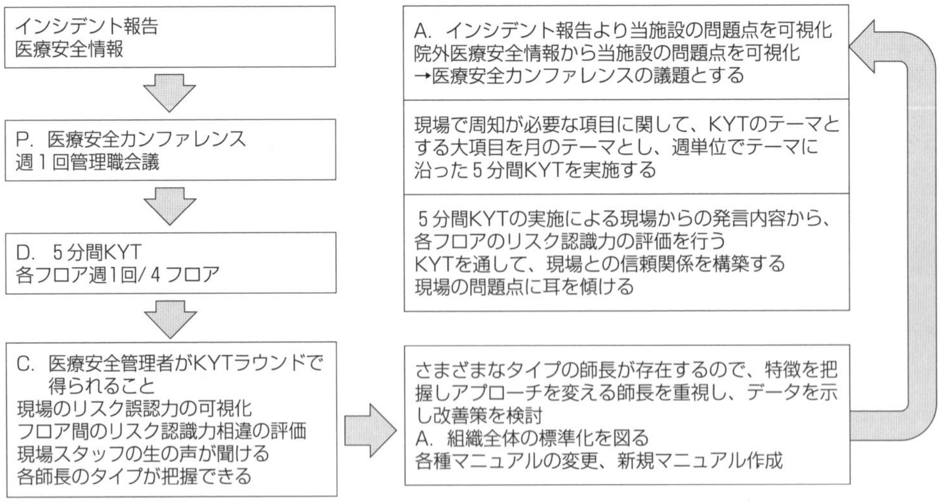

インシデント報告 医療安全情報	A．インシデント報告より当施設の問題点を可視化 院外医療安全情報から当施設の問題点を可視化 →医療安全カンファレンスの議題とする
P．医療安全カンファレンス 週1回管理職会議	現場で周知が必要な項目に関して、KYTのテーマとする大項目を月のテーマとし、週単位でテーマに沿った5分間KYTを実施する
D．5分間KYT 各フロア週1回/4フロア	5分間KYTの実施による現場からの発言内容から、各フロアのリスク認識力の評価を行う KYTを通して、現場との信頼関係を構築する 現場の問題点に耳を傾ける
C．医療安全管理者がKYTラウンドで 　　得られること 現場のリスク誤認力の可視化 フロア間のリスク認識力相違の評価 現場スタッフの生の声が聞ける 各師長のタイプが把握できる	さまざまなタイプの師長が存在するので、特徴を把握しアプローチを変える師長を重視し、データを示し改善策を検討 A．組織全体の標準化を図る 各種マニュアルの変更、新規マニュアル作成

図7-9　5分間KYT PDCAサイクル

出所：成瀬，2013より作成

1 医療者と患者の関係

　医療現場における医療者と患者間の人間関係は，もっとも重要な関係性の1つです。日本には，「専門的なことはわからないから，治療は先生にお任せします」という"お任せ医療"が存在します。自分の治療を自分で決める，という観点からみると，この"お任せ医療"は患者が自分の権利を放棄しているようにみえます。しかし，詳細な検査結果や病状，治療方法を統合させ，自分の身に起きていることを理解することは容易ではありません。患者が「先生にお任せします」と言うのは，医師に治療を任せることを決定しているのであり，"この先生になら任せられる"という特定の医師への信頼があってのことです。つまり，医師と患者の間に信頼が結ぶ人間関係があることが，複雑かつ多様な治療を可能にしているのです。

　ペプロウ（Peplau, H. E.）は，看護実践は患者に対する単なる行為ではなく，対人的なプロセスとしてとらえました（ペプロウ，1952）。具体的には，患者と看護師の関係は互いに「未知の間柄である」ことから始まり，看護実践を通して「患者の健康問題を解決するために，患者と看護師それぞれに求められることを理解する」「問題解決に向けて，互いが協力する」として，協同して健康問題を解決するまでに，変容することを説明したのです（図7-10；ペプロウ，1952）。そして"患者のために"という目標が，"患者とともに"という，相互参与の目標に変化していくことで，患者と看護師の関係が近づいていくことも示されています。このように，医療者と患者の間には，医師や看護師といった専門職の役割を超えた，「信頼」や「協同者（共同者）」としての関係も存在しているといえるでしょう。

2 関係性の構築と相互作用

　関係性の構築は，互いの理解や，協同して課題に取り組むという行

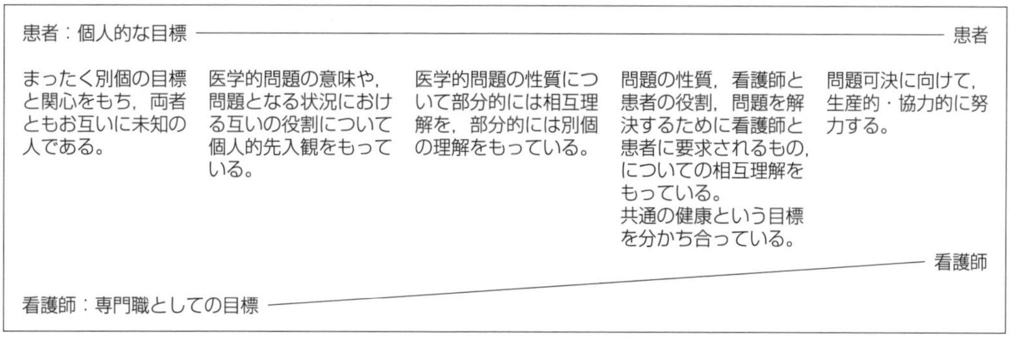

患者：個人的な目標 ────				──── 患者
まったく別個の目標と関心をもち，両者ともお互いに未知の人である。	医学的問題の意味や，問題となる状況における互いの役割について個人的先入観をもっている。	医学的問題の性質について部分的には相互理解を，部分的には別個の理解をもっている。	問題の性質，看護師と患者の役割，問題を解決するために看護師と患者に要求されるもの，についての相互理解をもっている。 共通の健康という目標を分かち合っている。	問題可決に向けて，生産的・協力的に努力する。
				──── 看護師
看護師：専門職としての目標 ────				

図7-10　**患者─看護師関係の変容を示す連続線**

出所：ペプロウ，1952

動を通して促進されるだけではありません。

　社会心理学の研究において，ブルワー（Brewer, M. B.）は"相手が自分に関係ない"と認識すれば，その人を理解するための情報処理は停止する。しかし，"自分は重大な影響を受けている"と認識すれば，相手により深い表象を形成する，と報告しました（Brewer, 1988）。また，フィスク＆ニューバーグは，相手が自分にとって"目を向ける必要がない"と判断すれば，その人を理解するための情報処理は停止し，注意も向けなくなるが，"目を向ける必要がある"と判断すれば，観察や判断を加えながら，継続的な情報処理が行われると報告しました（Fiske & Neuberg, 1990）。つまり，関係性の構築には，他者を理解することはもちろん，その他者に対する関心や自分が受ける影響の大きさなど，相互作用が関係することが明らかとなっています。たとえば，認知症患者と関係性を構築する際には，援助者の関わりに患者がどのように反応し，それを受けて援助者はどのように関わろうと考えるのか，という相互作用に留意することが必要となります。そして，よりよい相互作用を導くためには，援助者が認知症患者の立場にたち，その人が示す言動を自分のものとして受け止め，その意味を理解する，共感的理解が重要となります。共感的理解は相手と同一化することではありません。あくまでも，自分の感情を相手に寄せたうえで患者の言動を受け止めることに意味があり，その経過の中で患者との間にラポール[1]が形成されることが重要といえます。

▶1　ラポール

ラポール（rapport）とは，互いに親しい感情が通い合う状態であり，打ち解けて話ができる関係をいいます。

3 多職種によるチームアプローチ

　日本では，団塊の世代が75歳以上になる2025年を目途に，「住ま

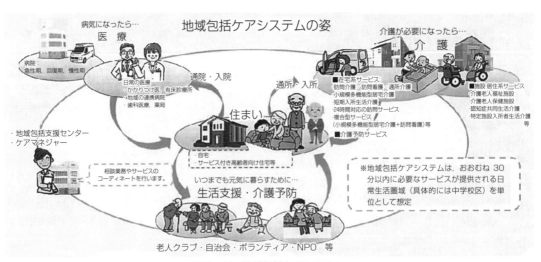

図7-11　地域包括ケアシステム

出所：厚生労働省ホームページより作成

い・医療・介護・予防・生活支援が一体的に提供される」地域包括ケアシステムの構築が進められています（図7-11）。

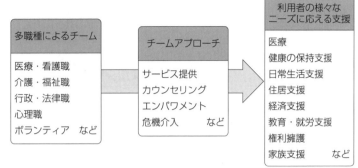

図7-12　ケアにおけるチームアプローチ
出所：櫻井ほか，2012

このシステムの利点は，住み慣れた地域で自分らしい暮らしを続けられることにありますが，関わる専門職は場面ごと，多岐にわたります。つまり，対応する専門職は，自分が対応した支援内容を他の場面で関わる専門職と共有する必要がありますし，1つの目標に向かって他の職種と連携して支援方法を考える必要も出てきます。そこで，注目されている支援方法が，チームアプローチです（図7-12）。

チームアプローチとは，「共通する目標のもとに複数の人の知恵と力を結集する総合的な援助の布陣であり，問題解決の手法である」と定義されています。図7-11にもあるように，医療職や心理職など多職種がチームを組み，治療や健康保持への指導，日常生活面の支援を提供できるよう，関わっていきます。

しかし，職種が違えばケアを提供する際の視点，考え方や実践方法も異なりますし，複数の専門職が関与することで調整に時間もかかります。そこで，個々のチームメンバーに求められることは，「療養者の健康問題を解決し，ニーズを満たす」という共通課題をもち，療養者に関わる他職種の専門性を理解することです。アサーティブコミュニケーション[2]を通して互いの信頼関係を築き，チームの結束力を高めることだといえます。

また，医療機関では，職種の壁を超えたチームアプローチの具体的な活動として，医師・看護師・薬剤師・管理栄養士・リハビリテーションスタッフ等で構成されたNST[3]（栄養サポートチーム），褥瘡対策チーム，緩和ケアチーム[4]などがみられています。これらの活動の目的は疾患の治癒ではなく，患者および家族のQOLを維持・向上させることにあるため，各専門職は自らの専門性を生かし，互いに連携・補完し合いながら患者を多面的に支援することに貢献しています。

（高見美保）

▶2　アサーティブコミュニケーション

アサーティブコミュニケーションとは，相手の権利を侵害することなく自分の権利を守り行使できるコミュニケーションのことであり，過剰な感情表現に偏ることなく，対等な人間関係を築くことができると考えられています。

▶3　NST

NSTとは，Nutrition Support Teamの略語であり，栄養状態の評価・判定を行い，適正な栄養補給を実施し，さらに経緯を確認しながら栄養を改善することを目的に組織されています。

▶4　緩和ケアチーム

余命が限られた患者や家族が抱えている心身の苦痛や不快，生活上の課題を改善し，QOLの維持・向上をめざして組織されています。

7-5

アセスメント

1 尺度による測定

　ここまで，人間関係にまつわる様々な現象について触れてきましたが，それらを測定するための尺度*1として，以下のものが開発されています。

　7-2で触れた社会的スキルに関しては，菊池（1998）が作成したKiss-18（Kikuchi's Social Skill Scale，表7-3）という尺度がよく用いられます。これは，どの程度社会的スキルを身につけているかを測定するものですが，名前通りの18項目と比較的少ない項目数であるため，簡便に用いることが可能です。

　また，7-3では集団による影響について説明しましたが，集団に合わせて振る舞うか，それとも自分の意志を貫くかという集団主義傾向の程度についても，表7-4のような尺度が開発されています。この尺度の得点が高いほど，個人の目的よりも，集団の目的を優先しやすい傾向にあることを示します。興味深いのは，アメリカの大学生と

臨床の芽*1

ここで紹介した尺度を全て使って，自己評価してみましょう。自分の特徴を知ることは，対人関係を円滑に進めるヒントになります。

表7-3　社会的スキルを測定する尺度の項目

　1. 他人と話していて，あまり会話が途切れないほうですか。
　2. 他人にやってもらいたいことを，うまく指示することができますか。
　3. 他人を助けることを，上手にやれますか。
　4. 相手が怒っているときに，うまくなだめることができますか。
　5. 知らない人とでも，すぐに会話が始められますか。
　6. まわりの人たちとの間でトラブルが起きても，それを上手に処理できますか。
　7. こわさや恐ろしさを感じたときに，それをうまく処理できますか。
　8. 気まずいことがあった相手と，上手に和解できますか。
　9. 仕事をするときに，何をどうやったらよいか決められますか。
10. 他人が話しているところに，気軽に参加できますか。
11. 相手から非難されたときにも，それをうまく片付けられますか。
12. 仕事上で，どこに問題があるかすぐにみつけることができますか。
13. 自分の感情や気持ちを，素直に表現できますか。
14. あちこちから矛盾した話が伝わってきても，うまく処理できますか。
15. 初対面の人に，自己紹介が上手にできますか。
16. 何か失敗したとき，すぐに謝ることができますか。
17. まわりの人たちが自分と違った考えを持っていても，うまくやっていけますか。
18. 仕事の目標を立てるのに，あまり困難を感じないほうですか。

注：各項目に対し，「いつもそうだ（5点）」「たいていそうだ（4点）」「どちらともいえない（3点）」「たいていそうでない（2点）」「いつもそうでない（1点）」の5段階で回答し，最後に得点を合計する。菊池（1988）では，合計得点の平均は大学生男子で56.40，大学生女子で58.35となっている。
出所：菊池，1988より引用

表7-4　集団主義を測定する尺度の項目

1．自分の友人集団のために自分の利益を犠牲にすることはない。（R）
2．友人集団の仲間の望むように行動する必要はないと思う。（R）
3．困難な状況にあっても自分の友人集団に留まる。
4．自分の友人集団の和を保っている。
5．多数の人の意見に合わせて，自分の意見を変えることはない。（R）
6．自分の友人集団が間違っているときには，その友人集団を支持しない。（R）
7．自分の友人集団の決定を尊重する。
8．自分の友人集団に不満でも，必要とされればその友人集団に留まる。
9．友人集団の仲間と非常に意見が違っているときは，仲間と反対の意見でも主張する。
　　（R）
10．友人集団の仲間と意見の不一致を生じないようにする。
11．自分の友人集団でも，間違っていると思ったら，それをとがめる。（R）
12．友人集団のために自分の利益を犠牲にしなければならないのならその友人集団を離
　　れた方がよい。（R）
13．友人集団の仲間がどう思おうと，私は自分のやり方でものごとを行なう。（R）
14．友人集団の仲間に支持されなくても，自分の意見を変えない。（R）

注：各項目に対し，「非常によくあてはまる（5点）」から「全くあてはまらない（1点）」
　　の5段階で回答し，最後に得点を合計する。なお，得点を合計する際には，（R）の
　　ついた項目の得点を逆にしてから合計しなくてはならない。ヤマグチら（1995）の研
　　究では，合計得点の平均は，日本の大学生で43.62，デラウェアの大学生で43.10，シ
　　アトルの大学生で42.35となっている。
出所：Yamaguchi et al., 1995より引用

表7-5　リーダーシップ行動を測定する尺度の項目

【P行動測定項目】
1．規則をやかましくいう。
2．指示命令を与える。
3．仕事量をやかましくいう。
4．所定の時間までに完了するように要求する。
5．最大限に働かせる。
6．仕事ぶりのまずさを責める。
7．仕事の進み具合についての報告を求める。
8．目標達成の計画を綿密にたてている。

【M行動測定項目】
1．仕事のことで上役と気軽に話せる。
2．部下を支持してくれる。
3．個人的な問題に気を配る。
4．部下を信頼している。
5．すぐれた仕事をしたとき認めてくれる。
6．職場の問題で部下の意見を求める。
7．昇進，昇給など将来に気を配る。
8．部下を公平に取り扱ってくれる。

注：各項目に対し，5段階で回答し，最後に得点を合計する。そして，同じリーダーを評
　　定した回答者群のP得点とM得点の平均値を計算して，そのリーダーのP得点とM得
　　点とする。また，リーダーが複数いる場合，すべてのリーダーのP得点とM得点を計
　　算し，それぞれのリーダーのP得点・M得点が全平均を上回っているかどうかを調べ
　　ることで，各リーダーをPM型，Pm型，pM型，pm型に分類することができる。
出所：三隅，1984より引用

日本の大学生を対象にこの調査を実施した結果，ほぼ同程度の値が示されたということです。よく，「日本人は集団主義的，アメリカは個人主義的」と論じられていますが，必ずしもそうとは言い切れないのかもしれません。

さらに，リーダーシップにおける PM 理論に基づき，P 機能と M 機能を測定する「PM 指導行動測定尺度」があります。この尺度は様々な職種や専門性に対応するために，表7‐5 にある項目を中心にしながら，10種類以上のバリエーションが開発されています。

② 潜在連合テスト（IAT）による測定

7‐1 ではステレオタイプについて紹介しましたが，これを質問紙上で測定することは非常に難しいことです。たとえば，「あなたは，○○○に対してどのようなイメージを持っていますか？」と尋ねたとします。このとき，回答者が，評価対象について，何らかのステレオタイプを抱いていたとしても，他者からの評価を気にして，素直に回答してくれるとは限りません。それが，ネガティブな内容であるならば，なおさらです。またそもそも，評価対象に対して心の奥底で抱いているイメージを，回答者自身が十分に自覚したり意識したりできていない場合もあります。このように，無意識のレベルのイメージについては，いくら調査や質問を行っても尋ねることはできません。

このような問題を背景として，近年，グリーンワルドら（1998）によって開発された測定方法が注目を集めています。それは潜在連合テスト（Implicit Association Test）とよばれるもので，図7‐13 のように，パソコン上に表示される単語を分類するという課題を通して，その人が無意識のうちに抱くイメージを測定するという方法です。

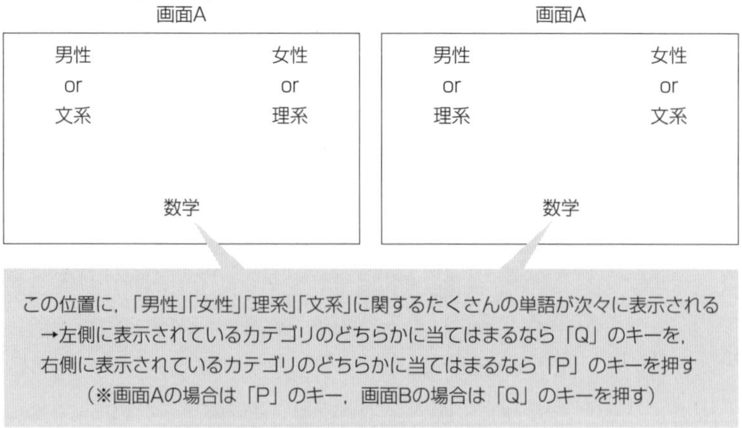

```
画面A                              画面A
┌─────────────────┐   ┌─────────────────┐
│ 男性        女性 │   │ 男性        女性 │
│  or          or  │   │  or          or  │
│ 文系        理系 │   │ 理系        文系 │
│                  │   │                  │
│       数学       │   │       数学       │
└─────────────────┘   └─────────────────┘
```

この位置に，「男性」「女性」「理系」「文系」に関するたくさんの単語が次々に表示される
→左側に表示されているカテゴリのどちらかに当てはまるなら「Q」のキーを，
右側に表示されているカテゴリのどちらかに当てはまるなら「P」のキーを押す
（※画面Aの場合は「P」のキー，画面Bの場合は「Q」のキーを押す）

図7‐13　潜在連合テストの一例
（「男性」と「女性」へのイメージを測定する場合）
出所：グリーンワルドほか，1998を改変

　現在では，IAT を実際に体験できるホームページも公開されています（https://implicit.harvard.edu/implicit/japan/）。このページ上では，あなた自身が，肌の色（明るい肌の色―暗い肌の色），ジェンダー（男性―女性），国家（日本―アメリカ），体重（太った人―やせた人），セクシャリティ（同性愛者―異性愛者），年齢（若者―老人），人種（黒人―白人）に対して，無意識のレベルでどのようなイメージを抱いているかを測定することができます。少し時間がかかりますが，もし余裕があれば，自分自身を振り返る機会として，一度は試してみるのもよいかもしれません。

③ アセスメントの落とし穴――バーナム効果について

　さて，本章で紹介した話題について興味があり，かつ，この「アセスメント」という節を読んで自分の心について知りたいと思うヒトには，一定の特徴があることがわかっています。下記の文章を読んでみてください。

　・「他者から好かれたり認められたりしない。だけど，自分自身を批判する傾向もある」
　・「自分自身が，正しい判断や行動をしたのかについて，真剣に悩むこともある」
　・「時には社交的かつ外交的で，優しい人物だけれど，用心深く，遠慮がちなときもある」

　いかがでしょう……自分に「当てはまっている」と思った方は少なくないはずです。しかしこれは，フォアラー（1949）という心理学者が仕かけた「実験」です（ですから，本節冒頭からここまで，真に受けないでください）。上記のように誰にでも当てはまる曖昧な文章を，何らかの心理検査を行った後に提示した結果，多くの人々が「自分にも当てはまっている」と感じてしまったそうです。この現象を「バーナム効果」とよびますが，私たちは，このようにとても「測定結果」を信じやすいことについて十分に気をつける必要があります。またそれこそが，正確なアセスメントを難しくしていることを忘れてはなりません。

（藤　桂）

Column 7-1

「集団の力」とうまくつきあうために

少数派の影響過程

　「集団における意思決定」の項では，人が，いかに集団の中で流されやすい存在かということを説明しました。しかし少数派であっても，そうした流れを打ち破ることのできる方法も提唱されているのです。

　そのヒントは，「12人の怒れる男たち（原題は "12 angry men"）」という映画の中にみられます。殺人容疑をかけられた少年の審議のために集められた12人の陪審員たちが，議論を重ねて有罪か無罪かを決定しようとするストーリーの映画なのですが，ちょうどアッシュの実験のように，主役の１人を除く11人全員が「有罪」であると断じるところから物語は始まります。無罪を主張する１人に対し，他の陪審員は激しく反論しますが，そこで残された１人がとった行動とは，「何があろうと，常に一貫して無罪を主張し続ける」というものでした。我慢強く，かつ冷静に，首尾一貫した持論を繰り返す姿勢に，周囲はやがて耳を傾けはじめ，最終的には全員一致で少年の無罪を決定するというストーリーなのです。

　実は，こうした「一貫性」こそが集団全体を変えるきっかけとなることは，いくつかの実験からも支持されています。モスコヴィッシら（1969）の実験では，６名グループの中の２名のサクラが，時間や状況によらずに一貫した態度を取り続けることで，残り４名にも影響を及ぼし，彼らの姿勢を変容し得る可能性が示されています。少数派であろうと，多数派に対して新しい観点を示し，公正かつ冷静な主張を続けていくことが大きな変化をもたらすのです。

オンライン上のサポートグループの効果

　インターネットが普及した現代では，掲示板上やソーシャル・ネットワーキング・サービス（SNS）の中でも，いろいろな種類の集団が形成されるようになりました。その中には，共通の関心や話題を語り合うものばかりではなく，それぞれが抱えている問題や悩みを打ち明け，互いに励まし支援しあうという集団も存在します。

　こうしたオンラインサポートグループの中でも，特に，表には表れないようなマイノリティとしての悩みについて話し合うグループに焦点を当てた研究があります。マッケンナとバージ（1998）は，同性愛者や薬物利用者の集まるオンライン上のグループの利用者に対して調査を実施し，そこでのやりとりがどのような効果をもたらすかを調査しました。その結果，グループへの参加を通して，そこで出会う人々（つまり，自分と同じ悩みをもつ人々）の重要性を実感しつつ，相互のやりとりを続けることで，やがては自分の抱える悩みを受容できるようになり，また，周囲へのカミングアウトをも促していることが示されました。

＊

　このように，集団には，「悩み，傷ついているのは自分一人だけではない」と思わせ，問題の解決に導く力もあるのだといえます。ネットの普及や技術の発展により，こうした集団へのアクセスが容易になることで，個人の抱える苦しみにも少しずつ対処しやすくなってきているのかもしれません。

（藤　桂）

Column 7-2

一人の脳トレよりも，みんなで楽しく──社会的関わりの重要性

7+2＝□，8−3＝□など簡単な計算の実施や数え唄，詩，唱歌などのやさしい文章を声に出して読む，いわゆる音読を行うと，大脳の血流量が増えることがこれまでの研究から明らかになっています（川島，2002）。このことが認知機能に与える影響については，多角的な分析も進んでいます。これも認知リハビリテーションの選択肢の１つといえるでしょう。

しかし，簡単な計算や，やさしい音読を一人で実施し，それを長期にわたり続けていくことはモチベーションを保つうえでも難しいことです。計算や音読の実施に加えて，これらの課題を媒介にしたサポーター（援助者）とのコミュニケーションがとても重要のようです。

サポーター（援助者）から「計算はすべて100点満点です」「しっかりした声でわかりやすく読めていましたよ」などのフィードバックをもらうと，「やってよかった」と，普段通りにできていることが確認できて安心します。一緒に学習している仲間の姿にも励まされて，「次の機会でもがんばろう」という意欲が生まれてきます。一人で計算や音読を実施することでは，なかなか体験できないような達成感をサポーター（援助者）と共有することができます。参加することが楽しくなる要因の一つと考えられます。これは，高齢者を対象に実施している「音読・計算＋コミュニケーション」の脳トレ活動場面でよく目にする光景です（高橋，2013）。「がんばっていますね」「この調子ですね」「大きな声が出るようになりましたね」などと，認められると，誰もがうれしい気持ちになります。そして「私は小さい頃から国語が好きでした」とか「小学校の頃にそろばんを習っていて，計算は得意なほうです」「文章を読むと上手だと母から褒めてもらいました」などのようにリラックスした気持ちで，自分のことを振り返った

り，サポーター（援助者）と話をする機会が増えていきます。肯定的な関係のもとでは，安心して会話がはずみます。特に独居生活の高齢者にとって，このような環境で話をする機会が減っています。孤立しがちな高齢者にとっては大事な社会参加の場となります。また，二人家族や子どもと同居家族でも，みんな忙しくて家庭で十分な会話の時間が保たれているとはいえない現状があります。

最近では，ソーシャル・ネットワーキング・サービス（SNS）で自分のことを知らせる機会が増えています。パソコンやスマートフォンなどを使って，写真を載せたり，自分の好みについて紹介します。このように自分について話すことを自己開示といいますが，食べ物やお金を得たときに感じるのと同じ快刺激となっていることが，脳画像（fMRI）を使っての研究から明らかになりました。一般的に自己開示を行うと中脳辺縁系ドーパミン経路に関わる脳の領域の活動が活発になると報告されています（Tamir & Mitchell, 2012）。自己開示は特に満足度が高くて，日常会話の30〜40％は自己開示やプライベートな経験，人間関係の内容で占められているとも報告されています。年齢を問わず，自分について話すことは，サポーター（援助者）とのコミュニケーションの場面でも，SNSでも，媒体を問わず誰もが好ましい体験と感じているようです。

このようなことを併せて考えると，認知リハビリテーションのような，個別の取り組みと思うものでも，社会的な関わりの中で実践することの重要性がみえてくるようです。

（高橋伸子）

📖 Column 7-3
....

「困っているのにうまく相談できない」
——発達障害とグライスのコミュニケーション理論

昨今の医療現場では，スタッフに専門性が求められるだけでなく，対人援助職としてのコミュニケーション能力も重要視されるようになりました。しかし，患者さんとのやりとりがうまくいかず，ニーズが十分につかめないことがあるようです。グライス（Grice, P., 1989）は，そのコミュニケーション理論において4つの協調の公理を唱え，会話をする人同士が守るよう期待されている暗黙の原則を示しました。

　　1．量の公理：求められている量の情報を
　　　　提供する。
　　2．質の公理：信じていないことや根拠の
　　　　ないことを言わない。
　　3．関連性の公理：関係のあることを言う。
　　4．様式の公理：曖昧さを避け，簡潔に順
　　　　序立てて言う。

発達障害の方々と話すとき，これらの原則が無視されていることがあるのに気づきます。たとえば，過剰に話す，似た内容を繰り返す，的外れな筋に脱線する，などがみられます。逆に，言葉につまる，内容がはっきりしない，あるいは，主語が不明確，時系列に沿わない，思いつきで根拠の薄いことを言う，瑣末なことにこだわり話が前に進まない，などの特徴もみられるかもしれません。幼い頃から「ちょっと変わった子」とされ孤立しがちだったけれど，得意分野によってコミュニケーションの問題を補ってきた人たちが，成人期になって深刻な社会不適応に陥り事例化する場合があります。

事例　Aさん（20代女性，専業主婦，自閉スペクトラム症）※架空事例
　事前の電話では「どう言ったらいいか……」と困りごとをまとめられません。来談すると，視線が合いにくく，自分から順を追って話すのが困難な様子でした。

　Aさんは，大学卒業後，専門資格を取得しました。動機は「難しい資格だから……」と言うだけで曖昧です。結婚後は，家事の要領が悪く，夫から責められています。早朝に洗濯物を干すことにこだわり，タイミングを逃すと洗濯ができません。家に閉じこもりネットゲームやアニメに没頭するのですが，過去に叱られた場面が頭をよぎり不安定になって腕や太ももを自傷してしまいます。「ダメだと思うけどやめられない」「自信がない」「死んで終わりにしたい」などと，断片的に話します。時折，堰を切ったように泣く一方で，つらい気持ちにそぐわない笑顔を見せたりします。

　Aさんは課題が明確な勉強は得意ですが，適度に手を抜き家事をこなすのは苦手でした。また，会話の特徴からは，グライスの公理からいくらか外れていること，アイコンタクトや表情などの非言語性コミュニケーションが場に合わないことや，語りに一貫性がなく相手にわかりやすく伝えようという配慮が乏しいことなどが見受けられました。周りにニーズが伝わりにくく援助を得にくい状態に陥り，得手不得手の問題を一人で抱え込んでいたのです。スタッフは，語用スキルの低さに注目して，訴えを具体的に聞き取り，介入をどの程度のことから始めたらよいか問題を評価し援助を行いました。

　言葉の理解や使用に基本的な誤りがない人でも，対人関係にある複雑なニュアンスの理解につまずき，言葉が効果的なコミュニケーションツールとして機能しない場合は，深刻な問題に発展しやすいことを支援者は念頭に入れる必要があるでしょう。30年ほど前にグライスが示した視点は今日でも有用であり，4つの公理をふまえて患者さんの支援に携わりたいものです。

（広瀬結美子）

第 **8** 章

健康心理学
（心身のウェルビーイング）

8-1

健康とは何か

Episode 8-1　健康長寿と心理学

　2016年簡易生命表によると，日本人の平均寿命は男性が81歳，女性が87歳で，日本はまさに世界有数の長寿国です。ただし，病気などで寝たきりの状態で長生きしたいと思う人はいないでしょうから，長寿は健康であってこそ喜ばしいことといえます。

　健康で日常生活を支障なく送ることができる期間は「健康寿命」と呼ばれ，WHO（世界保健機関）によって2000年から使用されている概念です。これによると2013年の日本人の健康寿命は男性が71.2歳，女性が74.2歳でした。2013年時点の平均寿命と健康寿命との差は，男性で8.8年，女性では12.3年となります。つまり，平均すると10年前後は要介護や病気で自立した生活ができない状態で過ごすということになります。健康寿命を延ばすには年を取ってからではなく，若いうちからの生活習慣が大切です。また，身体的なことがらだけではなく，ストレスの少ない生活を送ることや趣味や生きがい，さらに家族や友人などとの人間関係も重要になってきます。

　双子の長寿姉妹として有名だった1892年生まれの成田きんさん（2000年に107歳で死亡）と蟹江ぎんさん（2001年に108歳で死亡）は，100歳を超えてからテレビのCMに起用され，人気者になりました。姉妹はマスコミに取り上げられはじめた頃は中程度の認知症だったそうですが，世間に注目され，著名人の訪問やマスコミの取材を受けたり，様々な行事に出席を要請されるようになってからは，軽妙な受け答えができるようになり，記憶力も改善したといいます。多くの人に注目され，新しい経験をするなど様々な刺激を受けたことと，筋力トレーニングに励んだことが血液循環を向上させ，認知症の改善につながったのではないかと考えられています。長寿にはその人がもっている遺伝的な素質と，食事，運動，睡眠などの生活習慣以外に社会生活，性格，生きがい，など心理学的な要因も関わっています。

　健康心理学は，生理，学習，認知，社会，パーソナリティ，感情，臨床など心理学の各領域で用いられる理論やそこで得られた知見を，心身の健康増進や疾病予防に活用する，心理学の応用的な分野の1つです。私たちは健康で長生きしたいと願いながら，一方で健康に悪いとわかっているのに過度の飲酒や不健康な食生活，あるいは喫煙習慣をやめることができない場合もあります。健康的な生活を送れる人とそうでない人の違いはなんでしょうか。その理由を明らかにしたり，行動変容を促す際に心理学の知識は役立つことでしょう。医療人を目指す読者のみなさんとも関わりの深い領域ですので，心理学という窓から見える健康というフィールドを覗いてみてください。

1 健康および健康心理学とは

　WHO（世界保健機関）の定義によると，健康（health）とは「肉体的，精神的及び社会的に完全に良好な状態（well-being）であり，単に疾病または病弱の存在しないことではない」（WHO憲章▶1）とされています。健康は身体に不具合がないということだけではなく，周囲の人たちとの人間関係がうまくいっていることや，仕事や勉強に前向きに取り組めること，ストレスとうまくつきあって精神的な安定を保っていられる，といった社会的・精神的な側面も重要で，これらの部分は心理学の研究領域と深く関わっています。

　マークス（Marks, D. F., 2005）らは，健康心理学を「心理学の知見と手法を，健康，疾病，ヘルスケアに応用する学際的な領域」であると定義しています。健康心理学の研究テーマには，健康や病気に対する態度・信念・行動，食行動，運動，アルコール・たばこ・薬物に対する態度と行動，および行動変容，ストレスとストレスコーピング，慢性疾患の予防と生活習慣の改善，痛み，医療者-患者関係，HIV・がんなどの疾患に対する予防行動や患者のケアなどがあります。つまり健康心理学の研究領域は私たちの生活習慣全般に関わるものが多く，疫学，公衆衛生学，行動医学，心身医学などの医療系の専門領域とも関連が深いのです*1。

　ダナエイ（Danaei, 2009）らは，生活習慣と死因の関連を調べ，喫煙，肥満，身体的不活動が死因に寄与する割合の高いことを示しています。肥満と身体的不活動，果物や野菜の摂取不足，LDLコレステロール値の高さは相互に関連していますので，健康に関連する生活習慣としては，喫煙，食事，運動が深く関わっているといえるでしょう（表8-1）。しかし生活習慣は様々な要因によって長年のうちに形成さ

▶1　WHO憲章
1946年に作成され，日本では1951年に公布されました。

臨床の芽*1
「健康心理学」はライフスタイルの乱れやメンタルヘルスが脅かされやすい現代社会において，こころの安寧をいかに保っていくのか，健康であるのかということを追求する学問として注目を浴びてきています。

表8-1　生活習慣に帰因する死因（アメリカ合衆国における死因：2005年）

	男　性		女　性	
	死亡者数	%	死亡者数	%
喫　煙	248,000	20.7	219,000	17.5
肥　満	114,000	9.5	102,000	8.2
運動不足	88,000	7.3	103,000	8.2
高LDLコレステロール	60,000	5.0	53,000	4.2
塩分過多	49,000	4.1	54,000	4.3
飲　酒	45,000	3.8	20,000	1.6
野菜・果物不足	33,000	2.8	24,000	1.9

出所：Danaei, 2009をもとに作成

れるものですから，たとえ健康にとってよくないと指摘されても，ただちにそれを変えることは容易ではありません。以下で健康行動につながる要因を見ていきましょう。

② 健康行動を説明するモデル

　私たちがどのようにして食事や運動などの行動を決定したり変容させるのかについての代表的な説明モデルを紹介します。ベッカーら（Becker & Mainman, 1975）の健康信念モデル（health belief model：HBM；図8-1）では，たとえば「運動」という健康行動を私たちが取るかどうかを決める際，運動によって得られる利益や効用と，それを実行するために必要なコストや障害に対する認知，もしその行動を取らずに疾病に罹患した場合の深刻さなどを考慮して決定される，という見方をします。健康によいとされる行動は，運動にしろ食生活にしろ，メリットはいろいろありますが，一方で本人の努力や根気といったコストも必要です。私たちがなぜ，「○○を飲むだけで健康になる」といったうたい文句に惹きつけられるかという理由は，このモデルを使うと理解できますね。健康信念モデルはわかりやすいのですが，不安や抵抗といった感情面に配慮していない点や，個人の認知的側面にかたよりすぎている点が欠点として指摘されています。

　アイゼンらの計画行動理論（theory of planned behaviour：TPB；Ajzen, 1985）では，図8-2のようなモデルを提案しています。私たちが健康行動を実際に起こすかどうかは，周囲の人たちの考えや行動に影響される面もあるでしょう。たとえば，職場や家族など周囲の人

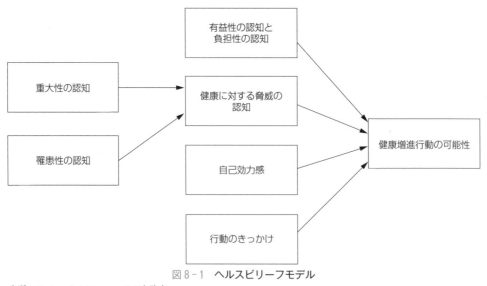

図8-1　ヘルスビリーフモデル

出所：Becker & Mainman, 1975を改変

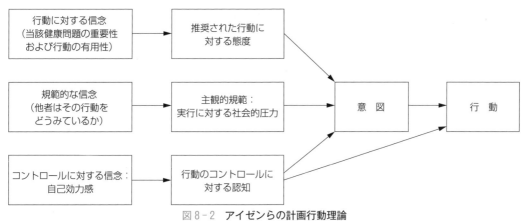

図8-2　**アイゼンらの計画行動理論**

出所：Ajzen, 1985を改変

が皆喫煙者という環境のなかで一人で禁煙を始めるのは容易なことではありません。TPBでは行動が周囲から期待され求められているかどうかに対する認知，すなわち社会的規範を取り入れている点に特徴があります。

　アイゼンのモデルでは行動を予測するのは行動に対する意図となっています。しかし，実際には意図があれば必ず行動に移せるわけではありません。みなさんも「毎朝ジョギングする」とか「明日からダイエットをはじめる」と固く決意したにもかかわらず，現実には実行できなかったり，三日坊主で終わったりしたことがあるでしょう。意図と行動の間のギャップを説明する要因については行動計画，健康目標へのコミットメント，行動コントロール，などが指摘されていますが，その中でも行動計画（action plan）に含まれる実行意図（implementation intentions）が関わっていると考えられています。実行意図とは「いつ」「なにを」を含む行動計画のことです。漠然とジョギングをしようと頭の中で考えているだけよりも，シューズとウェアを用意し走るコースを考え，今週の土曜日から開始すると決めたら，朝6時に目覚まし時計をセットして前夜は早めに寝る，といった具体的で詳細な行動計画を立てる方が行動の実施率が向上することが明らかになっています[*2]。もちろん，そのためには健康や運動の専門家や家族などの支援も重要だと考えられます。

　上記のような詳細な行動計画を立てることのできる人は，実行に対してかなり積極的で意欲的な人だと考えられます。しかし，そのような人ばかりではありません。プロチャスカとデクレメンテ（Prochaska & DiClemente, 1982）が複数の説明モデルを参考に作り上げたトランスセオレティカルモデル（transtheoretical model：TTM；表8-2）[▶2]では，対象者の行動変容に対する意欲のレベルを，「無関

臨床の芽＊2

「できそうなこと」を具体的な行動レベルで設定するということがポイントになります。そのことで実行することに対するモチベーションも高まっていきます。

▶2　トランスセオレティカルモデル（TTM）

プロチャスカらが禁煙指導の臨床経験をもとに提唱。変容ステージモデルともよばれます。「無関心期」「関心期」「準備期」「実行期」「維持期」に加えて，以前の行動に対する誘惑をまったく感じなくなる「終了期」を設定する場合もあります。

表8-2　トランスセオレティカルモデル

ステージ	定　義	変容過程
無関心期	行動変容を真剣に考えていない	・問題行動に関する情報の収集，理解を深める，フィードバックを受ける ・問題行動やその解決法について体験したり，気持ちを表現する ・問題行動が身体的，社会的環境にどのように影響するかを考慮し，査定する
関心期	行動変容を6か月以内にしようと真剣に考えている。（ただし，30日以内ではない。また，過去に実行したことはない）	・問題行動にかかわる個人の感情的，認知的な価値の再査定
準備期	1か月以内に行動変容をしようと真剣に考えている	・問題行動の変容への選択と関与（変容する能力への信念を含む） ・社会の中での気づき，有用性，問題から解放されたライフスタイルをもっている他者からの受容
実行期	実行を始めて6か月以内	・問題行動を引き起こす刺激や他の原因の制御 ・問題行動に代わる行動の入れ替え
維持期	6か月を超えて実行を維持	・問題行動を変えようとしている間，気にかけてくれている人の支援を信頼し，受容し，利用すること ・変化を遂げたことに対する自分および他者からの賞賛

出所：Sniehotta & Aunger, 2010をもとに筆者が作成

心期」「関心期」「準備期」「実行期」「維持期」のステージに分け，各ステージに合った行動変容のアプローチを提案しています。運動を例にとると，運動にまったく関心のない人，関心はあるがまだ実行に至らない人，運動を始めたばかりで，今後継続できるかまだわからない人など，人々の運動に対する態度と行動には様々な段階があります。対象者の生活を，より健康的な方向に変容させるには，まず対象者のステージを把握し，そのステージに適したプログラムを立案し，介入を行うという専門的な能力が求められます[*3]。

3 健康行動に影響する心理的要因

健康行動に影響を与える心理的要因には複数ありますが，バンデューラ（Bandura, A.）の提唱した自己効力感（セルフエフィカシー：Self-efficacy）もその1つです。自己効力感をひとことでいうなら，自分がある行動をできる，という能力についての見込み感といえるでしょう。一見，自信（confidence）と似た概念に思われるかもしれませんが，自信が成功，失敗といった実際の行動結果によって上昇したり低下するのに対して，自己効力感は自分がある行動を達成できる能力をもっている，ということに対する信念なので，結果に直接左右さ

臨床の芽＊3

健康増進行動を導くためには，その行動を取れない患者さんの事情や状況を理解した上で指導計画を立てることが大切ですね。

表8-3　自己効力感を強化する方法

成功経験	過去にも似たような行動の成功経験がある 参加者の能力に応じた課題を与えて成功を体験させる
代理的経験	自分に経験はなくても，人がやるのを見たり聞いたりする ピアグループなどで互いに成功体験を分かち合う
言語的説得	仲間や指導者からの励ましや評価 周囲の人が「できるじゃないか」と励まし，認める
生理的・情動的状態	自分の生理・感情状態のコントロール 身体的にリラクゼーションや体力向上を体感させる

出所：Bandura, 1997より作成

れることはありません。高い自己効力感をもっている人は，あることがらを行動に移す前に「自分にはこの行動を達成できる力がある」と信じていますが，自己効力感の低い人は，「自分にはそれをやり遂げる力がない」と思っています。ですから，自己効力感の高い人は行動を起こすことへの抵抗感が少なく，新しい行動に挑戦しやすいのです。また，たとえ一度失敗しても自分にはその能力があると信じていますから，再度挑戦することも厭わないでしょう。一方，自己効力感の低い人は，能力がないと思っていますので，そもそも行動を起こさないと考えられます。

西垣（2011）が大学生を対象に行った調査では，自己効力感の低い人は，自己効力感の高い人に比べて通院状況やBMIなど客観的な健康状態や食事・運動などの生活習慣に差がないにもかかわらず，主観的健康度が低く，新しい健康増進プログラムに対する参加意欲が乏しいことが明らかになっています。

自己効力感の測定には，全般的な自己効力感を測定する尺度のほか，食行動，運動，禁煙など，特定の行動に対する自己効力感尺度も開発されています（糖尿病自己効力尺度，日本版過食状況効力感尺度など）。糖尿病や肥満の治療に向けて生活習慣を改善したり，タバコやアルコールに対する依存症から脱却しようとするとき，対象者が高い自己効力感をもっているかどうかは，介入プログラムの成否を予測する重要な指標の1つとなります。また，リッチマンら（Richman et al., 2001）によると，減量プログラムに参加した患者らは，プログラム終了後に食事制限に対する自己効力感が上昇していることがわかりました。つまり自己効力感は予測因子であるとともに，行動を達成することによってさらに上昇するものでもあるのです。患者の行動変容の介入を行う場合，参加者が成功体験者の経験談を聞いたり，参加者同士が互いにピアサポート▶3を行える環境を整えたり，医療者が患者に承認や励ましを行うなどして自己効力感を高める配慮をすることは，とても大切なことです（表8-3）。　　　　　　　　　　　　（西垣悦代）

▶3　ピアサポート
ピアとは仲間，同僚のことで，同じような立場の人からの主に心理的支援のことを指します。学校，医療，福祉の現場で，学校や社会への適応，飲酒や喫煙などの依存症，がんやエイズなどの支援に活用されています。

8-2

こころの不調──ストレス

Episode 8-2　医療職のストレス

　医療職はその職務の性質上，患者さんの心身の苦痛や死に関わることが多く，また専門の異なる職種間で協力しながらケアに当たらなければならない仕事です。やりがいがあると同時に，ストレスの多い仕事であるといえます。ただしストレスが常に悪か，というとそうではありません。スワンソンら（Swanson & Power, 1996）が医師に対して実施した調査によると，専門技術を駆使する，困難な問題を克服する，責任ある立場にある，仕事が単調でないなどの理由によって，ストレスが高くとも職務に対する満足度が高い傾向にあることが明らかになりました。ひとくちに医療職といっても職種によって職務内容とそれに伴うストレスは異なりますし，診療科や医療機関の規模による違いもあります。以下は医療職のストレスに関する座談会の一部です。ストレスはたんに職務内容や労働時間のみからくるものではないことがおわかりいただけるでしょう（林，2005より一部編集）。

　A師長：親に叱られたことがなくて，看護師になって生まれて初めて叱られたという人が毎年何人かいます。そういう人たちの中に「○○病院の○○科に行けば理想のナースになれる」と思っている人がいます。現在の自分の姿と，なりたい理想像は言えても，その間のプロセスがすっぽり抜けてしまっているのです。

　B医師：かつての新人は，それなりに自分のことを理解し，進路を選んでいたと思う。自分はコミュニケーションが苦手だから人と関わりをもたない職種を選ぶとか。今は自分自身をあまりかえりみることができなくて，「私はできる，そこに行けばできるようになる」と思っている。だけどその根本で必要なスキルがないからちぐはぐになってしまう。本人はきちんとやっているつもりでも，周囲や患者さんは迷惑する。周りが見ていられずフォローするとすぐ怒る。

　A師長：ぶつかることを恐れる，深く関わることを恐れる。自分がぶつかるとどんな風になるのか想像できない，体験がないといった感じでしょうか？

　C心理士：ストレスの原因にはアイデンティティ（自己確立）の問題があります。自分についてのしっかりとした認識。これがきちんともてないと，どんな職業においても特に人間関係において様々な問題を起こしやすいです。そしてストレスに対しても非常にもろく弱いです。

　D師長：皆，忙しいことにストレスを感じているのではない，むしろ忙しいと言いながら嬉しそうに仕事をしているんです。自分が担当の患者さんに看護ケアが十分にできないと感じたときにストレスを感じるんですよ。

　E医師：それぞれの現場でのストレスを，上司や同僚が理解しているということがとても大事だと思います。日々のストレスの存在をお互いが認識していれば，おのずと助け合えるし，ドロップアウトしなくてもすむ人が出てくるかもしれません。

　ストレスとは何かを知り，上手にコントロールすることは医療者にとって大切なことです。本節ではストレスとストレスコーピングについて学んでいきましょう*1。

1 ストレスとは何か

　私たちは日常生活の中で，よく「ストレスがたまる」とか「ストレスを解消する」などという表現を使っています。ストレスとはいったい何でしょうか？　実はこれだけよく使われる言葉にもかかわらず，統一されたストレスの科学的な定義というものはないのです。ストレスという言葉そのものはラテン語に起源をもち，14世紀くらいから使われていて，苦難，逆境，抑圧，圧迫といった名詞，あるいは苦しめる，弾圧するといった動詞としての意味があります。現在，ストレスという語は，心理学，医学，生理学，社会学から植物学や工学の分野でも使われていて，それぞれ意味合いが違うのです。ここでは主に医学や心理学の分野で使われるストレスについて考えていきましょう。

　ストレスを医学的な言葉として初めて使用したのは，セリエ（Selye, H.）で，1935年のことです。彼の1936年の論文によると，ストレスとは外界から加わる非特異的な刺激（ストレッサー）によって起こる非特異的な（定型的でなく多様，という意味）生体反応（ストレス反応）を指します（Selye, 1936）。言い換えれば，ストレスとは様々な不快刺激によって生じる生体の歪みといえるでしょう。セリエの考えたストレッサーには，化学的（排気ガス，化学物質など），物理的（騒音，気温，湿度など），生物学的（細菌，ウィルス，栄養・睡眠状態など），心理学的（退屈，恐怖，不安など）なものが含まれます。

　ストレッサーに対する生体の反応には図8-3に示すような2つのシステムがあります。ストレス反応として生体内に生じる糖質コルチコイド，エピネフリン，ノルエピネフリンの濃度の上昇は，胃粘膜の病変，副腎の肥大，胸腺萎縮など身体に影響を及ぼすことが知られています。また，手術前の患者のストレスは，術後の傷の治癒や体力の回復と関連していることが明らかになっています（Kiecolt-Glaser et al., 1998）。このほか，動物やヒトにおいて，電気ショック，社会的敗北，過密，騒音，母親との分離，睡眠はく奪，死別，アルツハイマー病の親族の介護，試験，などによるストレスが，免疫機能に影響を及ぼすことが報告されています。また，慢性的なス

臨床の芽＊1
ストレスへの対策の重要性については，臨床場面だけでなく，社会的関心事にもなっています。2015年，厚生労働省は「働く人のメンタルヘルス不調を防いで，イキイキした職場環境を実現する」ためにストレスチェック制度（ストレスチェックの実施，医師による面接指導の実施）を事業者に対し義務づけました。

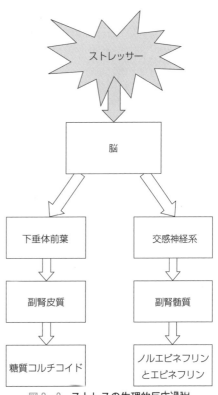

図8-3　ストレスの生理的反応過程

トレスにさらされ続けると，脳が早く老化するともいわれています（Ader, 2001）。

2 ストレスの認知的側面

　ストレス反応には様々なタイプがありますが（表8-4），反応の強さはストレッサーの客観的な大きさで決まるわけではありません。ストレスに対する受け止め方，すなわち個人の認知の影響が強いのです。ラザラスとフォルクマン（Lazarus, R. S. & Folkman, S., 1984）は，ストレッサーとしての心理社会的要請と個人の対処資源との相互作用のプロセス全体を包括した，トランスアクショナルモデルを提唱しました。ラザラスらによれば，ストレッサーに対する一次評価（それが自分に無関係か，無害か，ストレスフルかの判断）と二次評価（ストレッサーに対処するための有効な資源を，自分が持っているかどうかの判断）によってストレス反応に違いが出ます。さらにそのストレス反応も，ストレッサーを感じたときの急性ストレス反応と，それにうまく対処できなかったときの慢性ストレス反応の2つに区別されます。

　ストレスへの対処をコーピングとよびます。

　コーピングスタイルには個人やその状況によって様々なものがありますが，代表的なものが3つあります。

- **課題焦点型コーピング**：ストレスフルな状況そのものに働きかけて対処しようとする方法。情報を集めたり，具体的な行動をとる。
- **感情焦点型コーピング**：感情をコントロールすることで対処しようとする方法。怒りをしずめたり，何とかなると希望をもち続けるなど。
- **回避焦点型コーピング**：状況を過小評価したり深刻さを無視したりする。ストレスを抑圧し，何もなかったかのように振る舞うなど。

表8-4　**ストレス反応のタイプ**

心理的反応	怒り，不安，懸念，恐れ，心配，恥，抑うつ，罪悪感，嫉妬，気分の動揺，自尊心の低下，無力感，自殺念慮，偏執的な思考，集中力の低下，否定的なイメージ，コントロール不能感，白昼夢，悪夢
行動的反応	受動的な行動，攻撃的行動，イライラ，ぐずぐず，飲酒量の増加，カフェイン摂取量の増加，やけ食い，不眠，引きこもり，机などを拳で叩く，強迫的行動，生産性の低下，欠勤の増加，早食い・早歩き，性欲の変化，チック
生理的反応	口の渇き，手の発汗，感染症り患の増加，動悸，胸痛，めまい，偏頭痛，鈍痛，緊張性頭痛，腰痛，消化不良，下痢，過敏性腸症候群，便秘，皮膚アレルギー，ぜんそく，発汗の増加，生理不順，体重の急な変化，膀胱炎

出所：Palmer & Cooper, 2013をもとに筆者が作成

どのコーピングがもっとも効果的かというのは，一概には決められません。状況によって有効なコーピングは異なるからです。一般的にはストレス状況に対処する資源をもっている場合は課題焦点型コーピングが

有効な場合が多く，状況をどうすることもできないときには感情焦点
型コーピングが有効である場合が多いといえます。

3 認知行動ストレスコーピング

　紀元1世紀の哲学者エピクテトスは，「人はものごとではなく，そ
れに対する受け止め方によって悩むのである」と述べています。前項
で説明した感情焦点型のストレスコーピングは，その人のストレス状
況の意味づけを変えることでストレス状況を改善する方略です。認知
行動療法の1つである REBT[1]（Rational Emotive Behavior Therapy）
の創始者エリス（Ellis, A.）は人が不快な場面に直面した際にどのよう
に困惑するかについて，以下の ABC モデルを使って説明しています。

- ・ *A*（activating events）＝きっかけとなる出来事
  - 例）恋人にふられた
- ・ *B*（beliefs or thoughts）＝信念や思考
  - 例）恋人から愛されない自分は価値のない人間だ
- ・ *C*（emotional and behavioural consequences）＝感情や行動
  の結果
  - 例）抑うつ，ひきこもり

　恋人にふられて悲しんだり落ち込まない人はいませんが，だからと
いってすべての人が抑うつやひきこもりになるわけではありません。
同じ出来事であっても，人の見方や態度は様々です。出来事（*A*）は，
感情や行動（*C*）を起こす引き金にはなりますが，感情と行動（*C*）
を実際に決定づけているのは自身の信念や思考（*B*）なのです。自分
を苦しめる *B*（信念や思考）を変えるには，*D*（disputing）と *E*（effective thought and belief）が必要となります。*D*はあなたの感情を混
乱させている思考についての問い直し（論駁）です。*E*は新たに獲得
されたより効果的で健康的な思考や哲学を指します*2。

- ・ *D*（dispute）＝あなたは本当に誰からも（家族や友人からも）
  愛されていませんか？　あなたは本当に何の価値もない人間
  でしょうか？
- ・ *E*（Effective thought and belief）＝恋人にふられたのは悲し
  く残念な出来事だったけれど，だからといって自分は価値の
  ない人間ということではない。

　私たちの心に混乱を引き起こす *B* をイラショナルビリーフ（irra-

▶1　REBT

エリス（Ellis, A.）が創始した，
構造化された積極的で指示的な
心理療法です。広義の認知行動
療法の1つとみなされることも
あります。人の認知―感情―行
動の相互作用を前提として，感
情と行動の問題解決を図ります。
日本語では理性感情行動療法と
訳されています。

臨床の芽＊2

REBT では（*D*）を通して，
（*B*）でできてしまった非合理
的な信念（イラショナルビリー
フ）に働きかけて，合理的な信
念に変えることがポイントとな
ります。

tional belief）と呼びます。自分自身，他者，世間や人生に対してもつ「～ねばならない」「～にちがいない」という独断的で固定的な前提に固執した考え方です。一方，イラショナルではない B はラショナルビリーフ（rational belief）と呼ばれ，より柔軟な欲求，希望，願望などのかたちで表現されます。みなさんの中でストレスフルな状況に遭遇したとき，口癖のように「ありえなーい」「最悪」などという人はいませんか。その出来事は本当にこれ以上ないくらい最悪な出来事でしょうか。少し異なる方向からものごとをとらえてみませんか。自分がとらわれていた思い込みに気づくことができるかもしれません。表8-5によくありがちな思考のクセともいうべきイラショナルビリーフをあげていますので参考にしてください[*3]。

このような感情に焦点化したストレスコーピングの後には，実際の行動を変えるために問題焦点型のコーピングを行うこともあります。タイムマネジメント（時間管理），アサーション[▶2]，ソーシャルサポートのネットワークを広げる，ぐずぐずと引き延ばすことをやめる，などは直面する問題の解決に役立つことでしょう。自分に合った建設的なストレスマネジメントの方法を身につけておくことは医療職にとって大切なことです。

4 マインドフルネス

ストレスマネジメントの手法の1つとして，最近注目されているのがマインドフルネス[▶3]（mindfulness）です。マインドフルネスとは過去や未来ではなく，今，この瞬間の体験に意図的に意識を向け，評価をせずに，とらわれのない状態で，ただ観ること，と説明されています。もともとは仏教の修行で用いられる瞑想に起源があります。

瞑想から宗教色を廃し体系的なトレーニングとしてプログラム化したのは，マサチューセッツ大学医学部のカバットジン（Kabat-Zinn, J.）です。マインドフルネスストレス低減法（Mindfulness Based Stress Reduction：MBSR）という8週間のプログラムを作成し，慢性疼痛患者をはじめ，心身症，食行動の問題，不安・パニック障害など心理的な問題を抱える患者に適用し，成果をあげました。また，認知療法家のティーズデール（Teasdale, J. D.）とウィリアムズ（Williams, J. M. G.）はマインドフルネスがうつ病の再発予防に効果があることを見いだし，それをマインドフルネス認知療法（Mindfulness-Based Cognitive Therapy：MBCT）として広めました。

カバットジンは，マインドフルネスは患者だけではなく，一般の人や治療にあたるセラピスト自身にとっても有益だと考えていました。

臨床の芽 ＊3

この表を見て，日ごろの自分に当てはまっているものがないか，また患者さんに対する医療者としての自分自身のビリーフについて，あらためて考えてみてください。

▶2 アサーション

アサーションとは，自分も相手も大切にしながら，自分の意見や気持ちを率直に適切な方法で表現する自己表現の1つです（心理臨床学事典）。自分だけが我慢しすぎることなく，また相手との関係を損なわないで問題解決を図ることは，ストレスを低減する1つの方法となります。

▶3 マインドフルネス

マインドフルネスはCDやアプリを使って1人でもできますが，最初は研修を受けることをお薦めします。西垣はSIYとMBSRを両方受講しましたが，2日間のSIY研修の参加者は100人以上で，IT企業など会社員が中心，一方MBSRは8週間でその間毎日宿題があります。参加者には教師や医療職が多くいました。各自のニーズに合ったプログラムを選ぶとよいでしょう。

表8-5 思考のくせ

思考のくせ （イラショナルビリーフ）	具体例	別の考え方（ラショナルビリーフ）
はやとちり	十分な根拠もなく，確信してしまう →悪いことしたみたい，あの人怒ってるみたい	根拠は何だろう 落ち着いて考えよう
視野狭窄	物事のマイナス面ばかりを見る →自分は嫌われている	何か見落としていないか いいことは本当になかったか
拡大化・極小化	ネガティブを過大評価，ポジティブを過小評価 →うまくいかないことばかりだ	悪いところばかり見ていないか うまくいったことは本当にないのか
個人化	原因はすべて自分にあると考える →自分のせいだ	自分以外に原因はないか 他人や環境はどう影響しているだろうか
外面化	原因はすべて他者か環境のせい →まわりのせいだ，あいつのせいだ	自分で変えられることはないだろうか 原因の一端に自分も関係していないか
過度の一般化	→いつもそうだ，すべてそうだ →あいつはいつも遅刻する	例外は本当にない？ 自分でできそうなことは？
マインドリーディング （他人の心を読む）	まわりの人の考えはわかっていると思っている 自分の考えもまわりはわかっていると思い込む	相手に自分の考えを伝えてみた？ 相手に，考えを聞いてみた？
感情の理由づけ（感情の 推論）	そのときの感情で判断してしまう →自分がそう感じるからそうに違いない	感情と事実は一致しているだろうか？ 感情は事実や現実とは違う
全か無か（オール・ オア・ナッシング）	→○○でなければおしまいだ	本当にそれ以外の選択肢はないだろうか
ネガティブな レッテル貼り	行動の結果から自分にネガティブな評価をする →失敗した，だから自分は能なしだ	能なしなのではなく，十分な準備をしなかったことが問題なのだ
ポジティブを割り引く	ポジティブな経験や価値を軽視する →よくできたとみんな言ってくれたけど，本当はうまくいっていない	ポジティブ，ネガティブをバランスよく評価 →失敗したところもあったけど，うまくいった部分もあったはず
ねばならない・ であるべき思考	自分や他者に対して，こうあらねばならない，というルールを過度に課す	いつも原理・原則，理想通りいくわけではない 現実に従う柔軟さをもつ
（ネガティブな）占い	きっと失敗する→失敗。悪い予測をするので，そのように行動し，結果うまく行かない	悪い予想は実際，どの程度当たっていますか？
破滅化	いつも最悪の事態を想像する →彼にふられそう→私はもう立ち直れない	起こりそうなことと，起こりうる結末を現実的に考える →破滅的な予測はいつも現実化しているか？

出所：Neenan & Dryden, 2002（吉田監訳）；Palmer & Cooper, 2013をもとに筆者が作成

MBSR を IT エンジニアのグループに対して実践すると，参加者の不安が低減しただけではなく，免疫力が向上し，ポジティブ感情が上昇しました（Davidson et al., 2003）。この結果を受けて Google の社員だったチャディー・メン・タンは，マインドフルネスをベースにした Search Inside Yourself（SIY）という一般人向けのプログラムを開発しました。集中力や情動知能を高める短期研修として，今日では日本を含め世界中で実施されています。

（西垣悦代）

8-3

心身の健康に向けて

Episode 8-3　健康とウェルビーイング

　「修道女研究」と呼ばれるカトリックの修道女を対象とした研究があります。1930年代に180人の修道女たちが，自分の人生について書いた文章を1990年代になってからスノードン（Snowdon, D.）らが分析し，文章の中に含まれるポジティブな感情語とネガティブな感情語を集計しました。対象となった修道女の大半は80歳を過ぎているかすでに亡くなっていました。しかし文章の中に喜びや感謝といったポジティブな感情語が多く含まれていた修道女は，ポジティブな感情語が少なかった修道女よりも，平均で約10年も長生きしていたことがわかりました。ポジティブな感情語の多かった修道女の作文は以下のようなものでした（Danner et al., 2001）。

　　例）「私が修道女見習いとしてノートルダム大学で学びながら過ごした1年はとても幸せな時間でした。今，私は聖母マリア様の聖なる衣を授かり，愛する神と結ばれて人生を送ることを切なる喜びと共に待ち望んでいます。」

　修道女の生活スタイルは，収入，教育歴，食事をはじめ生活習慣にほとんど差がないので，心理的影響を検討するのに都合がよいのです。若いときに自分の人生をポジティブな言葉を使って表現することが，その人のその後の寿命をある程度予測できたということは，驚くべきことですね。

　その後の研究でも，人はポジティブな感情の状態にあるときは，より社会的で友好的になり，他者に対してやさしく接し，責任のある行動を取ることがわかっています。みなさんもうれしい出来事があって幸せな気分のときに，人に対していつも以上に親切で気前よく振る舞った，という経験をしたことのある人がいることでしょう。逆に落ち込んだり，イライラしたり怒っているときは，関係のない人にまで冷たくしたり当たり散らした経験はありませんか？　では，ネガティブな感情はまったく役に立たず，害ばかりなのでしょうか。恐れ，恐怖，不安などは人に対して身の危険を知らせるアラームのようなもので，危機的な状況を察知し生命を守る上では大変重要な役割を果たしています。ただ，その状態が過敏になり過ぎたり慢性化すると，本人も不快ですし心身の健康にとっても好ましくありません。

　心理学の研究は心身に障害をもったり不適応に陥っている人をいかに回復させ元気を取り戻させるか，という研究に重点が置かれ，普通の人をより元気に幸せにする，という視点はややもすれば後回しになりがちでした。医学や医療も病気や不健康な人を治療・回復させることが中心です。しかし，これからの時代は人のポジティブな側面にも着目し，すべての人を対象に現在の状態から少しでも成長し，より幸せで健康な状態へ向かうことを支援する研究も必要ではないでしょうか。

1 ポジティブ心理学とは

　マズロー（Maslow, A. H., 1954）は，1950年代に心理学の研究が人間のポジティブな側面よりも，ネガティブな側面に偏り過ぎていると指摘していました。彼は人間は目的的であり，選択的，前進的，意図的な存在であるとして，人間の潜在力や自己実現傾向など，人間の本性には価値があるという考えに基づき，人間性心理学（humanistic psychology）を提唱しました。

　しかし心理学が人のネガティブな行動に焦点を当てる傾向は近年まで変わることはありませんでした。21世紀に入り，セリグマン（Seligman, M. E. P.）は心理学の3つの使命である1）精神的病気の治療，2）すべての人がより生産的で自己実現できる生活を送れるよう援助すること，3）個人のよい才能を見つけ出しそれを伸ばすこと，のうち2）と3）を見過ごしてきたと指摘し，疾病モデルに偏りすぎている心理学の焦点をポジティブな方向に向けるべきだとして，ポジティブ心理学（positive psychology）を提唱しました（Seligman & Csikszentmihalyi, 2000）。セリグマンは自宅で栽培しているバラについて，「成長を妨げる雑草を取り除く必要はあるが，それだけではきれいなバラを咲かせることはできない。土壌を改善し，よい苗を植え，水を遣り，必要な肥料を与えてこそ見事なバラを咲かせることができる」と述べています（Seligman, 2011）。人間にも同じことが言えるのではないでしょうか。心身の苦悩や不適応を取り除くだけでは，人は幸福（well-being）になれません。

　ポジティブ心理学の目的は「幸福，達成そして繁栄を導く人間の条件の諸側面に焦点を当てて最適の機能について科学的に研究すること」（Linley & Harrington, 2005），また「人々，集団，組織が繁栄し，最適に機能できるようにはどのような条件や過程が必要かについて研究すること」（Gable & Haidt, 2005）とされています。つまり，どうすれば人々が幸福で満足で健康な人生を送れるかを科学的に研究するのがポジティブ心理学であって，単なるポジティブ思考（ポジティブシンキング）のことではありません。ポジティブ心理学の研究テーマには，ウェルビーイング，ポジティブ感情，徳性と強み（ストレングス）レジリエンス，グリット，ポジティブ教育などいろいろありますが，本節ではポジティブ感情と，徳性と強みについてご紹介しましょう。

2 ポジティブ感情

●ポジティブ感情とは

感情は主観的に認知されるものであるとともに，特定の行動，生理反応，表情など客観的に測定可能な指標とのつながりがあります。たとえばエクマンは人間の基本感情である幸福，驚き，恐れ，怒り，嫌悪，悲しみと，それを表す表情が文化を問わず共通であることを明らかにしています（Ekman & Friesen, 1975）。

しかしなぜ，「基本」感情の大半がネガティブな感情なのでしょう。セリグマンが指摘するように，心理学の関心が人間のネガティブな部分に偏っていたからともいえますが，ポジティブ感情そのものの特徴にも原因がありそうです。私たちが日常使っている感情語は250語程度あるといわれていますが，ポジティブな感情語とネガティブな感情語の数の比率は3対7くらいで，ネガティブな感情語の方が圧倒的に多いのです。また，怒りと攻撃，恐怖と逃走など，ネガティブ感情は行動との結びつきが比較的はっきりしているのに対して，「幸せ」「喜び」「満足」「愛」などのポジティブ感情が，必ずしも特定の行動と明確に結びついていません。そのためポジティブ感情にどのような機能があるのか，明らかにされてこなかったのです。さらに発達的にみると，ネガティブ感情が乳幼児の年齢とともに細分化していくのに対して，ポジティブ感情は生後4か月頃に他の感情から分化した後は，あまり細分化しないことが明らかになっています（Lewis, 2000）。これらのことから，ポジティブ感情はネガティブ感情の逆なのではなく，質的に異なるものという見方ができます。

●ポジティブ感情の測定と機能

ワトソンら（Watson et al., 1988）はポジティブ感情とネガティブ感情が単一の連続体ではないと主張し，それぞれを独立に測定するPANAS（Positive Affect and Negative Affect Scale）という尺度を開発しています。西垣（2014）はPANASを使って，大学生のポジティブ—ネガティブ感情と主観的健康感を測定し，ポジティブ感情とネガティブ感情の高低によって分けた4群（高ポジティブ—低ネガティブ，高ポジティブ—高ネガティブ，低ポジティブ—高ネガティブ，低ポジティブ—低ネガティブ）において，主観的健康感に違いがあることを明らかにしています。ポジティブ感情が高いことはネガティブ感情が低いことよりも，心身の健康，とりわけ精神的健康との正の相関が見られました。つまり高ポジティブで高ネガティブな人の方が，低ポジティブ

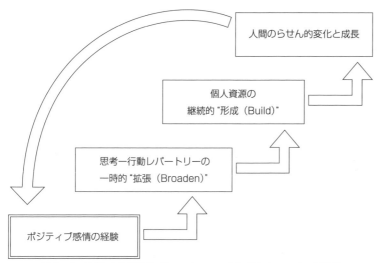

図8-4　拡張―形成理論（broaden-and-build theory）の図式
出所：大竹，2006より作成

で低ネガティブな人よりも，より主観的健康度が高かったのです。ポ
ジティブ感情の高い人は主観的健康感が高いだけでなく，実際に免疫
力が高く，それががんなどの再発リスクを低減させるともいわれてい
ます。このほか，ポジティブ感情には創造的な思考活動を促進し，問
題解決を助け，人をポジティブなものごとへ近づけ，ものごとをより
ポジティブにとらえる傾向をもたらすといわれています（Isen et al.,
1985）。

　フレデリクソン（Fredrickson, B. L., 2001）は，ポジティブ感情の機
能は，特定の具体的な問題への対処ではなく，将来出現するかもしれ
ない問題の対処に役立つように，注意の幅を広げ，身体機能を向上さ
せることであるとして，「拡張―形成理論」（broaden-and-build
theory）を提唱しています（図8-4）。この理論では，ポジティブ感
情の経験は，思考―行動レパートリーの一時的拡張，個人資源の継続
的形成，人間のらせん的変化と成長という段階をもつと説明されてい
ます（大竹，2006）。ポジティブ感情を経験することは，私たちに様々
なことに目を向けたり考えたりする機会をもたらし，それが身体的，
知的，社会的に多様な対処資源を獲得することにつながり，最終的に
私たちの健康や幸福（ウェルビーイング[1]）を高めることになるので
す。

3 徳性と強み

●徳　性

　セリグマンは学習性無力感の実験を通して得た知見を，人間の単極
性うつ病のモデルとして提唱しました。彼は研究だけでなくセラピス

▶1　ウェルビーイング

幸福感や満足感があり，それほ
ど大きな悩みもなく，身体的・
精神的に健康で生活の質も高い
状態のこと（APA 心理学大辞
典）。日本語では安寧と訳され
ることもあります。

217

トとして治療にもあたっていましたが，その中でクライエントにそれぞれ備わっている強さが，治療の中で定着し，しだいに増幅されていく症例を数多くみてきました。そして，無力感に屈しない人たちがもつ弾力性のある強さ（レジリエンス）はどのように備わったのか，一方，問題が起こる最初の時点ですでにあきらめてしまうのはどのような人たちなのか，という個人差の問題に関心を向けました。

　心理学では人の思考や行動の個人差をパーソナリティ（personality）という概念でとらえてきました。パーソナリティは中立的で価値を含まない科学的な語として使用されていますが，セリグマンは道徳的，倫理的な意味合いを含む性格（character）や徳性（virtue）という語を，人間行動の科学的研究の概念として再評価しました。セリグマンによれば，たとえば生徒の学力不振の問題において，生徒自身の勤勉さという徳性に目を向けず，教師，学校，両親，クラスメイト，カリキュラムなどの環境要因ばかりを問題にして，そこに原因を求めようとするならば，個人は責任をもった主体的な存在ではなくなってしまいます。そして成育歴や親のしつけ等にその原因を求めるということは，人間が未来に引き寄せられるのではなく，過去に突き動かされる存在であるという前提に立つことを意味します（セリグマン，2014）。ポジティブ心理学では劣悪な環境の改善だけではなく，人の徳性と強みの役割を重視し，徳性と選択，個人の責任と自由意志による行動に焦点を当てようとします[*1]。

　セリグマンらは時代や文化に左右されないように，あらゆる哲学や宗教の書物の中から徳性とされているものを一定の基準を設けた上で選び出し，その共通性を抽出したところ，「知恵と知識」「勇気」「愛情と人間性」「正義」「節度」「精神性と超越性」の6つが見出されました。さらに，これらの徳性を獲得することのできる性格の強み[▶2]（character strength）を明らかにしています。

強 み

　ピーターソンら（Park, Peterson & Seligman, 2004）は6つの徳性と24の強みのリスト VIA を作成し，それに基づいて VIA-IS（Values in Action Inventory of Strength）という240項目から構成される尺度を開発しています（表8-6）。VIA は各国語に訳されており，日本版も大竹ら（2005）によって作成され，信頼性と妥当性が確認されています。VIA-IS は，NEO-FFI[▶3] の神経症傾向以外の4因子と類似した概念を含んでおり，その類似性も指摘されています（Peterson & Seligman, 2004）。VIA-IS の特徴は検査としてのみ用いるのではなく，それをも

臨床の芽＊1
対人援助の場面では，対象となる人の「問題点」に介入しがちですが，「保持している能力」や「優位な側面」を高める関わりも重要ということですね。

▶2 強 み
「強み」とは，性格の特徴であり，たとえ明らかな利益となるような結果をもたらさなくてもそれ自体が評価されるべきもので，生まれたてのわが子に対する両親の願いのような理想の状態であるとされています（セリグマン，2014）

▶3 NEO-FFI
コスタとマクレーによって開発された，5因子モデルに基づく性格検査。240項目のNEO-PI-Rの短縮版で60項目から構成されます。神経症傾向（N），外向性（E），開放性（O），調和性（A），誠実性（C）の5つの次元で性格を測定します。1999年に日本語版が発行され，2005年段階で51カ国語に翻訳されています。

表8-6　**VIA の項目**

領　域	VIA-IS の各長所
勇　気	勇敢／勤勉／誠実性
正　義	チームワーク／平等・公平／リーダーシップ
人間性と愛	親切／愛する力・愛される力
節　度	自己コントロール／思慮深さ・慎重／謙虚
超越性	審美心／感謝／希望・楽観性／精神性／寛大／ユーモア・遊戯心／熱意
知恵と知識	好奇心・興味／向学心／判断／独創性／社会的知能／見通し

出所：Peterson & Seligman, 2004より作成

とに自分の強みを自分と他者のためにどこでどのように使えばよいのか，まだ発達していない強みを伸ばすにはどうすればよいのか，などを知る手がかりとして使うことにあります。そのためのポジティブ心理学介入（positive psychology intervention：PPI）とよばれる様々なプログラムが，学校，軍隊，会社，医療施設などで実施され，効果をあげています。西垣（Nishigaki, 2018）は学校教員を対象に半日間のポジティブ介入プログラムを実施した結果，介入前と比べて PANAS の項目において，「悩みのある」などのネガティブ感情が低下し，「気合いの入った」「情熱的な」などのポジティブ感情が上昇したことを報告しています。

　私たちの生活の中で，心身のストレスや健康を脅かす様々なリスクを完全に避けることは現実的には難しいでしょう。それは，学校生活においても，将来の職業生活においても同様です。それらのストレスの原因をすべて周囲の人や環境のせいにすることはできません。むしろ，困難に遭っても折れてしまわず，しなやかに立ち直る術を身に着けることが重要なのではないでしょうか[*2]。ポジティブ心理学はその解決策を提供してくれる選択肢の一つです。ポジティブ心理学の研究と実践の歴史はまだ浅いですが，21世紀の私たちの幸福（ウェルビーイング）を高めるために，今後の発展が期待される領域であるといえるでしょう。

（西垣悦代）

臨床の芽 *2

無力感に屈しない人たちがもつ弾力性のある強さ（レジリエンス）は，臨床の場だけでなく，被災者へのケアにおいても注目されています。

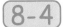

医療領域の中での心身の健康

Episode 8-4　燃えつきる看護職

　バーンアウト（燃えつき症候群：Burnout）という言葉を聞いたことがあるでしょうか。バーンアウトはそれまで普通に仕事をしていた人が仕事のやる気を失い，心身ともに疲労・消耗した状態になる現象で，医療や教育，福祉に関わる職種に多くみられるストレス状態です。まるで"燃えつきた"ようになるになることからバーンアウトとよばれています。

　学術的には精神科医のフロイデンバーガー（Freudenberger, H. J.）が，スタッフが仕事に対する意欲や関心を失っていった過程をバーンアウトと表現し報告したのが最初であるといわれています（稲岡，1988；久保，2007）。バーンアウトの定義はいくつかありますが，「人に援助する過程で，自らの理想をもって熱心に取り組んだが，自分の努力は報われず，不満足な充実感のない状態に長期にわたってさらされることで，その結果，無力感をもち，自己嫌悪に陥り，最終的には仕事への意欲をすっかり失って，文字どおり燃えつきた心身の状態（宗像，1988）」という定義がわかりやすいでしょう。

　医療職の中でも看護職には高い割合でバーンアウトが発生するといわれています。看護は，人の健康と生活に関わる仕事であり，責任感と使命感をもって高い理想を掲げて従事する看護職が多くいます。しかし，どんなに一生懸命に看護をしても，その結果が常に期待した通りになるわけではありません。そのようなときは，無力感に襲われます。また，思い描く理想の看護が提供できない状況が続くと，自己嫌悪に陥ったり，達成感を感じられなかったりすることがあります。患者を取り巻く様々な問題に対応する看護職の職務はバーンアウトを引き起こしやすい条件を備えているといえます。

　一方で，バーンアウトは当然のことながら，看護職だけにみられる問題ではありません。医療に従事する職種はいずれも対人関係職であり，人の健康や生活に支援する職種であるといえます。医療の現場は，患者さん・利用者さんの抱える問題も，環境も，人間関係も複雑になっており，懸命な努力が常に期待通りに報われるとは限りません。それどころか，努力するほどに，糸が絡まるかのごとく問題が複雑になってしまうこともあります。このような状況で日々働く医療従事者はバーンアウトと隣り合わせにあることを自覚して，職業上のストレスと上手につきあいながら，仕事に取り組む必要があるでしょう。患者さんによりよい医療・ケアを提供するためにも，まずは，医療従事者が心身ともに健康であることが重要です。

1 医療職のストレスとその管理

　WHO（世界保健機関）の定義によると，健康（health）とは「肉体的，精神的及び社会的に完全に良好な状態（well-being）であり，単に疾病または病弱の存在しないことではない」とされています（8-1 1 参照）。健康は身体に不具合がないということだけではなく，周囲の人たちとの人間関係がうまくいっていることや，仕事や勉強に前向きに取り組めること，ストレスとうまくつきあって精神的な安定を保っていられる，といった社会的・精神的な側面も重要で，これらの部分は心理学の研究領域と深く関わっています。

　ヒューマンサービスに従事する医療職は，職業性ストレスが高いことが知られています。医療職の中で大多数を占める看護職については，病院看護実態調査（日本看護協会，2012）において，約4割の病院でメンタルヘルスの不調を訴える看護職員が1人以上おり，1か月以上の長期病気休暇を取得した看護師の3分の1以上がメンタルヘルスの不調によるものであったと報告されています。職業性ストレスによる影響は個々の心身の健康に限らず，患者さんに提供されるケアの質など仕事のパフォーマンスにも影響します。

2 医療職仕事のストレス要因

　バーンアウトなどのストレス状態を引き起こす仕事上のストレス要因にはどのようなものがあるでしょうか。ここでは，医療職の中でも従事者数がもっとも多く，職業性ストレスに関する研究も多く取り組まれている看護職を例に述べていきたいと思います。

　これまで，看護職の職業性ストレスについては，様々な要因が指摘されています。これらの要因は大きく，「看護職の仕事そのもの」と「職場の人間関係」，そして夜勤や交替制勤務に特徴づけられる「働き方」の3つの側面からとらえることができそうです。

●看護職の仕事そのもの

　看護の目的は，「あらゆる年代の個人，家族，集団，地域社会を対象とし，健康の保持増進，疾病の予防，健康の回復，苦痛の緩和を行い，生涯を通してその最期まで，その人らしく生を全うできるように援助を行うこと」（日本看護協会，2006）です。したがって，看護職の仕事は，人が生まれてから亡くなるまでの人生に深く関わります。病や死といった困難な状況に直面する人の不安や恐怖をもろに引きうけることになります。医療技術の発展にともない，看護職にも常に新た

な知識と技術を身につけることが要求されます。看護職は医療の最終行為者となる場面も多く，判断ミスや失敗は即，人の命に関わることにもなり，常に高い緊張感をともないます。また，人々の反応は一様ではなく，一人ひとりに合った看護が求められるため，常に複雑で困難な課題に向かわなければなりません[1]。このような看護職の特徴的な仕事そのものがストレス要因となります。

　看護職の仕事の質的な特徴に加えて，量的な負荷もストレス要因となります。仕事量と人員配置がアンバランスとなると，個々の看護職の勤務時間を長くせざるを得なくなり，仕事量が過重となります。長時間労働による仕事の量的な負荷は健康障害の原因となります。また，日本の看護職では，仕事の量的な負荷による身体的疲弊感が情緒的疲弊感につながりバーンアウトの生起を導いているという研究結果も報告されています（北岡（東口），2004）。

●職場の人間関係

　職場の人間関係も，ストレス要因としてよく知られています。看護職の場合，職場の人間関係は複雑です。上司や他の看護職といった看護職同士の関係に加え，医師や他の医療従事者との関係，患者さんや家族との関係など，多様な人間関係が存在します。職場の人間関係は，看護職の心身の健康や仕事継続の意志に影響する要因として継続して関心が寄せられています。

　看護の提供はチームでの活動が基盤となります。また，看護職の実践能力は仕事を通し，上司や先輩看護師の指導を受けて育成されていきます。上司や先輩，同僚看護職との人間関係は，仕事上常につきまとうものであり，仕事の中身に直接影響を与え，職場の人間関係の中核をなすものです。

　医師や他の医療従事者との関係では，しばしば専門性の違いによる考え方のズレが軋轢となります。考え方にズレが生じても，対等な関係でズレの解消にむけて協働できれば問題ありません。しかし，そうでない場合はストレス要因となります[2]。特に医師との関係においては，治療方針を決定し指示をする医師とその方針・指示に基づき診療の補助を行う看護師という関係が根底にあり，対等な立場で疑問に向かい合うことを難しくしています。

　看護職は，ときに，患者や家族から厳しい言葉や態度を向けられることがあります。自分の感情をコントロールして対応することは決してやさしいことではありません。また，患者さんや家族が医師には直接言えない思いや疑問，不満を看護職にぶつけることもあり，看護職

臨床の芽＊1
看護師は医師が処方した治療を正確に提供したうえで，患者さんが示す様々な反応に応じたケアを提供し，心身や環境の整えまで行います。対応の幅も深さも求められるので，やりがいを感じる反面，ストレスも高い職業といえます。

臨床の芽＊2
“専門性の違い”はなくせるものではありません。そのため，協働に向けて「チームカンファレンス」「多職種合同カンファレンス」など，互いの専門性をケアに生かすための討議が行われています。

が医師と患者さんや家族との間で板挟みになることもしばしば起こります。さらには，患者さんと家族，あるいは家族の中での問題や葛藤に看護職が巻き込まれることもあります。このような患者さんや家族との人間関係も看護職にとってはストレス要因となります[3]。

●医療現場での働き方

現在，看護職の大多数が病院に勤務しています。病院で勤務する看護職の働き方の特徴は，夜勤をともなう交替制勤務といえるでしょう。この働き方もストレッサーとなります。

夜勤は，本来睡眠をとる時間帯に起きて働くため，人の生理的なリズムである概日リズムにズレが生じます。このズレは，昼間働き夜眠るというサイクルに戻せば，修正されます。しかし，日本で一般的に行われている看護職の夜勤をともなう交替制勤務では，昼の勤務と夜の勤務が頻繁に入れ替わります。このため，概日リズムの修正は難しくなり，疲労の蓄積や心身の不調が出てきます（佐藤・天野，2000；折山ほか，2011）。また，夜勤により周りの人，たとえば家族や友人と生活パターンが違ってしまい，疎外感を感じるなどの心理的影響も指摘されています（小木，1985）。

③ 医療職の職場のストレス管理

職業性ストレスへのアプローチは，個人のストレスへの対処力を高める方法とストレス要因を生む職場環境を整える方法の2つに分けられます（渡辺，2002）。個人のストレスへの対処力を高めることはもちろん大切です。しかし，ストレス管理を個人の努力に求めるだけでは不十分です。組織として，職場環境を整える取り組みを積極的に行うことが求められます。

仕事そのものによるストレス要因に対しては，仕事量の負荷を小さくするよう，業務改善などによる仕事の効率化や仕事の分担の見直しなどを図ります。また，人間関係によるストレス要因に対しては，専門性の違いを超えた職種間の連携が促進されるようなチームづくりによる，よりよい職場の人間関係の構築に取り組みます[4]。さらに，働き方に関しては，たとえば看護職については，心身の健康を保つための夜勤・交替制勤務のあり方に関して日本看護協会（2013）からガイドラインが出されており，柔軟な勤務体制や多様な勤務時間の導入など，ワークライフバランスの推進が組織的に進められています。このように，ストレス要因をできる限りコントロールするような職場環境の整備を通したストレス管理が必要とされます。　　　　（増野園惠）

臨床の芽＊3
患者さんや家族が抱える問題は，生活の中で広がっていきます。"看護師として"どこまで関与できるか，ということを見きわめた関係づくりが必要になります。

臨床の芽＊4
精神看護の専門性をもつ「リエゾンナース」が，患者さんや家族だけでなく，医療職のメンタルヘルスも支援しています。

アセスメント

　健康心理学で用いられる研究法は，実験や調査など他の心理学の領域と同様です。研究や介入の対象者のアセスメントには，各種の心理検査や生理指標が用いられます。研究領域の特性として，食事記録や歩数，運動量，消費カロリーなどの行動指標，体重や腹囲の測定などの身体的な指標もよく用います。質問紙等による主観的なアセスメントと生理指標や行動指標による客観的なアセスメントを組み合わせ，データをつき合わせることは非常に重要です。本節では，健康心理学でよく用いられる心理検査の POMS と，生理指標としてコルチゾルの測定について取り上げます。

1 POMS

　POMS（Profile of Mood States）は，気分を評価する質問紙として米国のマクネイルら（McNair, D. M.）らによって開発された検査です。現在第2版の POMS2（Profile of Mood States 2nd Edition）が出ています。もともとは精神科患者の気分状態の変化を測定するためのものでした。感情▶1 の測定のためには，客観的な生理学，行動学的評価だけではなく，本人が怒りや抑うつ，不安などをどの程度感じているかといった主観的な評価を行うことも大切です。対象者の気分や感情の状態を知ることによって，一見健康そうにみえる人々の間にも，うつ病や不安障害など何らかの気分や感情の障害があるかどうかを知ることも可能になります。

　顕在性不安検査（MAS）や STAI（State-Trait Anxiety Inventory）▶2 などとは異なり，POMS2 は不安や抑うつだけに特化した検査ではなく，「緊張─不安（Tension-Anxiety）」「抑うつ─落ち込み（Depression-Dejection）」「怒り─敵意（Anger-Hostility）」「活気（Vigor）」「疲労（Fatigue）」「混乱（Confusion）」「友好（Friendliness）」の7つを測定することが可能です。また，ミネソタ多面人格目録（MMPI）▶3 のように精神疾患的な性格傾向ではなく，対象者がおかれた条件によって変動する一時的な気分や感情の状態の測定ができることが大きな特徴です。同種の検査が他にほとんどないことから，現在では精神疾患の治療経過の測定に留まらず，健康心理学，スポーツ心理学，感情心理学

▶1　感情
気分や情動（emotion）についてのあらゆる体験で，苦痛から喜び，単純なものから複雑なもの，健常な反応から病的反応まで多岐にわたります。感情は認知，意欲とともに心（mind）の三大要素の一つです（APA心理学大辞典）。

▶2　STAI
スピルバーガーによって開発された不安検査。特性不安と状態不安を分けて測定できます。下位尺度はそれぞれ20項目ずつで構成されており，状態不安は「全くそう感じていない」から「はっきりそう感じている」，特性不安は「ほとんどそんなことはない」から「いつもそんなことがある」の4件法で回答します。日本語版が数種類発行されています。

▶3　ミネソタ多面人格目録（MMPI）
ハサウェイとマッキンリーによって1942年に公刊された精神疾患的性格傾向のスクリーニング検査。550項目。10の臨床尺度と4つの妥当性尺度，および追加尺度から構成されています。130か国語に翻訳されています。

などの多くの領域で健康な人も対象として使用されています。

POMS2 は気分を表す65の項目の言葉が呈示されていて，被験者は項目ごとにその項目が表す気分になることが「まったくなかった」（0点）から「非常に多くあった」（4点）までの5段階で評定します。また，被験者の負担を軽減するために35項目の短縮版（各下位尺度5項目ずつ）も作成されていて，65項目版と同様の高い信頼性が得られています。

POMS2 では，その項目が表す気分になったかどうかを「過去1週間」について，または「現在，どのように感じているか」のいずれかを選択して測定することが可能です。

横山（2005）によると，POMS 日本版を用いた研究は，1990年から2000年までの期間で132件行われています。対象者は，健康な人々では，学生，勤労者，高齢者，妊産婦，看護師，生体腎移植ドナー，在宅介護者，スポーツ選手などで，疾患をもつ人々では，急性心筋梗塞患者，透析患者，スモン病患者，糖尿病患者，がん患者，結核患者，心臓疾患患者などです。研究内容も，対象者の感情状態のアセスメントのほか，音楽，香り，足浴，自律訓練法，トレーニングなど介入効果の検討など多岐にわたっています。

POMS はもともと精神科領域での治療効果を測定するために開発されたため，7つの尺度のうち5つはネガティブな気分を測定しています[1]（表8-7）。リラクゼーションや音楽，香りの効果などを詳細に検討するには，本章8-3で紹介している，ポジティブな気分や感情を測定する尺度を合わせて利用してもよいでしょう。

2 コルチゾル

腎臓の上に位置する副腎は様々なホルモンを分泌する内分泌腺で，髄質と皮質から構成されています。副腎髄質から分泌されるホルモンにはアドレナリン，ノルアドレナリン，ドーパミンが，副腎皮質から分泌されるホルモンには，①炭水化物とタンパク質代謝に重要な役割を果たす糖質コルチコイド（コルチゾル），②細胞外液量とカリウム濃度の維持に必要な電解質コルチコイド（アルドステロン），③第二次性徴の維持に関与する性ステロイドホルモン前駆体（アンドロステンジオンなど）があります（図8-5）。

コルチゾルはヒトの糖質コルチコイドで，その分泌は早朝に高く深夜に低いという日内リズムがありますが，低血糖，炎症，感染症などの身体的ストレスや，不安，興奮などの心理的ストレスによっても分泌が亢進するため，心理的・身体的ストレスの生理指標として使用さ

表8-7　POMS2 短縮版質問項目（一部）

怒り―敵意	・怒る ・ふきげんだ
混乱―当惑	・頭が混乱する ・集中できない
抑うつ―落込み	・悲しい ・希望がもてない
疲労―無気力	・ぐったりする ・つかれた
緊張―不安	・気がはりつめる ・不安だ
活気―活力	・生き生きする ・積極的な気分だ
友好	・人づき合いが楽しい ・他人を思いやる

出所：Heuchert & McNair, 2012より作成

臨床の芽＊1

POMS は臨床場面に限らず，職場，学校など，様々な領域で活用されています。

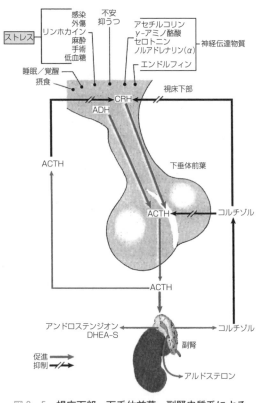

図 8-5　視床下部―下垂体前葉―副腎皮質系による
　　　　コルチゾル分泌の調節

出所：Berne & Levy, 2000より作成

▶4　社会的隔離実験

社会的隔離とは実験的研究において，実験動物を同種の他の個体から隔離飼育すること。性行動を始め社会行動など様々な異常行動が生じます。ハーロウはアカゲザルを用いて，様々な社会的隔離実験を行いました。布母と針金母の 2 種の代理母を使った実験は特に有名です。

れています。コルチゾルの本来の働きは代謝系，血管系，免疫系などの様々な生体機能を正常なレベルに維持することです（図 8-6）。たとえばコルチゾルはタンパク質をグルコースに転換させ，グリコーゲンとして貯蔵させます。しかしもしコルチゾルが過剰に分泌され続けると，体内のタンパク質が持続的に分解され，それによって筋肉，骨，結合組織，皮膚の重量が減少してしまいます。また，コルチゾルは低血糖を防ぐ働きをもつため，インスリンとは拮抗的に作用します。しかしコルチゾルが過剰分泌されると食欲の亢進，脂肪組織の生産，高血糖の促進などが生じます。さらにコルチゾルには炎症，発熱，免疫反応を抑制する働きがあります。身体機能を損なうほどの激しい炎症反応を抑える場合には有益ですが，分泌が過剰になると有害な物質や侵入物を排除しようとする身体の働きを抑制することになるため，感染症にかかりやすく傷の回復なども遅れてしまうことになります。

　コルチゾルは急性のストレスレベルの測定に使われることが多く，たとえば人前でのスピーチなど心理的負荷のかかるストレス場面では，コルチゾルの濃度は50％から100％上昇するという結果が得られています（Kudiela et al., 2004）。また，コルチゾルは仕事や家庭生活における慢性的なストレスの影響も受けると考えられています。ストレスとコルチゾル分泌の関係は人間以外でも報告されています。ハーロウ（Harlow, H.）の弟子たちは，母ザルが育てた子ザル群と母ザルから隔離されて育った子ザル群を用いて社会的隔離実験▶4 を行いました。どちらの群の子ザルも隔離によってストレスを示すコルチゾルレベルが上昇しましたが，隔離群の子ザルのコルチゾルレベルの方が際立って高かったのです（Highley et al., 1992）。母ザルから長期間隔離されて育つという状況が，子ザルの内分泌反応システムを慢性的に亢進させていたためと考えられます。

❸ POMS とコルチゾルを用いたリラクセーションの効果研究

　8-2 でも述べたように，現代社会は様々なストレッサーにあふれており，癒しを求める人々のために，ストレス低減の様々な方法が提案されています。森林セラピーもその一つです。森林セラピーとは森

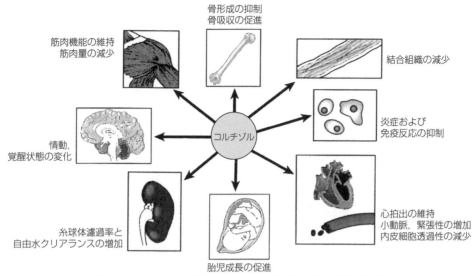

図8-6　いろいろな組織および臓器に対するコルチゾルの作用

出所：Berne & Levy, 2000

の中で歩行，運動，レクリエーションなどをすることで心身の健康維持・増進を目指す活動のことで，1982年に林野庁が「森林浴」という言葉を用いてから日本でも注目されるようになりました。森林セラピーは医学的・心理学的にエビデンスが検証されていますが，そのアセスメントにはPOMSやコルチゾルが使わ

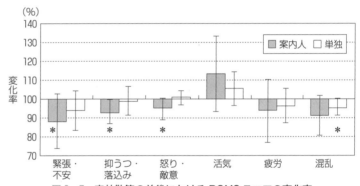

図8-7　森林散策の前後におけるPOMSスコアの変化率

注：n＝9，*p＜0.05，散策前と散策後の値を比較；Wilcoxon signed-rank test
出所：井川原，2006より作成

れています。井川原（2006）によると，約90分間の森林散策の後では被験者のPOMSにおける緊張—不安，抑うつ—落ち込み，怒り—敵意，の値が散策前よりも有意に低下したほか，唾液中のコルチゾル濃度も有意に低下しました。また森林浴は，単独での散策よりも案内人とともに歩く不安の少ない状況での効果の方が高いことがわかっています（図8-7）。さらに実際に森林の中を歩くだけではなく，森林風景を見るだけでも効果があることが明らかになっています。常次ら（2011）が，被験者に森林，田園，海の静止画像を高解像度大型モニターで呈示したところ，森林風景を見た群のコルチゾル濃度に有意な変化が見られました。ストレス解消のために遠くの森林にでかけることは難しくても，自宅で森林のDVDを見ることでリラックスすることは比較的簡単にできるかもしれませんね。　　　　　　　　（西垣悦代）

Column 8-1

ケアする人のケア——まずはセルフケアから

"とても散らかった机の上"を思い浮かべてみてください。

乱雑に積まれた書類は雪崩寸前，あちこちに文具が散らばり，飲みかけのマグカップがなぜか3つもある……。作業ができるスペースがなく，当然仕事ははかどらない。

雑然とした机を見るのは気持ちのよいものではありません。まずは書類を分類して仕分けボックスに立ててみましょう。すると机の天板が見えてきます。文具をペンケースに収め，マグカップを洗って片付ければ，作業ができるすっきりした「空間」が現れます。

「理由はわからないけれど，なんだか気持ちがモヤモヤして落ち着かない，イライラする」。そんな経験はないでしょうか。それは先ほどの散らかった机と同じように，様々な気がかりが散らばり，落ち着けるスペースがない状態ということができるでしょう。

どの領域であれ，対人援助職（人のケアをする人）は専門的技術を用いて人を援助することを仕事としています。刻々と変化する状況のなかで，すべての業務が予定通りに運ぶとは限りません。仕事量に圧倒されそうになったり，対応が難しいと感じている被援助者との関係性，または同僚・上司など職場の人間関係に対する複雑な思いが頭から離れないことや，プライベートでの気がかりがちらつくことも……。これではまるで散らかった机で援助という仕事をしているようなものです。対人援助職の心身の状態が，提供されるケアの質にも関わってくることを考慮すれば，「ケアをする人のケア」は単に援助者のケアではなく，被援助者にとっても重要なことといえます。悩みごとがあるときに同僚や上司，もしくはカウンセラーに相談することはもちろん有効です。同様に，「なぜだか気になるなあ」「この気持ちはなんだろう？」

というように，自分の気がかりに注意を向け，それに気づいておくということは，日々のセルフケアの第一歩としてとても大切なことです。ここではその1つとして，「クリアリング・ア・スペース」を紹介します。

哲学者であり心理療法家でもあったジェンドリン（Gendlin, E.; 1926-2017）は心理療法ならびに自己理解の方法として「フォーカシング」（1982）を提唱しました。フォーカシングでは気になることの一つひとつに，まずは"気づいておく"という作業を行います。そして机の片付けと同じように，それらに占められていない空間をつくり，気がかりから少し距離を置くのです。これをクリアリング・ア・スペースと呼びます。気がかりや問題をひとつずつ挙げていき，それらをいったんあなたの横に置いて「ああ，自分はこんなことが気になっていたんだな」と眺めてみることができると，たとえ解決には至らなくても気持ちが少し楽になるなど，感じ方が変わります。

フォーカシングは丁寧に話を聴いてくれる人と一緒に行うのがよいのですが，気になっていることを自分で紙に書き出すなどしてクリアリング・ア・スペースを一人で行うこともできます。まずは「最近どんなことが気になっているのかな？」と自分に優しく問いかけてみてください。何が浮かんできても，そのまま書き出してみることが大切です。「それはたいしたことではない」などと否定せずに，何が浮かんでくるかを楽しむぐらいの気持ちで試してみるといいでしょう。そうすると，自分がどんなふうに日々を過ごしているのか，また，自分にとって大切なこと，逆に，案外そうでもなかったことなどに気がつくこともあるでしょう。セルフケアの第一歩としてクリアリング・ア・スペースを試してみてはいかがでしょうか。　（平野智子）

Column 8-2

バイオフィードバック

私たちが穏やかに生きるために必要な力の1つとして、ストレスマネジメントがあります。私たちの多くは日常生活のなかでリラックスする必要性を感じながらも、つい後回しにすることは多くあります。

私たちが日常生活のなかで"真のリラックス状態を体感するコツ"はどこにあるのでしょうか。そのコツは、主観的感覚と客観的データの一致感、つまり心身の一致感を日常的に体感し、セルフコントロール感を実感できるところにあります。

この一致感を理解する手助けとなる方法に「バイオフィードバック（Biofeedback）」（以下、BF）があります。BFは1960年代に自律反応のオペラント条件づけが可能であることをミラーが報告し、それ以降リハビリテーションや行動医学領域を中心に臨床に取り入れられるようになりました。日本でも心身医学療法の1つとして応用・研究されています。

BFでは、通常認知することの難しい自律神経系の生理信号（指尖容積脈波、呼吸、末梢皮膚温、皮膚電気活動、表面筋電位（筋緊張）、脳波など）をリアルタイムに測定し、その信号情報をPCを通して被験者に視覚・聴覚信号としてフィードバックできます。結果、被験者は自分の心身相関への気づきを深めることができ、この気づきを活かしてセルフコントロールする感覚を習得しやすくなります。さらにこの習得から自己効力感を得られることも利点です。

臨床では、初めに自律神経機能検査として上記の生理信号を測定し、安静時・ストレス負荷時・負荷後における患者の生理反応の特徴をとらえます。次に、患者の主観的感覚と客観的データとの関係性について患者―治療者間で共有し、心身相関への気づきを促します。心身症の患者は、健常者に比べ自分の心身相関への気づきが浅いこと、主観的・客観的評価の乖離の大きいことがこれまでの研究で報告されています。

通常、健常者の表面筋電位はストレス負荷時に高く、安静時・ストレス負荷後には低いが（図1）、慢性疼痛（心身症）患者では、安静時・ストレス負荷時・負荷後、すべてにおいて表面筋電位が高いことがあります（図2）。これは、日常生活のどの場面でも過緊張状態であることを意味し、この過緊張が症状を慢性化させていることも多くあります。まずは、この状態に患者自身が気づくことは、自ら改善の方法を模索するきっかけとなります。たとえば、姿勢や呼吸を整える・各種リラクセーション法を行うなど実践を試みながら、その変化を随時BFで確認し、各々に適したセルフコントロール法をみつけることができます。つまり、"真のリラックス状態を体感するコツ"をつかむことが可能になるのです。

BFは、今回紹介した医療分野だけでなく、スポーツ、教育、ビジネスなど広い領域で応用されており、今後も発展が期待される分野です。

（志田有子）

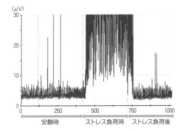

図1 健常者における表面筋電位（肩僧帽筋）

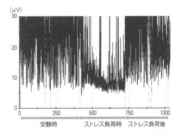

図2 慢性疼痛患者における表面筋電位（肩僧帽筋）

Column 8-3

人生を語ることで気持ちの発散を──繰り返しの話にも意味がある

　もし，あなたが高齢者の患者さんを担当すると決まったとき，最初に思い浮かぶのは「年寄りは昔の話ばかり繰り返し話す」「同じ話を繰り返しするのは年老いた証拠だ」「昔の話を聴き続けるのはつらいし面倒臭い」など，繰り返しの話題に関するネガティブなイメージではないでしょうか？　確かにこれまでは高齢者の昔話や繰り返しの話題には，「老いの繰言」や「現実からの逃避」などといったマイナスの評価を与えられがちでした。しかし，心理学の研究によって，自分の思い出を語る高齢者を聴き手が受け止めることは，気持ちを発散し，こころを豊かにすることにつながる一つの援助技法となることがわかってきたのです。

　1950年代にアメリカの心理学者エリクソン（Erikson, E. H.）がライフサイクル論を唱え，人のこころは生まれてから死ぬまで発達し続けるという考え方を提示し，それまでは考えもされなかった成人期以降のこころの発達を解き明かしました。彼は高齢期には自分自身の人生を振り返ることで英知を得るという心理的プロセスを考え，今までの否定的な高齢者像を覆し，円熟・成熟という新たな高齢者像を生み出しました。

　さらに，1960年代にアメリカの精神科医バトラー（Butler, R. N.）が「高齢期における思い出話は誰にでも生じる，自然に起こる心理的過程である」と提唱しました。このように，繰り返される高齢者の思い出話とは，高齢期の課題となる人生の振り返りを背景としており，高齢期以前のより若い年代に比べて特に大切なこころの働きなのです。さらに，バトラーは高齢者の思い出話を用いて，こころを豊かにして過ごしてもらうための援助技法として，「回想法」および「ライフレビュー」を発展させました。

　現在，バトラーが提唱した回想法は国際的に実践され，日本でも1990年代後半から各地の病院や高齢者施設で次々に取り入れられています。自分のこころに浮かんでくる思い出を自由に話し合う回想法は，グループの場で毎回のテーマを通じて，各参加者の体験を深めていく援助技法です。一方で，ライフレビューは個別の面接形式で高齢者の人生の振り返りを積極的に行う援助技法です。たとえば，回想法の一例をあげると，6名程度の高齢者に対して，2名のスタッフを加えて行います。対象は健常高齢者から認知症高齢者まで，年齢が100歳以上の方も可能で，頻度は1週間に1回，時間は30〜50分，回数は5〜10回です。毎回テーマを設定して回想を促す物品を提示し，参加者の回想を自由に話していく形式です。テーマは幼児期から現在に至るまでの時間の流れに沿うもの，季節や旬を感じるものなど様々です。また，提示する道具は，おもちゃのメンコから洗濯板まで，実際に使っていた生活物品を提示します。その道具を見たり触れたり使うことで，五感が刺激され，回想を促しやすくなる役割があります。このような回想法の効果として，高齢者の表情が豊かになった，発言回数や発言量が増えた，生活意欲が向上した，記憶や見当識などの認知機能が向上したなど，様々な研究成果が報告されています。

　ぜひ，あなたが高齢者の患者さんを担当されるときには，昔話や繰り返しの話にも着目してもらうと，患者さんの笑顔や意欲の向上につながるヒントになると思います。

（桑田直弥）

第 **9** 章

心理的問題への理解と支援
（実践への展開）

医療場面におけるアセスメント

　医療場面で行われるアセスメント（assessment）とは，患者が自覚する心身の不調や苦痛，不愉快さなどの主観的情報（subjective data）と臨床的観察や検査，診断から得た客観的情報（objective data）を収集し，分析・整理したうえで，ケア計画の基となるデータベース（患者の全体像）をつくることです。そして，そのデータベースに基づき，ケアの計画，実施，評価が一連のサイクルとして形成されます。また，これらのサイクルが，「患者をどのような存在としてとらえるのか」という基盤となる考え方（哲学や理論）に基づいて行われることで，生活者としての患者に即したケアが可能になっていきます（図9-1）。このことから，治療やケアの提供にあたっては，基盤となる考え方とアセスメントが重要といえます。

1 アセスメントの領域と情報収集の枠組み

　医療場面で患者の主観的情報や客観的情報を収集する方法には，観察（距離を取っての観察，ケアを通しての観察），面談，相談，検査，視診，触診，打診，聴診があり，アセスメントには以下のような領域があります。

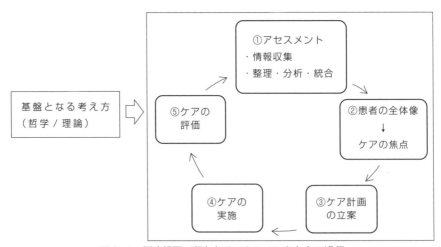

図9-1　医療場面で行われるアセスメントとケア過程

出所：山田，2011；渡邊，2011を参考に筆者作成

① 医学的問題とそれに関する病歴

② 現在の症状（発症時期や持続期間，発症の頻度と進行の有無）

③ 症状を引き起こす要因

④ その症状に対する患者の対処法とその効果の是非

⑤ 治療方針と経過，治療効果と副作用について

⑥ 症状に対する患者受け止め方，治療やケアに対する希望

⑦ その他の健康上の課題（既往歴，持病として抱えている慢性疾患など）

⑧ サポートシステム（患者の家族，利用している社会資源など）や生活環境

　また，情報収集する枠組みとして，ヘンダーソン（Henderson）による14の日常生活行動[1]（表9-1）や，ゴードン（Gordon）の11の機能的健康パターン[2]（表9-2）などがありますが，各医療機関や施設が使用している理論や患者の全体像を形成する方法論によって決められており，特定の枠組みで確立されているわけではありません。いずれの枠組みを用いたとしても，医療場面で重要なことは，患者理解につながる枠組みでなければならないことです。

▶1　14の日常生活行動

ヘンダーソンの考える看護（ケア）は基本的欲求の充足にあり，その要素として14の日常生活動をあげています。

▶2　11の機能的健康パターン

ゴードンは，「患者理解のための情報収集は意図的・系統的に行われるべき」という見解から，11の機能的健康パターンの枠組みを用いて情報収集し，患者の健康状態にケアの観点から名称（診断名）を付けることを提唱しています（看護診断）。

表9-1　ヘンダーソンによる14の日常生活行動

1．正常に呼吸する 2．適切に飲食する 3．あらゆる排泄経路から排泄する 4．身体の位置を動かし，またよい姿勢を保持する 5．睡眠と休息をとる 6．適切な衣類を選び，着脱する 7．衣類の調節と環境の調節により，体温を生理的範囲内に維持する 8．身体を清潔に保ち，身だしなみを整え，皮膚を保護する 9．環境の様々な危険因子を避け，また他人を傷害しないようにする 10．自分の感情，欲求，恐怖あるいは"気分"を表現して他者とコミュニケーションをもつ 11．自分の信仰に従って礼拝する 12．達成感をもたらすような仕事をする 13．遊び，あるいは様々な種類のレクリエーションに参加する 14．"正常"な発達および健康を導くような学習をし，発見をし，あるいは好奇心を満足させる

出所：ベンダーソン，2016

表9-2　ゴードンによる11の機能的健康パターン

1．健康知覚―健康管理パターン	7．自己知覚―自己概念パターン
2．栄養―代謝パターン	8．役割―関係パターン
3．排泄パターン	9．セクシュアリティー生殖パターン
4．活動―運動パターン	10．コーピング―ストレス耐性パターン
5．睡眠―休息パターン	11．価値―信念パターン
6．認知―知覚パターン	

出所：ゴードン，2009

2 基盤となる考え方──ホリスティック（全人的）な存在としてとらえる

　医療場面では，患者を生活者として幅広くとらえ，治療やケアを提供することが求められます。患者は生物学的な身体をもち，暮らしの中で感情が動く体験をする「心理・社会的存在」であり，生活の場で他者と交流する体験をもつ「社会的存在」といえます。また，時代とともに変化する環境の中で，自分の生き方を積み重ねてきた経験をもつ「文化的・歴史的存在」であり，時には自然の摂理で説明できない，超然的な体験をする「スピリチュアル（霊的）な存在」ともいえます。つまり，健康障害の原因だけに着目するのではなく，患者をホリスティック（全人的）な存在としてとらえ，多様な観点からアセスメントすることが必要となります。

3 フィジカルアセスメントにおける3つの視点

　患者をホリスティック（全人的）な存在としてとらえるためには，検査所見や測定値からの査定に偏りがちなフィジカルアセスメント▶3を，次の3つの視点で包括的に行うことが必要とされています（図9-2参照）。

① 第1の視点：フィジカル・イグザミネーション（身体精査）

　患者の訴えや検査データが示す情報を，身体の各部位の細部にわたって詳細に確認することで，症状が引き起こされる原因を的確に探っていきます。その様子は，複眼をもつ虫が物事の細部まで的確にとらえる様子にたとえられ，「虫の目」で診るといわれています。

② 第2の視点：フィジカル・トータルアセスメント

　身体の細部に目を向けて得られた情報（症状）が，患者の生活や家庭や社会で担っている役割，生きてきた日々の中でどのように意味づけられているのか，ということを考えていきます。このようなアセスメントは，身体全体を高い次元からとらえる鳥の目のような視点に立ち，患者から聴き取ったヒストリー（人物史）をもとに全体像をつくっていくことから，「鳥の目」で看るといわれています。

③ 第3の視点：ライフアセスメント

　患者の身体は，ライフヒストリーの中で現状に到っています。よって，本人がどのような暮らしをしてきたのか，これからどのような生活を送っていきたいのか，という生活史を聴き取り，生活環境との相互関係の中でアセスメントすることが重要となります。このようなアセスメントの視点は，魚が浮力を維持し，泳ぎ進むために川の流れや海の潮流を見きわめている様子にたとえられ，「魚の目」といわれて

▶3　フィジカルアセスメント

フィジカルアセスメント（Physical Assessment）は単一的な測定行為ではなく，判断過程も含めた抽象的な概念です。

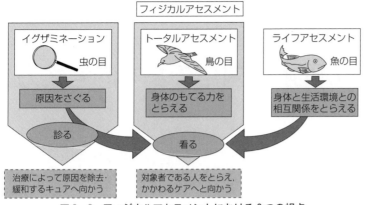

図9-2　フィジカルアセスメントにおける3つの視点

出所：井手，2014

います。

　以上のように，患者のフィジカルアセスメントは，フィジカル・イグザミネーションを通して目に見える身体だけでとらえるのではなく，トータルアセスメントやライフアセスメントを合わせた3つの視点から患者の全体像をつくり，エビデンスに裏づけされたケアの立案，実施へとつなげる重要な判断過程を含むものといえます[4]。

4　ケアの要となるアセスメント

　医療場面で対象となる患者は，心身の健康障害を抱えていることが多く見受けられます。その障害は，客観的情報として得られるものばかりではなく，ケア提供者が「その患者さんをとらえよう」と，意図的に見出さなければ浮かび上がってこない情報もあります。ゆえに，「患者さんの全体像をどのように描こうとするか」によって，用いるアセスメントの枠組みも異なり，ケアの方向性も変わってくるといえます。そこで，ケア提供者に求められることは，アセスメントによって描き出された患者さんの全体像が，果たしてその患者を全人的に現せているのか，検討を重ねることにあります。そして，患者さんの健康状態は治療やケアによって変化していくため，ケアの評価やアセスメントは継続的に行い，患者さんの現状や今後の生活を支援できるケアを提供できるよう努めることが求められます。

　アセスメントはケアの要であることを念頭に入れ，その人らしさが反映された患者さんの全体像を追求することが，質の高いケアの提供につながっていくといえます。

（高見美保）

▶4　フィジカルアセスメントのポイント

このアセスメントのポイントは，「フィジカル・イグザミネーション」と「ライフアセスメント」の両方が，「トータルアセスメント」に統合され，ケアの見方である「看る」になる点にあります。

心理的問題への理解・対応の基本的考え方

Episode 9-2　時代とともに変わる診断基準

　心理的支援において，何が正常で何が異常なのかの線引きは必ずしも明確ではありません。ある時代や社会で異常とみなされることでも，時や場所が変わると必ずしも異常とはいえなくなりますし，社会や文化の変化とともに基準も変わっていきます。しかし支援を行う上で正常・異常という概念がないと，問題を解決する効果的な方法を見つけることができません。そこで，正常と異常とを判断する目安として，適応，価値観，平均，病理のそれぞれの観点からの基準が用いられます。

　病理的基準に関する心理的異常の分類に，アメリカ精神医学会による「精神疾患の診断・統計マニュアル」（Diagnostic and Statistical Manual of Mental Disorders：DSM）が用いられます。DSM は1958年に初版が出されて以来改訂を重ね，2013年には第５版（DSM-5）が発表されました。DSM-5 では，認知症の診断にこれまでにない大きな改訂がなされました。まずは認知症を意味する「dementia」という名称がなくなりました。この改訂で，従来の認知症を含む神経認知障害（neurocognitive disorder）という名称の大きな括りができました。この改訂の背景には，認知症の患者数の増加（図9-3）があり，早期発見・治療による認知症予防の必要性が高まったことがあげられます。改訂後の神経認知障害は，せん妄，認知症（major neurocognitive disorder），軽度認知障害（mild neurocognitive disorder）の３つに分類されます。認知症の前駆状態としての軽度認知障害（MCI）の名称がこれまでに普及していましたが，これに DSM-5 で新たに設けられた軽度認知障害がほぼ相当します。軽度認知障害の新たな診断カテゴリーの設置が，認知症になりうる恐れのある人の早い段階での特定につながり，早期の対応・治療により認知症の患者数が減少することが期待されています。

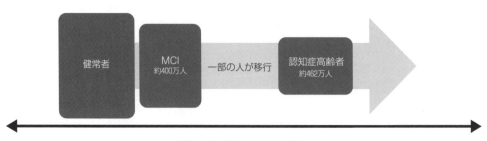

65歳以上高齢者人口　2,874万人
図9-3　**認知症有病者数**
出所：「平成25年厚生労働省老健局高齢支援課認知症・虐待防止対策推進室説明資料」より作成

1 心理アセスメントとは

　心理的支援を行う際に，クライエント（来談者）にとっての問題を明らかにし，それに適した支援の方法を見出すためにアセスメント（評価・査定）を行います。心理アセスメントは，心の問題をめぐる問題の同定（何がどのように問題か），要因・形成過程の分析（どうしてその問題が起こったか），解決への道筋の検討（どのように解決するか），支援の成果の調査を面接や観察，心理テストなどを用いて行います。心理臨床では病理や障害そのものを問題とするのではなく，病理や障害を含めたその人自身が生きにくくなっていることが問題であるととらえます。そのため，クライエントに潜在する能力やその人を取り巻く環境にある資源にも目を向けて，包括的な対象像の把握を目指します。心理アセスメントは，アセスメントの実施，解釈とともにフィードバックの過程までを含みます。これらのアセスメントの結果は，問題解決に役立てられるように整理し，支援や効果の検証に役立てられます。

　アセスメントの実施にあたっては，インフォームド・コンセント（説明と同意）を行う必要があります。インフォームド・コンセントには，医療等の支援を受ける人が支援内容の情報を得る権利，そして自分が受ける支援について自己決定する権利，さらに支援者側から伝える義務の3つが含まれています。心理アセスメントを実施する際にも，実施の前に，アセスメントをなぜするのか，その結果がクライエントを支援するためにどのように活用されるのかという実施の目的を明らかにして，十分にアセスメントの内容を伝えた上で，クライエントの同意を得る手続きが不可欠です。

　クライエントと支援者が出会う初期の段階をインテーク▶1といいます。インテークは，クライエントとのラポール（信頼関係）を築くとともに，アセスメントにより得られた情報をもとに検討されたアプローチについての同意をクライエントと交わす期間でもあります。クライエントの問題解決に向けての動機づけを高める上で，この時期のアセスメントによる「見立て」とそれを伝えるフィードバックを通した関わりが重要な役割を果たします。また，心理支援の過程においてアセスメントが継続して行われ，支援による効果の確認に活用されます。

　これらの心理アセスメントには，場所や時間，実施方法等の枠を定めて行うフォーマル・アセスメント▶2と，病院や施設，学校などでの日々の関わりの中でクライエントの表情や行動から情報を得るイン

▶1　インテーク

相談や支援を求めてきた人に，最初に面談して事情を聴く段階をインテークといいます。インテーク面接は，初回面接や受理面接ともよばれ，クライエントの抱える問題が何かや，その経緯や背景の要因を明らかにします。さらに，解決のために活用可能なクライエント自身が持っている資源や社会的なサポート等も確認します。そして，クライエントの抱える問題の解決に，どのような支援が適切であるかを判断します。この段階では，その後の治療的な段階に比べて，より診断的な側面に重点が置かれます。

▶2　フォーマル・アセスメント

フォーマル・アセスメントは，質問紙法や投影法，作業検査法などのように，妥当性と妥当性が確認されている標準化された尺度を用いた評価をいいます。フォーマル・アセスメントの結果は一般的にマニュアルに従って数量化され，標準からのズレを個人差としてより客観的に評価します。

フォーマル・アセスメント（Korchin, 1976）があります。フォーマル・アセスメントからはより客観性の高い情報が得られますが，問題の特定や問題をめぐる様々な状況との相互作用等を幅広く把握する際に得られる情報が多いのはインフォーマル・アセスメントです。

2 心理アセスメントの領域

　心理アセスメントの中心的な領域としてパーソナリティ，行動，発達，病理の4つがあげられます（坂野，1996）。これらの領域の相互作用や，この領域に影響する生得的・生物学的要因，さらには家庭環境や生育歴等の環境・社会文化的要因を含めた複合的な関連に着目してアセスメントを行います。

　パーソナリティのアセスメントでは，クライエントのパーソナリティ特性や対人関係の特徴，社会への適応性などの人格的側面を対象とします。パーソナリティのアセスメントには，質問紙法や投影法等の心理検査が多く用いられます。

　個人の様々な行動のうち問題とされる行動を特定し，どのように行動が変わればよいかという介入目標の設定および，介入効果の検証に役立てられるのが行動のアセスメントです。行動のアセスメントは，クライエントの日常の場面での行動観察や，あらかじめ条件を整えた実験場面での観察により行われます。

　また，心理的問題への個人の発達の特性の影響が考えられることがあり，その際に発達のアセスメントが行われます。たとえば幼児や児

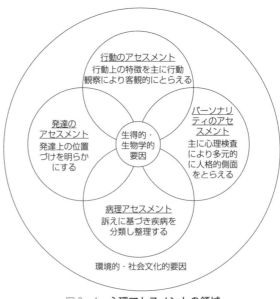

図9-4　心理アセスメントの領域

童の問題行動の場合，行動そのものの問題性よりもむしろ，問題とされる行動と年齢との対応により発達上の位置づけを明らかにすることがアセスメントの目的*1とされます。

　精神医学的介入の必要性が認められる場合，訴えのある症状に基づいて疾病の分類と整理をするのが病理のアセスメントです（図9-4）。病理のアセスメントにあたっては，より客観的で妥当性の高い診断が求められますが，そのために Episode 9-2 であげた DSM 等の診断基準*2 が用いられます。

3 心理アセスメントの方法

●面接法によるアセスメント

　面接法によるアセスメントは，クライエントと面接者が対面して情報の交換を行う方法です。言葉を使った言語的コミュニケーションだけでなく，面接において観察される表情や身振りなどの非言語的なメッセージは重要な情報源となります。そのため面接者には，言語的コミュニケーションの能力とともに非言語情報を把握する技能も必要とされます。

　面接法には，クライエントの主観的な体験をその背景や文脈を含めて幅広く把握することができるという利点があります。一方，面接がクライエントと面接者との関わりによって成立するため，面接者の影響を完全に取り除くことが困難であるという短所が面接法にはあります。ただし，質問の自由度により面接から得られる情報の客観性が変わります。より客観性の高い情報を得ようとする調査面接の場合には，あらかじめ定められた質問項目に沿って面接する構造化面接法が用いられます。一方，クライエントの自由な語りから幅広い情報を得るには，質問項目を定めない自由な会話による非構造面接や，おおまかに質問項目を決めて重要な部分を臨機応変な質問で深めていく半構造化面接が行われます。

●観察法によるアセスメント

　心理アセスメントにおける観察は，観察者がクライエントを客観的に観察してその行動や状況を記録していくものです。観察法は大きく分けて，自然観察法と実験的観察法，参加（参与）観察法があります。観察者が観察対象に積極的に関わることなく，できるだけ自然な状態で観察するのが自然観察法です。日常生活での自然な行動や反応を観察しやすいというのが，自然観察法の長所です。一方，自然観察法の観察場面では多様な要因を排除するのが難しいために，結果に無関係

臨床の芽＊1

幼児や児童は成長発達の途上にあるため，問題行動そのものにのみ目を向けるのではなく，発達上の課題としてとらえることも必要となります。

臨床の芽＊2

DSM 等の診断基準は，病理アセスメントにおいて重要な基準ですが，あくまでも基準であり，指標の1つです。基準や指標に振り回されず，対象者をしっかりと見る姿勢をもつことが大切です。
アセスメントをする際にこころに刻みこんでおいてほしい詩があります。
「人間はねぇ　人から点数をつけられるためにこの世に生まれてきたのではないんだよ。人間が先，点数があと」（相田みつを）

の要因が反映されてしまう可能性があるという短所があります。

　こうした無関係な要因を排除して，行動の発生状況と行動がもたらす結果との因果関係を検討するのが実験的観察法です。実験的観察法では，実験者が一定の状況下で行動に影響すると考えられる条件に操作を加えて，その行動の変化を観察します。自然な行動が観察されにくいという短所がある一方で，条件と行動との因果関係を明確に把握しやすいという長所があります。

　参加観察法は，観察者が対象に何らかのかたちで関わりながら観察する方法です。たとえば，実際の生活場面で支援者が観察者となることは少なくありません。その際にクライエントとの関わりを通して観察し，それを記録にまとめていくことにより，有益な情報を得ることもできます*3。

●心理検査法によるアセスメント

　心理検査法は，被験者に質問や課題を提示して，その刺激に対する反応の個人差の評価から，個人の心理的側面を定量的に把握しようとするものです。面接法や観察法からだけでは得られにくい精神症状やパーソナリティ傾向，知的機能，認知機能等のより詳しい情報を得るのに適しています。心理検査法はある程度の客観性の高さがあり，実施や解釈が容易であるという利点がある一方で，得られる情報が限定された領域であるということが短所としてあげられます。しかし，複数の心理検査を組み合わせるテスト・バッテリーを組んで実施することで，この短所を補うことができます。

　心理検査の技法には，質問紙法，投影法，作業検査法があります。これらの技法で使用される心理検査は，いずれも開発の過程で評価の妥当性▶3や信頼性▶4が確認され，評価しようとする心理的側面を的確に把握できることが明らかにされているものです。心理検査は，一定の刺激を被験者に提示し，その刺激に対して得られた反応の個人差から，個人のパーソナリティを把握するものです。パーソナリティには，知能等の能動的側面や気質や性格といった情動的側面，葛藤や欲求の力動的側面等の様々な側面があり，検査法により測定する側面が異なります。

　心理検査のうち，代表的な質問紙には，MMPI（Minnesota Multiphasic Personality Inventory：ミネソタ多面人格目録）などがあります。質問紙法は，質問項目への被験者の報告や記入による答えを得点化するなどにより，客観的にパーソナリティをとらえる手法です。質問の内容や回答の方法があらかじめ定められているため，目的とす

臨床の芽＊3

対人援助の場では，心理的アセスメントだけでなく，質的研究におけるデータ取集法として用いられることも多いです。そして，取った記録をまとめることで，様々なメリットもあります。
【メリット】
①記録をまとめることで，自分の思考がまとまる。
②まとめた記録は，ケアにあたるスタッフで共有できる。
③記録を共有する中で，新たな情報や気付きを得ることができる。

▶3　妥当性

その検査によって測定しようとしているものを，どの程度正しく十分に測定できているかを現すものを妥当性といいます。体温を測るのに，体温計がまさに身体の温度を測定するものになっているかというような，測定の目的に合致した正しさの指標です。

▶4　信頼性

信頼性は，検査によって測ろうとする際にどの程度の正確に安定して測ることができるかという検査の精度を信頼性といいます。同じ条件の下で同じ人が何回同じテストに答えてもほぼ同じ結果となる検査ほど，信頼性が高いとされます。

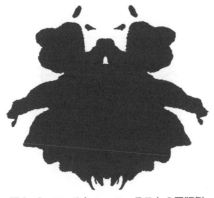

図9-5　ロールシャッハ・テストの図版例

る情報を端的に得ることができます。MMPI は開発当初，精神疾患
の判別を目的とした検査として用いられていましたが，その後の研究
からパーソナリティの検査として健常者を対象に利用されるようにな
りました。MMPI は，10種類の臨床尺度である心気症尺度（Hs），抑
うつ性尺度（D），ヒステリー性尺度（Hy），精神病質的偏奇尺度
（Pd），パラノイア尺度（Pa），精神衰弱尺度（Pt），統合失調症尺度
（Sc），躁鬱病尺度（Ma），男性性・女性性尺度（Mf），社会的内向性
尺度（Si）と，被験者の検査態度から検査の妥当性を把握する 4 種類
の尺度からなっています。世界的に使用頻度が高い質問紙調査であり，
心理学の中でも様々なパーソナリティ理論の立場の研究に活用されて
います。

　投影法は，曖昧な刺激を理解しようとしたときの反応の傾向から，
パーソナリティを把握する検査法です。代表的な投影法の一つである
ロールシャッハ・テスト（Rorschach Test）は，左右対称のインクの
しみ（インク・ブロット）の図版を見て何に見えるかという知覚から，
パーソナリティの評価を行う検査法です（図9-5）。検査実施と反応
の分析には専門的な知識と技術を要します。ロールシャッハ・テスト
と同じく，投影法の代表的な手法に TAT（Thematic Apperception
Test）等の絵画統覚検査があります。TAT は，人物を含む場面が描
かれた複数の図版を一枚ずつ提示し，それを見て語られた物語の分析
から被験者のパーソナリティの主に力動的側面を評価する検査法です。
絵画統覚検査は，図版に描かれた情景について物語を作る過程に，語
り手である被験者の心理社会的なダイナミズムが反映されるという理
論に基づいています。

（日下菜穂子）

9-3

心理療法によるアプローチ

Episode 9-3　あるがままを受け入れるマインドフルネスの心理療法

　「レーズンを噛まずに，優しく舌の上に置いてください。まるで生まれて初めて出会う物体のように，この食べ物に意識を向けます。そして，じっくりとその感覚をただ探ります……」。「五感を通して，何か気がついたことはありますか？　何か驚いたことはありましたか？　何かの思いや記憶が湧いてきましたか？」

　これは，マインドフルネス・ストレス低減法とよばれる心理的アプローチでの練習の一コマです（Stahl & Goldstein, 2010/2013）。

　マインドフルネスという言葉は，仏教の瞑想の「気づき」に由来します。それが心理学の技法として確立し用いられるようになったのは1990年以降のことです。マインドフルネスは，「今この瞬間に，判断することなく，意図的に，注意を向けること」と定義され（Kabat-Zinn, 1990／1993），現実をあるがままに受け止め，それに対する思考や感情にとらわれないでいられるようになることだとされます。ここでいう現実とは，実際に起きている出来事に加えて，自分の心身の中で起きる感情や思考，身体感覚などを指します。

　たとえば食事をしているときに，食べることにじっくりと五感のすべてを集中させて没頭しているでしょうか。おそらく目の前の食べ物とは無関係のことが頭に浮かんでいたり，一緒に食事をしている人との会話に気をとられたりしていることが多いはずです。様々な刺激にあふれた慌ただしい生活の中で，今この一瞬一瞬に立ち止まり，注意を向けるということは，現代社会においては大変難しいことなのです。

　ネガティブな現実を回避したり歪めたりすることが，精神病理や心理的問題の原因につながるとマインドフルネス・ストレス低減法では考えます。反対に「今ここ」に意識して注意を向けていくことで，自分の感情や思考に巻き込まれずに客観的に見つめることができるようになります。その結果，ネガティブな認知を回避することなく，そこからうまく距離をおいて冷静に対処することが可能となります。このような練習を重ねることにより，うつ病や不安障害などの症状が改善されていくことが多くの研究結果からも示されています。

　マインドフルネスは，認知行動療法の第三世代（Hayes, 2004）といわれる展開の代表的なアプローチの方法です。心理療法の技法は，社会の変化やニーズに対応して新たに開発されたり，改良が進められたりしています。マインドフルネスも，行動・認知行動療法的アプローチをもとに発展した新しい技法です。この節では，現在用いられている様々な心理的アプローチの起源となっている心理療法を取りあげて紹介します。

1 様々な心理療法

　心理的支援には，心理療法，カウンセリング，コンサルテーション，リエゾンなどがあり，手法や領域も広範囲にわたります。スクールカウンセリングや医療カウンセリング等の言葉があるように，日本では心理療法を含む心理的支援全般をカウンセリングとよぶという考え方もあります。

　心理療法の手法は多種多様ですが，現在用いられている心理療法をその技法が発展した理論的背景から分類すると，フロイト（Freud, S.）の精神分析療法に代表される精神力動論的アプローチ，パブロフ（Pavlov, I. P.）の条件反射に始まる行動主義・認知行動主義的アプローチ，アメリカでの人間性心理学の流れの中で発展した来談者中心的アプローチがあります。その後，心理的問題の複雑化等を背景としてより高い効果を期待するために心理療法の技法も多様化しました。現在では，心理療法の手法として従来から行われてきた個人治療の対象とする個人アプローチに加えて，グループの力動を活用するグループ・アプローチや，個人の問題をその背景事情となる環境要因を含めてとらえて支援の対象とするコミュニティ・アプローチが展開されています*1。ここでのコミュニティは，学校や会社，地域，病院などの組織を社会的なシステムとしてとらえ，システムの変革による個人と社会システムの間の適合性を改善しようとするものです。また，家族を一つのまとまりをもったシステムとみなし，そのシステムを対象としてアプローチする家族療法も，1980年代以降に急速に発展しました。これらの心理療法の複数の技法を組み合わせる折衷的心理療法も支援の方法として取り入れられています。

臨床の芽 *1
これらのアプローチは，対人援助場面における患者への介入手法としても用いられています。

2 精神力動論的アプローチ

　精神分析学の創始者フロイトは，精神科医として神経症の患者の治療に携わる中で，無意識の心的世界の存在を発見しました。フロイトはその後，無意識の解明を中心とする理論の構築とともに，無意識の葛藤を原因とする病理の治療方法を導き出し，その方法は現在では精神分析療法として発展しています。精神分析療法では，無意識下に過度に抑えられた欲望や感情が症状として現れたり，欲望や感情を抑えるための過剰な防衛機制から適応の障害や不安等が生じると考えます。

　精神分析療法の方法は，クライエントの心に次々と浮かぶ一連の想像の連鎖から推測することによって，無意識の意識化を行います。主には自由連想法という方法で，思い浮かんだことを面接者に自由に話

していき，意識の上で適切な方法で対処できるように自我の発達と強化を促します。従来は神経症（不安障害・解離性障害・表現性障害など）の治療法として確立されてきた精神分析療法ですが，現在では人格障害，心身症など様々な治療対象に広がっています。

3 行動主義・認知行動主義的アプローチ

行動主義・認知行動主義的アプローチは，学習理論に基づいた支援の方法です。無意識という客観的には把握できない心的世界を扱う精神力動論的アプローチに対して，観察可能な行動や症状を対象として働きかけ，科学としての客観性を重視する点に特徴があります。ここでいう学習とは，経験によって身につけられた比較的長期にわたる行動の変容を意味します。

①行動療法：行動療法は学習理論を基礎として，心理的問題とされる行動の問題は誤って身についた不適切な学習[1]か，または適切に学習されていない未学習[2]だと考えます。行動療法では，問題となっている症状の客観的な測定や操作が可能な行動を治療対象とします。たとえば不安や強迫神経症，不登校，心身症の症状も不適応的に学習された習慣としてとらえて治療対象とし，幅広い対象における効果が確認されています。

行動療法の方法は，対象者と支援者との共同で治療対象となる目的行動を定めます。そして，その行動の増減や除去，または形成という行動の変容に様々な技法を用います。たとえば，不安や恐怖等の不快な反応に対して段階的に徐々に不安・恐怖対象に近づき，同時にそれと相容れない反応を（弛緩反応など）を生起させることによりその不快な反応を除去する系統的脱感作法や，賞賛や報酬等を用いて適応的な反応（行動や感情）を増やしたり形成したりします。

行動療法は，介入による行動の変化を客観的に把握しやすいことから，効果を実証的に把握しやすいという利点があります。また，言葉によるコミュニケーションがとれない乳幼児や障がい児者，認知症の高齢者など，幅広い対象に適用できる点も長所としてあげられます。

②認知行動療法：認知行動療法は，行動療法と同様に行動科学の学習理論に基づいて発展した心理療法です。認知行動療法が治療の対象とする不適応行動には，観察可能な行動に加えて情緒も含まれます。環境の刺激に対する個人の予測や判断，信念や価値観といった認知の歪み[3]が，病理や症状の背景と考えます。認知行動療法の手法は，認知の機能的側面を重視しながら，適応的な認知への修正とともに行動の変容により問題解決を目指します。

▶1 不適切な学習

ある習慣や行動特徴が習得されるプロセスや，習得された結果を学習といいます。たとえば生徒が授業中に私語をするという行動は，私語に対して教師が授業を中断して注意をすることを繰り返した結果，生徒は私語をすると授業が中断されて退屈でなくなるという報酬を得た結果としての誤った学習と考えられます。学習は，これまでの環境との関わりの中で促進されます。

▶2 未学習

未学習は，学習の機会がなかったことによる行動の未習得をいいます。たとえば，初めて外国でレストランに入った時に，チップを渡すという習慣を誰かから教えられたり，見たり聞いたりしたことのない人は，チップを渡さずにレストランを出てしまうかもしれません。こうした未学習は，適切な行動を学習することで改善されます。

▶3 認知の歪み

認知行動療法で用いられる言葉で，現実とのズレがある偏った思考のパターンを認知の歪みといいます。たとえばうつに特徴的な認知の歪みとしては，根拠が不十分であるにもかかわらず自分の考えが正しいとする思い込みや決めつけ，曖昧なものに耐えられずに白黒を極端に割り切ろうとする白黒思考などがあります。これらの認知のパターンを知ることが認知の歪みの修正に重要だとされます。

　認知行動療法の特徴は，積極的に問題解決を図る解決への高い志向性にあります。介入は対象者と治療者との共同作業として進められます。治療者の介入手順の説明を聞きながら，対象者は日常生活で行動の実験や練習をするなどで，自らの対処（セルフヘルプ）の能力の回復と向上をはかります。

　認知行動療法は元来，抑うつ症状の短期心理療法として開発された心理療法ですが，現在では適応の範囲が拡大し，不安障害やアルコール・薬物依存など様々な精神疾患の治療に活用されています。認知機能障害を有する場合は認知行動療法の対象となりにくいため，重度の認知症やせん妄に対しては禁忌とされていますが，軽度の認知症やうつ病など高齢期の問題の解決にも広く役立てられています。認知行動療法の効果は，特にうつや不安などにおいて高いことが，様々な研究によって示されています。うつの症状に関しては，認知行動療法による再発予防の効果も確認されています。

4 来談者中心アプローチ

　来談者中心療法は，アメリカのロジャーズ（Rogers, C. R.）により提唱された心理療法でクライエント中心療法ともよばれます。来談者中心療法は，人は誰もが成長・適応・健康に向かう実現傾向をもっており，それらを阻害する外的圧力を除けば，自然とよい状態に成長できるという自己理論に基づいています。行動主義・認知行動主義的アプローチが環境と行動の関連から個人の行動を説明するのに対して，ロジャースは人は誰でもある程度自己をコントロールし成長させる力を潜在的・生得的にもっているとしました。そして，個人の行動を予測するもっとも重要な要因を自己理解であることを示しました。来談者中心アプローチでは，不適応や精神疾患の症状は，対象者が体験していること（経験的自己）が対象者自身の体験として理解していること（自己概念）の中にうまく取り込めず，自己不一致の状態になることで生じると考えます。そのため来談者中心療法では，経験的自己と自己概念の自己一致（図9-6）が目的とされます。具体的な方法としては支援者の態度が重視され，言語コミュニケーションを中心とする面接での支援者の基本的な態度条件が示されました。それは，純粋性（支援者が自己の体験と自己表出との間に不一致がないこと），共感的理解（来談者の体験や感情を自分のことであるかのように感じとること），無条件の肯定的関心（支援者の価値

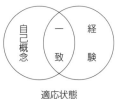

適応状態　　　　　　不適応状態

図9-6　適応と不適応

出所：Rogers, 1961

観による評価を行わずに積極的に来談者の立場を尊重し受容すること）の
3つです。来談者中心療法での支援者は、来談者自らが自己の内面や
現在の状態に気づき、自ら決定して成長していく過程を支援します。
この支援者の基本的態度条件は、心理的な支援に携わる人にとっては
基本となる姿勢として、現在では広く認識されています[*2]。

5 家族システム論に基づく家族療法

　家族の一員である個人の病気やその経過が、家族全体の不安や家族
の関係性に影響することがあるように、一人ひとりの問題は家族にと
っての問題でもあります。結婚や出産、転職、子どもの独立や配偶者
の喪失などの変化は、家族の発達周期上の危機的な節目にあたりま
すが、それぞれの危機に対して、家族システムの変化や発展が停滞する
と問題が起こりやすくなります。このような問題が解決されずに積み
重なった状態が、家族員の誰かに生じる心の問題や、家族の問題を引
き起こすと家族システム論に基づく家族療法では考えます。そのため、
こうした危機にうまく適応し、危機にともないがちな問題を蔓延化さ
せずに解決していくためには、変化に柔軟に対応し家族システムを再
構築する必要があります。

　家族システムとは家族を理解するための理論背景です。家族システ
ム論では、家族の問題は家族員のそれぞれが互いに影響を及ぼし合い、
複数の要因が複雑に関わり変化していくものであり、その変化が悪循
環に陥ると家族員の心の病気や問題行動が引き起こされるととらえま
す。家族療法の発展に寄与したアッカーマン（Ackerman）は、従来
の「患者個人への援助」という視点をもった医学モデルでの精神医療
の認識を、クライエントに大きな影響を与える存在として家族を一つ
のまとまりをもったシステムとみなす「Family as a Whole（全体とし
ての家族）」という視点に転換しました。家族システム論に基づく家
族療法は、症状や問題を現している人を identified patient（IP）（患者
とみなされる人）とよび、家族全体のシステムに焦点を当ててその家
族システムにアプローチすることで、問題解決に家族自身のもってい
る力が十分に機能するように支援します。

　家族システム論のアプローチでは、問題とされる行動はコミュニケ
ーションや枠組みであり、アプローチの目標は「問題として語られて
いる状況に変化を起こすこと」だとされます（吉川・東，2001）。コミ
ュニケーションに働きかけるために、家族療法ではジョイニングを重
視します。ジョイニングとは、家族のコミュニケーションに適合して
システムにメンバーとして仲間入りをすることをいいます。ジョイニ

ングには，伴走，調節，模倣という3つの技法があります。伴走は，家族のコミュニケーションを観察し，その流れに治療者が合わせていくことをいいます。調整は，治療者の言葉遣いや行動などを家族のコミュニケーションの中に適応させることです。模倣は，家族の住んでいる土地の風習や方言，世代別の文化様式に則した家族の交流の中に見られるしぐさ，表情などを観察し，それに合わせることをいいます。これらのジョイニングにより，治療者とIPを含む家族間のコミュニケーションの相互作用に生じる変化を増幅させることが，家族療法での基本的な治療の働きかけにあたります。コミュニケーションの細かな部分に目を向けて小さな状況の変化を繰り返すことは，状況が変わりにくいほどより効果的だと考えられています。

6 動作法

　臨床動作法は，動作を心理活動と位置づけて，治療者とのコミュニケーションに動作を用いて心理的な援助をする心理療法です。1960年代に脳性マヒ児者の催眠研究から考案された動作法は，現在では様々な医療・教育実践の場で活用され，その適用も軽度発達障害児，ダウン症児，重度重複障害児者，統合失調症や心身症，神経症の人に適用の範囲が広がり，それぞれの有効性が確認されています。動作法は大別して，障害児者を対象とする場合には動作訓練法，心身症や神経症の人が対象の場合は臨床動作法とよばれます。臨床動作法には，動作訓練法やスポーツ動作法，高齢者動作法などが含まれます。いずれも，腕や脚といった四肢の動きは，動作とよばれる「意図→努力→身体運動」の一連の心理的過程で引き起こされるとする理論に基づいています。

　動作法では動作にともなう感じ方を重視し，自分が自らの意思で動かしていると感じる「手動感」，勝手に動いていると感じる「自動感」，誰かに動かされていると感じる「被動感」を区別します。動作と言語の指導を組み合わせた介入により，能動的な自分自身の体への働きかけを促し，主体的な活動の構えが形成されることにより，自己活動能力が形成されることを目的とします。

　主な技法には，他の人に身を任せて体を動かす弛緩動作課題，腕や脚などの体の一部を動かす単位動作課題，姿勢をしっかりと作り身体を立てる踏みしめ活動があります。治療者は，体を動かすために体に触れたりして動作を援助するのではなく，患者の問題と感じている身構え方や自分のあり方を変えるために，動作法を提案していくという方法で，クライエントとの会話を通して動作を援助します。

（日下菜穂子）

9-4 心理的支援の基本的な技法

Episode 9-4　ライフキャリア・カウンセリング

　カウンセリングの始まりは，20世紀初頭のアメリカにおける職業指導運動にあるとされます。当時は情報提供や職業教育を中心とするガイダンスでしたが，その後職業からキャリアへの運動が起こり，全米職業指導協会が職業指導の再定義を行いました。

　キャリアという言葉は最近よく聞かれます。キャリアは，職業に関連した地位や経験，進路などを意味する「ワークキャリア（work career）」から，現在では人の生き方や人生を広く表す「ライフキャリア（life career）」まで幅広い意味を含んで用いられています。キャリアが生涯にわたる生き方を含む概念となるきっかけは，アメリカの心理学者であるスーパー（Super, D. E.）が示したキャリアの考え方です。スーパーは，社会との関わりを保ちながら自分らしい生き方を実現してく中で，キャリア発達が進むとしました。社会との関わりを保つとは，社会の中で自分に期待される複数の役割（ライフ・ロール）を，自分にとっての意味や重要性に応じて果たしていくことです。スーパーは，人生における役割の始まりと終わり，役割の重なりを「キャリアの虹」とよばれる概念に集約しました。これがライフキャリアレインボーです（図9-7）。

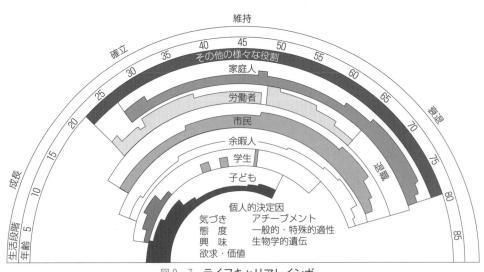

図9-7　ライフキャリアレインボー

出所：渡辺，2001より作成

　心理臨床を含めたすべての対人支援において，クライエントと支援者との良好な人間関係が支援の基盤となることはいうまでもありません。クライエントと支援者との信頼しうる関係は，問題解決への動機づけを高めるだけでなく，対象のニーズに即した効果的な介入を可能とします。そのため，支援の場での信頼に基づく関係形成のために，心理的支援で用いられるカウンセリングの基本的な技法が役立てられます。

1 カウンセリングの技法

　カウンセリングの技法について様々なかたちで訓練が行われていますが，これまでのカウンセリングの技法をいくつかに分類して体系化したものに，マイクロカウンセリングがあります。マイクロカウンセリングを開発したアイビィ（Ivey, A. E., 1983）らは，カウンセリングや心理療法の基本技法を集約し，それらのコミュニケーションを細かな（マイクロ）技法の階層表（図9-8）に整理してカウンセリングの基本モデルとしました。この階層表に従って，それぞれの技法を習得していきます。

●かかわり行動

　支援者の積極的な傾聴の姿勢を示すために，視線，表情，姿勢，ジェスチャー，座る位置，互いの距離などの言葉以外の非言語的なコミュニケーションの果たす役割は重要です。非言語的なコミュニケーションのもつ意味を理解し活用したかかわり行動は，対象者と支援者の互いのコミュニケーションの成立に必要なかかわりの基礎となります。また，効果的なかかわり行動は，対象者のカウンセリングへの動機づけを高めます。

●かかわり技法

　傾聴の技法のうち，言語的なコミュニケーションを用いた方法がかかわり技法です。具体的技法には，質問（開かれた質問，閉ざされた質問），はげまし，いいかえ，要約，感情の反映，意味の反映があります。

　質問には意図があり，情報収集のための質問だけでなく対象者に確認するための質問，対話の整理，相手に考えさせるための質問等様々です。聞き方により，閉ざされた質問（closed question）と開かれた質問（open question）に分けられます。閉ざされた質問は，「はい」か「いいえ」で答えられるもので，対象者の発現を促す場合などに有効

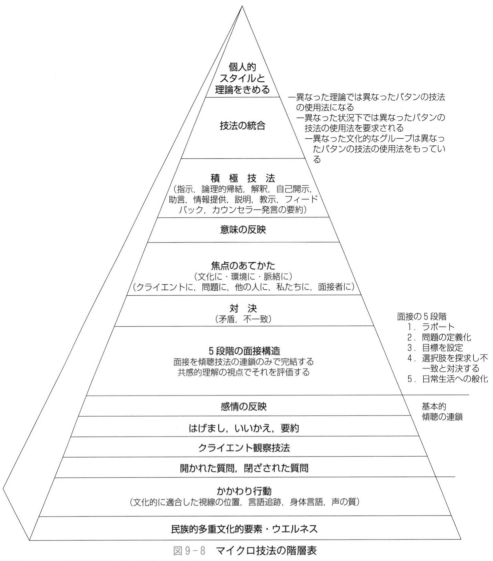

図9-8　マイクロ技法の階層表

出所：Ivey, 1983（福原ほか訳，2005）より作成

です。一方の開かれた質問では，対象者が自分の言葉で自由に答える質問であるため，幅広い情報を得ることができます。

　また，対象の自己理解を深めるために，はげましやいいかえ，要約，感情の反映が行われます。適度な相づち等で対象者をはげますことにより，話しやすい流れが生まれます。また，対象の言葉を繰り返したり，要約する方法で，対象の話の内容を整理し，聴きとった話の理解が正確であるかをその都度確認することができます。また，対象者の語る内容が支援者の言葉に置き換えられることにより，対象者は自らを客観的にとらえることができるようになります[*1]。繰り返しや言い換え，要約は，対象者に共感を伝え，対象者の自己受容を深める上で大切な技法です。

臨床の芽＊1

意図的に質問し，目的をもって傾聴することで，"単なるおしゃべり"ではなく，ケアとしてのコミュニケーションが成立することになります。

●技法の統合

　カウンセリングの様々な技法を自由に組み合わせて用い，コミュニケーションを促して問題解決を目指します。カウンセリングの過程を分析しながら，目的に即して適切な技法が用いられているか，またその効果を確認することも技法の訓練につながります。

② グループ・アプローチ

　心理的な支援では，対象者と支援者が一対一で関わる個人へのアプローチのほかに，集団を対象とするグループ・アプローチがあります。

　グループ・アプローチは個人へのアプローチと同様に，多くの対人支援の場で実施されてその有効性が示されています。来談者中心療法や行動療法などの心理療法の理論を背景に行う集団心理療法から，リハビリテーション，自助グループ，自立生活訓練などの集団的方法による各種療法までその方法は様々です。自助グループや自立生活訓練の活動には，アルコール依存症者のグループ，うつ病患者の職場復帰を目指すグループ等があります。また，当事者だけでなく，いじめや犯罪被害者等の同じ体験を抱えた人が支え合い，カタルシス効果を高めることを目的とするグループや，認知症者の家族会やひきこもりの子どもをもつ親の会，遺族会等のように，当事者に関わる人々を対象とする介入も行われます。こうした対象へのアプローチでは，専門的知識や情報が回復や再発予防の心理教育に有効に活用されます。また，同じ問題を抱えている当事者同士が互いに共感し合い，問題解決や回復に向けて協同的に支え合うピア・サポートの機能も重要で，これらのグループにおいて心理教育的なアプローチが行われることがあります。

　グループ・アプローチの目的は，グループに参加する一人ひとりの心理的問題の解決や心理的成長を促すことであり，そのためにグループの力動を媒介とし活用します。ここでいうグループの力動とは，集団が形成される過程に生じる相互作用から生じる集団に特徴的な力です。このグループの力動が，グループ全体だけでなく個々のメンバーにも影響を与えます。グループの相互作用を高めるため以下の3つの側面に注目します。

　①個々のメンバーと支援者との関係形成：グループ療法の最終目的は個々のメンバーの成長です。そのため，支援者はメンバーを受容し個別の信頼関係を構築することが求められます。支援者の関わりの姿勢は，グループ療法であっても心理的支援の基本的態度と変わることはありません。支援者との信頼関係を基盤に，メンバーのグループの

中での積極的な自己開示が促されます。

②メンバー同士の相互作用の活用：グループ療法ではグループのメンバー間の相互作用を支援の媒介として活用します。グループの力は，メンバー間の関わり合いが促進され，相互に助け合う支援関係が築かれたときに最大限に発揮されます。メンバー間の相互作用は，支援者がグループの目的に沿ったメンバー間の関係づくりに働きかけることにより促されます。

③グループで取り組むプログラム活動：グループ療法でのプログラムの内容は様々です。プログラムは，心理アセスメントの結果をふまえて支援目標を達成するのに効果的な手法を選択します。そして，グループの発達段階に応じてプログラムの活動を支援者が計画的に展開していきます。その過程と効果はメンバー全員で共有することにより，個々のメンバーが客観的に自らの変化をとらえることができます。近年では地域ケアや医療保健領域でのグループ・アプローチの有効性が広く認識されるようになりました[*2]。心理的問題の解決のためだけでなく予防的な観点から，問題を抱えている人やその恐れのある人たちによるセルフヘルプ（自助）機能を高めたり，支援の協力体制を整えるといった活動が今後さらに重要となることが考えられます。

臨床の芽*2

対人援助職が中心的役割を果たすだけでなく，対象となる人々の力を引き出し，その力を有意義に反映させるように，グループを運営することが重要といえますね。

3 心理臨床の対象となる精神疾患・うつ病

●精神疾患とは

精神疾患は，一般に心の病や精神障害とよばれるものを幅広くとらえるときに用いられることが多い言葉です。その定義に決まったものはありませんが，広い意味では脳の働きの変化により引き起こされる感情や行動の著しいかたよりから，日常生活の中でいろいろな問題が起きてくる状態をいいます。

精神疾患には様々なものがあります。原因別に分類すると，脳血管障害や認知症のような脳の器質的障害や，感染症や内臓の病気による精神的な障害など，身体的な疾患が原因となって精神症状を起こしている身体因性の精神疾患があります。また，反応性うつ病や不安神経症のような，何らかの精神的な負担が原因となって起こる心因性の精神疾患もあります。心因性精神疾患には，たとえば家族や友人といった親しい人との別離や，災害への遭遇などで受けた大きなダメージによって一時的に起こる心理的な反応が含まれます。精神疾患には他にも，生物学的な要因と関連した脳の器質的な問題とされる統合失調症や躁うつ病などの疾患があり，これらは明らかな原因のない内因性の精神疾患にあたります。

表9-3　DSM-5　大うつ病エピソードの診断基準

A：以下の症状のうち，少なくとも１つがある。
1．抑うつ気分 　2．興味または喜びの喪失
さらに以下の症状をあわせて，合計５つ（またはそれ以上）が認められる。
3．食欲の減退または増加。体重の減退あるいは増加。 　4．不眠または睡眠過多。 　5．精神運動性の焦燥または制止。 　6．易疲労性，または気力の減退。 　7．無価値観，または過剰あるいは不適切な罪責感 　8．思考力や集中力の減退，または決断困難 　9．死についての反復思考，自殺念慮，自殺企図
上記の症状が過去２週間以上にわたって，ほとんど毎日，ほとんど１日中ある。 B：症状のために著しい苦痛または社会的・職業的・他の重要な領域における機能の障害を引き起こしている。 C：これらの症状が他の医学的状態による精神的な影響が原因とされない。

出所：アメリカ精神医学会，2014『DSM-5　精神疾患の診断・統計マニュアル』より作成

●うつ病

　生涯のうちに罹患する人が１割から２割とされるうつ病は，生物学的要因の強い内因性うつ病と，心理的要因の強い心因性うつ病に分類されます。うつ病は気分の変調を主訴として社会生活に支障をきたしやすい疾患の一つでもあります（表9-3）。

　うつ病の主症状は，気分の落ち込みや日常の活動での興味・喜びの喪失です。その他によくある症状としては，食欲の減退・増加や，不眠・睡眠過多，精神運動性の焦燥・制止，疲れやすさ，思考力や集中力の減退，自殺念慮や自殺企図などがあり，これらの症状がほとんど毎日，ほとんど１日中あり，２週間にわたっている場合にうつ病とされます。

　自殺や認知症とのうつ病の関連も指摘されており，日本での自殺者数は３万人を超えています。また，高齢者に多い軽症うつ病は認知症発症のリスクを高める要因です。そのため，自殺予防や認知症予防の観点からも，うつ病の治療と長期的なケアを視野に入れた対応が急務とされています。うつ病は治療法も確立されており，適切な治療により症状の改善が期待される疾患です。うつ病への治療としては，薬物療法とともに心理療法や環境調整のような心理社会的療法の有効性が確認されています。

（日下菜穂子）

医療領域における展開

1 心療内科での心理臨床

　もしも勤務先での配置転換によって仕事量が増え，ストレスが重なって不眠になり，めまいや動悸，頭痛が生じた場合，心療内科と精神科のどちらを受診すべきでしょうか。このような判断に迷った経験のある患者さんは少なくありません。両科の区別は，医療関係者においても正確に認識されていないことがあります。ここでは，心療内科における心理職の役割や心理学的な知見の治療への活かし方を紹介します。

●心療内科における連携・協働の治療構造

　心療内科は多くの場合，心身医学を修めた心療内科医が診療を行っており，精神医学を修めた精神科医が診療にあたる精神科とはこの点で大きく異なります。

　心療内科の治療の基本は A（Administrator）-T（Therapist）スプリットの構造です。つまり，心療内科医が治療全体を管理しながら身体症状を治療する一方，心理職はセラピストとして心理療法を施行し，役割の異なる両者が協働しながら治療を進めます。さらにこの治療構造を支える心療内科の看護師や他の職種との連携によって，患者を生物・心理・社会的に支援する大きな治療の枠組みを構築します。心療内科医は身体疾患を主に診ている点で，精神科よりも A-T それぞれの役割の分離が明確になると考えられます。

●対象となる疾患と心理職の業務内容

　精神科は精神疾患を主に治療対象とするのに対して，心療内科は心身症つまり心理的な問題をともなう身体疾患を対象とします。そこには，ストレス反応としての身体症状，慢性疾患にともなう心理的問題や，骨髄移植や疼痛にともなう心理的問題が含まれます。近年ではがん医療における心理臨床のニーズが高まっており，緩和ケアチームの一員として，がん患者とその家族への心理的治療を行うことも期待されています。このように，多様な対象疾患と問題に対して，心理検査

を中心としたアセスメント，心理療法およびカウンセリング，心理的援助，コンサルテーション・リエゾン（患者の治療だけでなく患者の家族や医療関係者へのコンサルテーションや援助）を行います。

● 心理療法の実際

　ここで，患者の不安とうつに対して心理療法が導入されたケースを例にあげます。まず心理職は患者との話し合いで週に１回等の治療構造を定め，静かに耳を傾けながら適切に介入し，不安の背景を丁寧にアセスメントします。次に治療目標を定め，それに向けて認知的歪みの修正や対人関係の葛藤を緩和します。同時に，自律訓練法などのリラクゼーションの技法を用いて心身の緊張状態をほぐすこともあります。このように，心理療法では的確なアセスメントとそれに基づいた柔軟な介入や援助が求められます。　　　　　　　　　　　（津村麻紀）

2 精神科での心理臨床

　一般的に“疾患”は患者本人の側に何らかの発症要因があると考えられています。しかし，特に精神科で対応する患者の中には対人関係など，特定の環境要因が発症要因となったり，症状の増悪要因になったりしている人が少なからずいます。また，患者を支援する人々（支援者）の関わり方によって症状が増減することもよくみられます。これらのことは，精神的な問題を抱えた患者を理解し，支援する際には，環境と心理・行動の関係性に関わる心理学的な知見も考慮する必要があることを意味しています。ここでは精神科における患者や支援者への支援に，心理学的な知見を応用すべき場面の一端を概説します。

● 患者への支援

　内因性の精神疾患や発達障害，身体因性の認知症，あるいは心因（環境因）性，すなわち職場や家庭，学校における対人関係によって日常生活に様々な困難をきたすようになった人々が，患者として精神科を訪れます。彼らの多くは医師の薬物療法によって症状の改善を支援されますが，特に改善する対象が行動上の問題である場合には，薬物療法だけではうまくいかない人や，そもそも薬物療法の対象にならない人もいます。彼らは自己洞察やそれに基づく自己変容が困難な状況であるからこそ，精神科に支援を求めて訪れるため，それをうながす傾聴的対応をいくら行っても問題解決にはつながりません。そのような患者を支援する際には，心理学的な知見をふまえて「どのような状況で」「どのような行動をとると」「どのような苦しい結果に至った

のか」を分析し，今後は苦しい結果に至らず，さらにはよりよい結果に至るような行動選択や状況設定を患者自身が自立的に行えるよう，助言や模擬練習を通じて支援することが求められます[*1]。

●支援者への支援

　日常生活に様々な困難を抱えていても，患者自身に改善の動機がなかったり，あっても医療者の助言に従って生活態度を自律的に改めることが困難だったりする場合には，患者の生活を支援する人々がよりよい支援策を求めて精神科を訪れることがあります。具体的には家族や施設職員，学校教員が多いのですが，総合病院の場合には患者を担当する他科の医師や看護師，リハビリテーション技師といった医療者も訪れます。多くの場合，患者の生活を困難にする行動上の問題は，支援する人々との対人関係に影響されており，彼らの関わり方の中，すなわち環境側にこそ意図せず患者の行動上の問題を助長する要因があることが見受けられます。そのような場合には心理学的な知識を駆使し，支援する人々に対して患者の行動上の問題を助長せず，さらにはよりよい行動を習慣づける関わり方ができるよう，助言や模擬練習を通じて支援することが求められます。

　精神科には診療補助職として心理職が所属していることがあります。彼らは公認心理師や臨床心理士，臨床発達心理士，行動療法士といった資格を有しており，「心や行動の専門家」として，医師の指導下で支援を行っています。「環境と心理・行動の関係性に関わる心理学的な知見」は彼らの基礎知識の一つですので，患者や支援者を支援する際には彼らと協同することで，より適切な支援を提供できる可能性が広がるでしょう。
（宮　裕昭）

❸ 市町村保健センター，発達障害者支援センターにおける発達支援

●市町村保健センターにおける発達支援

　近年，メディア等でも取り上げられることが増えてきた発達障害は，発達障害者支援法[▶1]第2条に「自閉症，アスペルガー症候群その他の広汎性発達障害，学習障害，注意欠陥多動性障害その他これに類する脳機能の障害であってその症状が通常低年齢において発現するもの」と定義されています。発達障害は先天的な脳機能の障害であるため，「治す」ことを目的とするのではなく，早期発見，早期支援によって対象となった子どもの生活上の困難を緩和し，保護者の育児に関する悩み等に対応していくことが重要であるとされています。その早期発見，早期支援のための重要な役割を担っているのが市町村保健セ

▶1　発達障害者支援法
平成17年4月1日施行。それまで法的には福祉の対象になっていなかった知的障害のない発達障害児者が福祉の対象になることが初めて明示された法律。

ンターにおける乳幼児健康診査（以下，乳幼児健診）です。

　日本では，母子保健法[2]に定められているように，基本的にはすべての子どもが乳幼児健診を受診することを勧められます。滋賀県大津市の「大津方式[3]」など，先駆的な自治体の取り組みから始まったこの制度は障害児者の支援の入り口として大きな役割を果たしています。

　乳幼児期には，障害は発達の遅れや偏りとして表れるため，乳幼児健診[4]では保健師や心理士が発達心理学的な観点からそれらを観察します。たとえば，1歳6か月健診では話しことばを獲得しつつある子どもが十分に他者と対象を共有して関われているか，積木遊びでの様子や指さしによる反応はどうかといった姿を観察し，自閉症など発達障害の特性がみられないかといったことを確認します。障害の疑いがある場合には，保護者と相談しあえる関係を構築しながら療育など子どもの育ちに必要な場へつないでいくこととなります。また，そうした障害の早期発見の他にも，乳幼児健診は，子育て相談，虐待への気づき，栄養指導や身体発達のチェックなど，子どもの健康に関わって多くの役割を担っているのです。

●発達障害者支援センターにおける発達支援

　発達支援の取り組みにおいては，前述した早期発見・早期支援ばかりでなく，乳幼児以降の学齢期，成人期といったライフステージを通じた一貫した支援システムを構築することも重要です。この役割を担うところの一つが，発達障害者支援センターです。

　この発達障害者支援センターは，発達障害者支援法の第14条により全国の都道府県と政令指定都市に設置されています。また，市町村単位でも独自に発達支援センターといった名称の発達支援の担当課を設置している自治体も増えています[5]。

　発達障害児者の支援に対するニーズの高まりもあり，多くの発達障害者支援センターでは利用者が年々増加している傾向にあります。さらに，たとえばひきこもりや就労困難など，発達障害児者やその周囲の人々が直面する問題は非常に多様であることも特徴です。そのため，発達障害児者の支援をする中では一つの機関で支援が完結することは少なく，医療，福祉，教育，労働など，他分野との連携が重要になります。そうした中で，心理士は知能検査などの心理学的なアセスメントや面接を通して支援しますが，たとえば，診断や薬物療法などの医学的な関わりが必要なときには医療機関との連携を進めていく等，関係機関に適切なリファーができることも求められます。　（小野陵太）

▶2　母子保健法

母子保健法第12条と第13条の規定により，「満一歳六か月を超え満二歳に達しない幼児」（1歳6か月児健診など）と「満三歳を超え満四歳に達しない幼児」（3歳児6か月児健診など）に対して乳幼児健康診査を実施することが定められています。

▶3　大津方式

1970年代につくられた発達相談や療育，障害児保育などのフォローアップ体制を含めた乳幼児健診システム。「健診もれゼロ」「発見もれゼロ」「対応もれゼロ」という3つのゼロを目指して整備されました。

▶4　乳幼児健診

文中では，障害の早期発見について発達障害のみを取り上げましたが，知的障害や身体障害など，それ以外の障害についても乳幼児健診で把握すべき重要な内容です。

▶5　市町村の発達支援

たとえば，筆者の働く滋賀県では19ある市町のうち，13の市町で「発達支援」という名称の入った独立した課を設置しています（平成30年2月現在）。

4 児童相談所における心理臨床

　児童相談所（以下，児相という）では，「（虐待通告の）緊急受理会議いいですか？」「A くんが万引きで捕まった!!」，そんな声が毎日のように聞こえてきます。ここでは，そんな多忙を極める児相の心理臨床を担っている児童心理司（以下，心理司という）の業務を紹介します。

●児童心理司の業務の全体像

　児相では，心理司は基本的に児童福祉司（以下，福祉司という）等の児相に配属されている専門職だけでなく，医療，母子保健，教育，保育，法律等，関係機関に所属する多種多様な領域の専門職と連携して，児童やその家族の支援を行うことになります[6]。それゆえ，児相における心理臨床は，①多機関多職種によるネットワークを形成して支援を展開する（高田，2008），②他の心理臨床の場よりアウトリーチ型（例：施設訪問や家庭訪問）の支援が多いという特徴があります。したがって，児相は，児童の生活に密着した支援を提供する心理臨床の場であるといえるでしょう。

●児童心理司の業務の実際

　ある相談例（架空）から心理司と他の専門職協働による支援を見てみましょう。保護者からの虐待を理由に児童養護施設（以下，施設という）に入所している中学校 3 年生の男児が施設の中で物を壊したり，大声を出したりして対応が難しいと施設から相談がありました。福祉司と心理司が一緒に施設に訪問し，本児童（以下，本児という）への面接を行いましたが，その後もいっこうに行動が落ち着かないため，本児とも話し合った上で，児童相談所で一時保護を行い，生活の仕切り直しをすることとなりました。一時保護中，心理司は，本児との継続的な心理面接（プレイセラピー，個別面接による心理療法・カウンセリング），知能検査（WISC-IV 等）や人格検査（SCT 等）を行い，本児の行動の心理的背景や行動特性をアセスメントしながら，その結果を児相内の担当者会議で福祉司や児童指導員（一時保護所の職員）と共有した上で，本児への今後の支援について協議しました。その結果，心理司は，怒りの感情をコントロールするための心理教育を本児に対して実施する役割を担うこととなりました。そのことを本児と話し合い，合意を取った後，福祉司とともに，施設職員とのカンファレンスを開催し，本児が施設に戻った後の対応を協議しました。カンファレンスの結果，福祉司が本児に継続的な面接を行うことや心理司による

本児への心理教育の機会を設けて，本児の施設における生活を支援することとなりました。施設とのカンファレンスの結果を児相の援助方針会議に提出し，本児は一時保護所を退所し，施設に戻って生活することになりました。以後，福祉司と心理司は隔月で交代に施設訪問を行い，施設職員とも協働して本児の施設での生活を支えています。

このような多機関多職種連携による支援の中に，保健所や保健センター，あるいは児童相談所の保健師が加わる場合もありますし，院内虐待防止委員会（CAPS）の活動を通じて，病院の医療職が児童相談所と連携する機会もあるでしょう。医療職が児童心理司の業務を知ることは，多機関多職種の協働による児童の支援を行うために必要不可欠なことであるといえます。

(堀口康太)

5 自殺予防活動の一環としての電話相談とスーパービジョン

日本で組織的な電話相談活動が始まったのは，1971年，自殺予防を主な目的としたボランティア運動「いのちの電話」によるものです。2018年度の統計によると，いのちの電話の全国のセンター総相談件数は636,288件，そのうち自殺傾向のある電話件数は69,715件で，全体の11.0%でした。いのちの電話に代表されるように，電話相談による自殺予防活動とは，電話というもっとも身近で便利なコミュニケーション手段を用いて，危機にある人々の相談を受ける活動です。自殺予防を目的とする電話相談は，病院などの専門機関と家庭を訪問して安否を問う働きの中間に位置する特別な働きを受けもっているといえます（白井，2009）。

自殺企図の可能性がある深刻な悩みや危機介入[7]を必要とする電話がかかってきた場合，相談員は，危機的で孤独や絶望の中にある人の「死なねばならない」「死にたい」という事情や気持ちに真摯に耳を傾け，かけ手が新しい自分自身を発見し，希望をもってよりよく生きられるように支援することが求められます。かけ手の気持ちを音声のみで細やかに的確に感じとり，共感し，感情豊かに応答できるように訓練を受けること（東山，2005）が，電話相談員の責務なのです。そのためいのちの電話では，相談員として認定されるための養成研修が1〜2年間かかる上，相談員になってからもスーパービジョン[8]などの継続研修を受ける必要があります。ボランティア相談員を背後から支える専門家（臨床心理士，医師など）のサポートを得て，組織的な相談員養成カリキュラムが運営されているのです。

相談員が受けるスーパービジョンには，「個人スーパービジョン」（一対一で個別の問題を検討するもの）と「グループスーパービジョン」

▶7　危機介入

危機状態にある人に対して，迅速で直接的な働きかけを行うことで危機を回避し，もとの状態やよりよい状態に回復させる心理的援助の方法。

▶8　スーパービジョン

対人援助に携わる者（スーパーバイジー）が，専門家としての資質の向上のために指導者（スーパーバイザー）から受ける教育過程。

（グループで事例について検討するもの）があります。両者ともにその目的は，相談員の精神的サポート（相談員同士，スーパーバイザーと相談員間の人間関係を通して相談員としての自らの成長課題について考えること）であり，事例研究（かけ手をよりよく理解し，受け手である自分の相談の受け方について考えること）です。スーパービジョンを受けることは，相談員としての自分への新たな気づきの連続であり，スーパービジョンは，危機にある人を支援する電話相談員として研鑽を積み成長を続けるために，必須のものだといえるでしょう。

（才藤千津子）

⑥ リハビリテーションセンターでの心理臨床

　リハビリテーションに専門的に従事する国家資格として理学療法士（PT），作業療法士（OT），言語聴覚士（ST）の3つがあります。これらセラピストがリハビリを行うにあたり，心理学で積み上げられた知見は，どのように使われているのでしょうか。リハビリは人に対してアプローチする仕事であるため，人にサービスを提供したり教育したりといった他の業種と同様に，接遇や指導をする上で，心理学的なテクニックは有用なスキルとなります。他の業種と異なる点は，高次脳機能障害といった脳にダメージを負った人々にセラピストとしてアプローチをすることがあるところです。

●高次脳機能障害と心理学
　大橋（2002）は，高次脳機能という用語に類する語として，神経心理学的機能と認知機能をあげており，認知機能を中心とした心理学が高次脳機能障害に強く関連していることがわかると思います。少し注意しなければならないのは，医学的，学術的な定義における高次脳機能は，記憶・注意・行動・言語・感情など認知機能全般を指しますが，行政的な定義における高次脳機能障害は，記憶障害，注意障害，遂行機能障害，社会的行動障害と限定されます。ここでは高次脳機能という用語を学術的な定義で使用します。

●リハビリ三職種と心理学
　卒中内科や脳外科の患者さんを，PT，OT，ST が一緒にリハビリすることはとても多いです。脳にダメージを受けると，麻痺や高次脳機能に問題が起きて，われわれはそれによる様々な症状にアプローチします。少しリハビリを知っている人は，PT は基本的な動作や運動を対象としているのに，高次脳機能にもアプローチするのかといった

疑問をもたれるかもしれません。しかし，心と身体が切り離せないように，臨床の場面では，運動に影響を与える高次脳機能の問題を切り離してアプローチすることは不可能です。そこでPT，OT，STはそれぞれの専門性をもった視点での情報交換を行い，患者さんによりよいアプローチを構築していきます*2。

　筆者の所属する病院での取り組みを例にして，三職種と心理学（的観点や知識）との関わりについて紹介します。急性期病棟と回復期病棟とを併せもつ当院のリハビリテーション部では，三職種合同の勉強会を行っています。

臨床の芽＊2

ケア場面においては，リハビリ三職種のアセスメントや関わりをもとに，ベッドサイドでも生活機能に即したリハビリを進めることが重要です。

● 半側空間無視とその合同勉強会の進め方

　第1弾のテーマとして，PTからの希望により，半側空間無視が取りあげられました。半側空間無視とは，ダメージを受けた大脳半球と反対側の刺激に対して，それを報告したり，それに反応したり，その方向を向いたりすることが困難になる症状と定義されています（Heilman et al., 1993）（2-1 **3** 参照）。これは失認の一つといったとらえ方や，注意の問題としたとらえ方，ワーキングメモリとの関係など，まだ一定の見解は出ていません。この症状は左半球損傷者よりも，右半球損傷者に多くみられます。右半球損傷者を例とすれば，視力が低下したためでも，視野が欠損したわけでもないのに，左側を無視してしまうのです。高次脳機能障害は一般の方々には理解され難い症状でありますが，その中でも半側空間無視はとても不思議な症状の一つです。合同勉強会は月1回開催され，PT，OT，STが持ち回りで講義と質問形式で実施されます。第1回目はOTによる「半側空間無視の定義と症状理解」，第2回目にSTが「半側空間無視の評価と使用する神経心理学検査」，第3回目はPTの「症例発表」といった具合に進められます。

　半側空間無視の患者さんを診ていて，とても気をつけなければならないことの一つに，転倒があります。脳卒中を起こした患者さんは，急性期において医療的に集中的な治療を受け，落ち着いたところで回復期に移ります。その間，リハビリをずっと頑張ってきた患者さんですが，そろそろ見守りなしでベッドから車椅子に移乗を自立できるかという時期は特に危ないです。無視は，何か他のことに一生懸命になればなるほど，認識しなければならない必要な事象に対する注意がおろそかになってしまう側面があります。自己判断でベッドサイドで立ち上がり，立つことに一生懸命になって，周囲の必要な事象に注意を向けられない症状，つまり無視をカバーしきれず，転倒する例があり

ます＊3。歩行に慣れた頃も危ないです。自身が無視してしまうということはリハビリの中で言語的に説明され、十分解っているはずなのですが、解っていても無視してしまうのがこの症状です。事故を起こさないように、PT，OT，ST は、患者さんの日常の行動に関して、患者さん特有の傾向の把握とそれぞれの専門的な知識をもってして評価、アプローチすることが重要です。患者さんは半側空間無視だけではなく他の高次脳機能障害を併せもっていることが多々あります。それぞれをしっかり分析しアプローチにつなげなければなりません。高次脳機能障害は、その対応や病態理解においていまだ心理学で解明しきれていない部分がたくさんあります。よってこれからも勉強を続けることが非常に大切です。　　　　　　　　　　　　　　（戸名久美子）

7 老年精神科での心理臨床

　老年精神科は、物忘れなどの認知機能障害を有する患者さんを中心に、他にも、うつ病や幻覚妄想状態など老年期の精神障害に関して全般的に診断・治療を担います。CT（Computed Tomography）や MRI（Magnetic Resonance Imaging）などの脳画像検査、神経心理検査によるアセスメント、行動評価に基づく臨床診断などを行い、認知機能障害、精神症状・不適応行動に対する薬物療法と、精神療法や介護者支援などの非薬物療法につなげていきます。こうした診療を行ううえで、医師、看護師、心理士、精神保健福祉士など多職種チームでの協働は欠かせません。以下、これまでの大学病院精神科勤務での筆者の経験をもとに、老年精神科における心理臨床の実践について紹介します。

●アセスメント

　認知症の原因疾患の中には早期発見・早期治療によって治療可能な場合や認知症の進行を和らげることが可能な場合があるため、高齢者の認知機能の把握は欠かせません。認知機能障害のパターンから日常のケアへのヒントが得られることもあり、アセスメントはこれらの情報の一助となります。最近では認知症の啓発が進んでおり、比較的軽度の認知症や軽度認知障害（Mild Cognitive Impairment；MCI）▶9とされるケースが当院でも増加しています。そのため、約1時間半の時間を使い、複数の認知機能検査を用いて精査を行っています＊4（表9-4）。また、認知機能検査の結果を正確にとらえるためには、本人についての情報収集や検査場面の行動観察の視点も重要です（表9-5）。最初の一度きりの評価のみでは、診断が不明確な可能性があるかもしれず、経過観察の過程を通じて繰り返し認知機能評価を行うこと

表9-4 当院の物忘れ外来で使用する代表的な認知機能検査

スクリーニング	Mini-Mental State Examination（MMSE）時計描画テスト（CDT）
重症度指標	ADAS-J cog
記憶	リバーミード行動記憶検査
実行機能	言語流暢性課題
情動面	バウムテスト
抑うつ傾向	Geriatric Depression Scale（GDS）

＋ 場合によって適宜追加

実行機能（前頭葉機能）	ストループ・テスト Trail Making Test（TMT） ウィスコンシンカード分類検査 前頭葉簡易機能検査（FAB）など
言語機能	WAB 失語症検査 標準失語症検査など
視空間認知	標準高次視知覚検査（VPTA）など

表9-5 認知機能検査の結果をみる際に留意している点

背景情報	利き手，職業歴，教育水準，病前性格，疾病既往，投薬歴など
情動面	疲労度，抑うつ気分，感情失禁，破局反応，無関心さなど
注意障害の有無や程度	注意障害はあらゆる認知機能の根幹をなすため，注意障害の有無や程度を把握しておかないと，認知機能検査の結果を誤って解釈してしまう可能性があります。通常，注意障害は意識（覚醒）レベルの低下として観察されます。

も臨床的には重要な意味をもちます。これらの検査結果は主治医だけでなく，看護師や精神保健福祉士，その他のコメディカル・スタッフ，ケアマネジャー，本人や家族にフィードバックすることも想定し，いかにわかりやすい内容で正確な情報を伝えられるかが肝要です。ポイントとして，①低下している機能，②残存機能，③予想される疾患，④今後の日常生活を送る上でのサポートに活かせる情報について記載するよう留意しています（加藤ほか，2011；加藤，2012）。

非薬物療法

最近では若年性認知症[10]患者への告知後のカウンセリングや介護者家族へのカウンセリングのニーズが増しています。筆者が担当した若年性認知症のケース（加藤，2015）では，カンファレンスの場を設定し，本人，職場の上司などに認知機能検査の結果をフィードバックした上で，職場での本人への接し方や業務内容について話し合いました。また，本人を対象に病名告知への心理的衝撃，休職や復職にともなう不安や悩みに向き合い，本人がそれらを受け止めたうえでいかに"その人らしく"残りの人生を生きていくか考えるために，月1回のカウンセリングも行いました。結果的に今回のケースでは，職場の理解もあり復職を果たし，業務内容を一部に限定しながらも受診後1年

▶10 若年性認知症
65歳未満で発症する認知症。有病率は18〜64歳の人口10万人に47.6人であり，全国に37,800人もの患者がいると推計されています（朝田ほか，2009）。働き盛りの若年性認知症では，本人や家族が被る経済的損失や心理的衝撃は計り知れず，高齢者の認知症と異なった深刻な問題が生じています。最近では認知症についての一般の理解が進み，医療や行政の対応が進展しつつありますが，若年性認知症については十分な対策がとられていないのが現状です。

半は就労を続けることができました。しかし，このような取り組みはまだ始まったばかりであり，今後，医療機関としても心理士のスキルとしても支援方法を蓄積していく必要があると考えます。

●多職種への教育活動

　院外，院内での教育活動も重要な役割です。院外ではかかりつけ医や介護従事者など多職種を対象とした簡便な認知機能スクリーニング検査の研修会などが年々増えています。院内では医学生や研修医に対して心理検査や心理療法の講義を担当したり，後輩の育成指導にあたっています。人前で講義をするのは未だに慣れませんが，専門性を外に向けて発信することで，自らのスキルアップにもつながると感じます。質の高い認知症ケアを実行するためには円滑な多職種連携が欠かせません。お互いが各職種の役割と特性を理解し合い，顔の見える関係を築いていくことが，その要になると考えています。

（加藤佑佳）

8 小児科でのがん患児と親への心理的支援

　日本では年間2000〜2500人が小児がんと診断されます。近年の小児医療のめざましい発達によって，今日では小児がんの70〜80％が治癒するようになりました。しかし現在でも小児がんは子どもの死因の3位以内にあるうえ，一部には難治性の小児がんも存在しています。また化学療法，放射線療法，手術療法を中心とした治療のプロセスは，多くの場合半年から1年以上続く入院生活を含む厳しいものだといえるでしょう。

　そのような中，小児がん医療においては，長期にわたる療養生活や治療経験が患児や家族に及ぼす影響の大きさを考慮して，医療に関わる多職種の専門家が協力して支援体制を作る「チームアプローチ」によって患児や家族に全人的ケアを提供することの大切さが強調されてきました（Kearney & Bartell, 2011）。

　がん治療中の患児やご家族には医師や看護師をはじめとして様々な職種の専門家が関わり，それぞれの立場から最善と思われるケアを提供します。たとえば，臨床心理士は，必要に応じて心理検査やカウンセリングを担当し，チャイルド・ライフ・スペシャリストは，医療環境で患児や家族が抱える精神的負担を軽減し子どもが主体的に治療にのぞめるように支援します。ソーシャルワーカーがいれば，治療にともなう経済的問題やきょうだいの世話など，生活上の心配事について相談できます。また，学齢期にある子どもが入院中も安心して学習で

きるように，幼い子どもが健やかに成長・発達するのを支えるために，院内学級やプレイルームが設けられている病棟も多く，そこでの教員や医療保育士の働きも重要です。加えて，入院中の子どもに遊びや様々な行事を提供してくれる病院ボランティアの役割も見過ごせません。

　小児がんの長期にわたる入院は家族の二重生活をともなうことも多く，患児だけではなく両親やきょうだいといった家族にも大きなストレスを与えます。そこで，子どもとともに病気と闘っている家族への心理社会的支援も重要です。多くの場合，家族が抱える問題や病気の経過への不安，恐れ，親としての思いなどを傾聴し共感しながら現在の状況を整理し，今できることをともに考えてゆくような支持的心理療法が基本となるでしょう。

　このように小児がん患児への支援に関しては，入院中の患児だけではなく，両親やきょうだい，祖父母まで含めた家族全体，より広くは，保育園や幼稚園・学校との関係までを考慮して子どもの日常生活を支える配慮をすることが大切です。

　なお，小児がん患児の多くがのちに社会復帰し，就職問題や晩期合併症のリスクなどを抱えるようになった近年では，小児がん経験者への長期フォローアップが欠かせません。そのなかで，小児がん経験者への心理社会的支援の重要性が注目されています。　　　（才藤千津子）

9　遺伝カウンセリング

　遺伝カウンセリングとは，家族における遺伝性疾患の発症あるいはそのリスクに関連して生じる問題を扱うコミュニケーションのプロセスであり，患者と家族を支援するために訓練を受けた人々によって行われるものです（Epstein et al., 1975）。遺伝カウンセリングの目的は，当事者が診断や予測される今後の経過・治療方法などの医学的事項を理解すること，遺伝形式を理解し血縁者のリスクを判断すること，リスクを予防する手段を理解すること，リスクや家族の目標，倫理・宗教観に応じ適切と思われる方法を選択しそれに従って行動すること，疾患そのものやリスクにできる限り対処することです。遺伝学的検査▶11 によって個人の遺伝情報を明らかにすることは，同時に同一家系内の特定の親族の遺伝的リスクについても否応なく明らかにしてしまうことになります。したがって，遺伝カウンセリングでは個人のみならず家系全体を視野に入れたカウンセリングが必要となります。現在，日本では臨床遺伝専門医▶12，認定遺伝カウンセラー▶13，遺伝看護専門看護師▶14 などの遺伝医療専門職が中心となり遺伝カウンセリ

▶11　遺伝学的検査
個人の遺伝子の変化を確認するために行う DNA 検査。家系内ではじめての症例の遺伝子の変化を調べるために行われたり，すでに家系内遺伝子変化がわかっている場合に他の家系員の発症前の検査として行います。

▶12　臨床遺伝専門医
臨床遺伝専門医はすべての診療科からのコンサルテーションに応じ，適切な遺伝医療を実行するとともに，各医療機関において発生することが予想される遺伝子に関係した問題の解決を担う医師（日本遺伝カウンセリング学会，日本人類遺伝学会）。

▶13　認定遺伝カウンセラー
遺伝医療を必要としている患者や家族に適切な遺伝情報や社会の支援体勢等を含む様々な情報提供を行い，心理的，社会的サポートを通して当事者の自律的な意思決定を支援する保健医療・専門職（日本遺伝カウンセリング学会，日本人類遺伝学会）。

▶14　遺伝看護専門看護師
対象者の遺伝的課題を見きわめ，診断・予防・治療に伴う意思決定支援と QOL 向上を目指した生涯にわたる療養生活支援を行い，世代を超えて必要な医療・ケアを受けることができる体制の構築とゲノム医療の発展に貢献する専門看護師（日本看護協会）。

▶15　がんゲノム医療

主にがんの組織を用いて，多数の遺伝子を同時に調べ（がん遺伝子パネル検査），遺伝子変異を明らかにすることにより，一人ひとりの体質や病状に合わせて治療などを行う医療。

▶16　遺伝性腫瘍

家族に腫瘍（がん）が集積して発生する腫瘍性疾患。

▶17　発症前診断

成人期発症の遺伝性疾患（神経変性疾患，遺伝性腫瘍など）で，その時点ではまだ発症していない方が将来発症するかどうかを調べる目的で行われるもの。

ングを行っています＊5。

●がんの易罹患性に関する遺伝学的検査と意思決定支援

　ゲノム（遺伝情報）解析技術が急速に進む中がんの発生メカニズムが解明され，がんゲノム医療▶15が推進されています。一部のがん（遺伝性腫瘍▶16，がん全体の5〜10％程度）では易罹患性の予測がある程度可能になり，がん医療においては遺伝カウンセリングの必要性が高まってきています。遺伝カウンセリングにおける遺伝学的検査の位置づけは，リスクアセスメントを目的とした一方法であり絶対的必要条件ではありません。現在，患者や家族が遺伝学的検査実施の有無について自律的意思決定をするために，遺伝カウンセリングが重要な役割を果たしています。

　遺伝性腫瘍の遺伝学的検査は，既発症者における確定診断および発症前診断▶17，未発症者の発症前診断を目的として行われ，臨床診断として有用性が高いものから研究段階にあるものまで幅広く，実施の是非について慎重に検討する必要があります。なぜなら，遺伝学的検査を行うことは，個人と家族に深い意味をもたらし，烙印，差別，誤解，情報の乱用などの問題を提起する可能性があるからです＊6。子どもの遺伝学的検査に関して想定される利益は，早期から効果的な予防・治療が可能，十分な検診（サーベイランス）が可能，不確実性にともなう不安の軽減，今後のライフイベントに関する現実的な方針が立てられる，遺伝的リスクの存在を他の血縁者にも気づいてもらえるなどがあります。一方，不利益としては，自己イメージが変容する，親子関係，きょうだい関係が歪む，不安や罪責感が増強する，就職・保険に関する差別などがあります（American Society of Human Genetics Board of Directors and American College of Medical Genetics Board of Directors, 1995）。

　遺伝カウンセリングでは，遺伝学的検査の実施を前提とした関わりをするのではなく，遺伝学的検査の実施が患者や家族の生活にもたらす意味についてともに考え，患者や家族にとってもっともよい方法を見つけ出す支援をすることが大切です。　　　　　　　（川崎優子）

⑩　不妊カウンセリング

　第16回出生動向基本調査（国立社会保障・人口問題研究所，2021）によると，不妊を心配したことのある夫婦は39.2％，実際に不妊の検査や治療を受けたことのある夫婦は22.7％を占め，その割合は晩婚化や出産年齢の高齢化の影響を受け年々増えています。このような状況の

中，不妊の問題を抱えるカップルにどのようなカウンセリングを行っ
ているでしょうか。

●不妊カウンセリングとは

　不妊カウンセリングとは，女性・男性あるいはカップルが抱える不
妊にまつわる問題や悩みなどに対し，専門的な知識や技術を用いて行
われる相談援助と広義にとらえられており，対象に合わせ3段階に分
けています（久保，2007）。最初の1次カウンセリングはニーズがもっ
とも高く，生殖医療に関する情報提供，検査・治療法の自己選択と意
思決定の支援を中心とした相談です。そこで心理的支援や心理療法が
必要と判断された場合には生殖医療心理カウンセラー（日本生殖医療
心理カウンセリング学会認定）による2次カウンセリング，さらに精神
科疾患等が認められた場合には精神科や心療内科による3次カウンセ
リングを行います。

　看護師は，主に1次カウンセリングを担います。看護師の中には，
母性看護専門看護師や不妊症看護認定看護師（日本看護協会認定），不
妊カウンセラーや体外受精コーディネーター（日本不妊カウンセリン
グ学会認定），生殖医療相談士（日本生殖医療心理カウンセリング学会認
定），生殖医療コーディネーター（日本生殖医学会認定）の資格を有し，
専門的な知識と技術を用いてカウンセリングに関わっている者もいま
す。

●不妊カウンセリングの実際

　図9-9に示した不妊に悩むカップルの意思決定プロセスに準じて，
ここでは医療機関内で看護師が行うカウンセリングの特徴をご紹介し
ます。

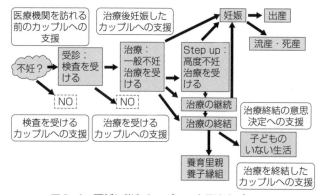

図9-9　不妊に悩むカップルの意思決定プロセス

▶18　検査

不妊の原因を探求するための基本検査には，基礎体温測定，精液検査，頸管粘液検査，フーナーテスト，子宮卵管造影検査，経腟超音波検査の6つが挙げられます。そこで異常が疑われた場合には，二次検査によって詳細に不妊原因が探求されます。

▶19　不妊治療

一般不妊治療には，排卵時期に合わせてセックスを勧めるタイミング指導，薬物療法による排卵促進や黄体機能不全の是正，人工授精などがあります。また，高度不妊治療とは，配偶子（卵子や精子），受精卵（胚）を体外で扱う治療で，体外受精・胚移植，顕微授精，凍結融解胚移植などがあります。

▶20　養子縁組

不妊カップルに情報提供する養子縁組制度には，特別養子縁組（民法）と里親制度（児童福祉法）があります。

〈検査を受けるカップルへの支援〉

　女性あるいはカップルは，不妊の疑いを晴らしたいと思う一方，もし自分に原因があったらどうしよう，はっきり言われるのが怖いなどの思いを抱いて受診します。そこで看護師はその気持ちを理解したうえで，検査▶18の目的・方法について情報提供し，受ける検査の意向を確認します。また，検査は女性，男性それぞれ行われるので，検査結果を伝える際には双方に同席してもらいます。不妊という事実を受け止めることは容易なことではないため，心的負担をカップル間で共有してもらうためです。

〈治療を受けるカップルへの支援〉

　生殖医療技術が進歩した昨今においても，高度生殖医療による妊娠率は移植あたり約21％（日本産科婦人科学会倫理委員会，2022）にすぎません。しかし，不妊治療▶19に励む分だけ妊娠への期待は膨張し，妊娠が成立しなかった場合はジェットコースターで急降下するがごとく落胆するという，期待と失望を繰り返すのです。また，不妊であることや不妊治療そのものは，悲嘆，不安，自責，喪失感をもたらします。また，パートナーに対する罪悪感やコミュニケーションの悪化を招きます。セックスが生殖を目的とした機械的・義務的行為となり，性的親密さへ影響を及ぼすこともあります（野澤，2019）。そのような状況を考慮し，看護師は養子縁組▶20のことも含め，どこまで治療を受けるか最初に意向を確認するとともに，不妊治療にともなって生じる心理・社会的反応について事前ガイダンスを行います。また，ストレスの対処方法を一緒に考えたり，カップルの関係を調整することもあります。また，妊娠が成立せず落胆しているとき，治療の継続を迷うときには，これまでの治療を一緒に振り返り，自分自身と向き合えるよう支援します。

〈治療後妊娠したカップルへの支援〉

　妊娠をゴールにしていたにもかかわらず，治療の負い目から妊娠を素直に喜べないカップルもいます。また，流産したらどうしよう，いつ流産するかわからないから先のことは考えない，やっと授かった子だからと大事にしすぎる女性もいます。そこで，看護師は，不妊からの卒業を支援するとともに，妊娠の受容と喜びを共感したり，自然妊娠した妊婦と同様に妊娠への適応を促進し母親役割取得を促す働きかけを行います。

〈治療終結の意思決定への支援〉

　治療は必ずしも妊娠が確約されているものではなく，何度あるいは何年治療を続けても妊娠できないカップルもいます。その現実を受け

止めることは難しく，この先どうしたらよいのかわからない，やめたいけれどやめたら子どもはできないと，やめる決心がつかない状況になります。看護師は，治療終結の意思決定に揺らぎがあれば揺らぎに付き合い，自ら気づけるように支援します。時には治療の休止を提案することもあります。また，この決定は新たな生き方の構築に関連してくることから，カップルのコミュニケーションを促し，カップルで向き合えるよう関わります。

〈生殖医療に伴う倫理的課題への支援〉

昨今の生殖医療の発展に伴い，看護師は着床前診断，出生前診断，第三者による配偶子提供や代理懐胎，がん患者の妊孕性温存や社会的適応となる配偶子凍結などの倫理的課題に対応する機会も増えています。これらの課題は，生命倫理，法律，子どもの福祉など多方面の問題を含んでいるのが特徴です。そこで，法的規制のない現状において，このようなニーズをもったカップルを支援する際には，カップルの思いを十分に傾聴するとともに遺伝カウンセリングなど適宜専門職への紹介が必要です。

(野澤美江子)

11 臓器移植への関わり

臓器移植コーディネーター[21]（以下 Co）は脳死または心停止後の臓器提供において，臓器提供者（以下ドナー）となりうる患者家族への説明，関連機関や移植施設との連携，摘出手術や臓器搬送に至るまで全過程の調整業務を行います。そして，臓器提供後には移植を受けた患者（レシピエント）の様子を伝えるなど，ドナー家族と継続した関わりをもちます。ここでは"Co の関わり"の中で特に重要と考えられる「家族への臓器提供の説明と意思決定の場面」において，心理的状況の変遷と Co の配慮について紹介します。

そもそもドナーとなりうる患者の多くは，不慮の事故や突然の発症により救命困難または回復の見込みがないと判断された患者です。このような宣告を受けた家族は，大きな悲嘆を抱えた急性ストレス状態にあるため，理解力・判断力の低下傾向がみられます。したがって，医学的内容が多い説明においては平易な言葉を用いて何度でも説明を行うなどの配慮が必要です。つぎに，病状を理解せざるを得ない段階においては，「また意識が回復するのではないか」という一縷の望みを抱く反面，「もう助からない」と諦めるなどの葛藤を繰り返し，やがて死が避けられないことを理解するとともに限られた時間を認識します。（図 9 - 10 参照）この受容過程は個々によって様々であるため，Co は臓器提供の説明をする際に家族の思いを聞き出し，心理状態を

▶21　臓器移植コーディネーター

日本で唯一の臓器あっせん組織である公益社団法人日本臓器移植ネットワークの研修および認定試験を受けます。日本臓器移植ネットワークに所属するコーディネーター約30名と日本臓器移植ネットワークから委嘱を受けた都道府県コーディネーター約50名が共同で従事しています。また，移植を受けた患者に関わる専門職レシピエントコーディネーターや，所属する病院内で臓器提供者が発生した場合に院内の調整業務や家族ケアに関わる院内コーディネーターなどが活躍しています。

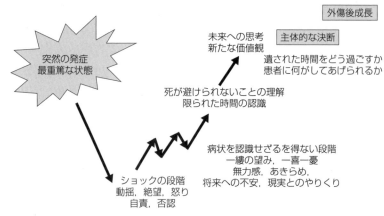

図9-10　ドナー家族の心理モデル

見きわめるとともに意思決定ができる段階であるかを慎重に判断しています。なお，説明を聞いた家族は早急に回答しなければならないといった切迫感を抱くこともあるため，Co は家族に安心感を与えられるような言葉かけや姿勢を心がけています。

　家族の意思決定に関与する要因として，①本人の意思表示の有無，②本人と家族との関係性，③発症・受傷の経過，④病態の受容があげられます。これらの要因を統合し「本人の意思を尊重したい（意思尊重）」「どこか一部でも生きていてほしい（生命継承）」「本人なら良いと言うと思う（人となりからの推定同意）」「人の役に立つ（社会貢献）」などの理由から承諾に至ります。しかし，「決断は正しかったのか」という迷いや意思決定に対する後悔が生じ，それが長期におよぶこともあります。よって Co には，家族の承諾に至る経過や心情を理解したうえで，家族が意思決定を肯定的に捉えられるような支援が求められています。

　このことから“Co の関わり”は限られた時間の中で意思決定をしなければならない家族にとって重要な役割を担っているといえます。しかし，何よりも“本人の意思”が家族の意思決定の根幹であることから，日頃から臓器提供について話し合い「提供する・しない」にかかわらず，意思を表示しておくことが大切であると感じています[7]。

（今村友紀）

臨床の芽＊7

人の死に対する考え方は様々である上，日常において「臓器提供について」話し合うことは，多くないでしょう。一般市民を対象とした勉強会や講演会を開き，臓器移植について考える機会を持つことが重要となっています。

社会的自立とひきこもり——若年者就労の現場より

　近年，景気の変動による就職率の変化だけでなく，大卒者の非正規雇用率の上昇など，若年者（15〜39歳）をめぐる労働環境は質的にも変化しています。学校での就職活動で成果が出ないまま卒業した人や，前職での失敗と疲弊から次の仕事へと踏み出せない人，またアルバイトなどの経験に乏しく，自分に何ができるのか，何をしたいのかわからず動きにくい人は，家族以外に所属する集団がなく，ひきこもりがちになります。無職状態が長引くと，"自分は社会に必要とされない人間だ"と思い詰め自尊感情がもてず，意欲が低下していきます。こころの未来研究センタープロジェクトによる，ニート・ひきこもり尺度を使った質問紙調査（2011）によると，ニート・ひきこもりの人々は大学生に比べて，より適応能力が低く，自分の性格が変わりにくいと考える傾向をもっていました。一度失敗を経験すると，課題の継続を放棄したくなる感覚があると示唆されています。

　こうした社会的自立の問題に対して，若年者の就労を支援するための諸制度が整ってきました。新卒者・既卒者向けのハローワークが設置され，職業相談だけでなく臨床心理士によるこころの相談を受けることができます。またジョブカフェや地域若者サポートステーションでも，担当カウンセラーがついて就職に向けた個別カウンセリングが行われています。カウンセラーは，求職者のモチベーションを保ちながら，社会とのつながりを切らないための面談の工夫を行います。具体的には起床・日中の活動等の生活習慣を見直したり，本人が共感する本や映画などについて話してもらい，自己表現を促します。面談に続けて来られるようになると，無料または低費用で参加できるコミュニケーションセミナーや適性検査，ボランティアなどの活動を勧めます。それらの体験を語ってもらい自己

PRを含む自己紹介書を作成していきます。

　求職活動が長引くと，「なぜ仕事につけないのか」と嘆く家族との関係がうまくいかなくなりがちです。そのつらさや不安を面談で吐露してもらい，家族への理解を求めるための状況説明や主張の仕方を考えます。適性に見合わない高い目標に固執する場合，それを否定するのでなく，求められる人物像や求人数等の客観的な情報を淡々と伝える必要もあります。つらい現実に向き合い，時にはあきらめ，別の方向を探る過程に付き添う役目も負っています。仕事が決まらないのは本人の弱さや覇気のなさが原因とされがちですが，カウンセラーは本人が精神的なトラブルを抱えていたり，努力だけでは解消できない生来の苦手さをもっているか見きわめ，適切な医療や支援へつなぐ場合もあります。ひきこもり支援は教育・保健・福祉・医療などの複数の専門機関による多面的な支援が必要であるとする「ひきこもりの評価・支援に関するガイドライン」（厚生労働省，2010）が各自治体の精神保健福祉センター，ひきこもり地域支援センターなどの専門機関に配布され，思春期精神保健対策専門研修が実施されています。

　ひきこもり者の年代はロストジェネレーションともよばれ，格差と貧困の中に生きていたり，自分もこのままではその状態に陥ってしまうと，恐れを抱きがちです。高校生の7割が"自分はダメな人間だ"と自己否定しています。独りでは不安を拭えない若者が，先の見えない未来を生き抜くためには，"人は基本的に信頼できるのだ"と実感できることや，"自分を認めてほしい"という承認欲求を満たしていくことが大切です。そうして彼らが，「働くことと愛すること」（フロイト，S.）を達成していけるように，関わりの中で育てていく姿勢が必要だと思います。

（福原未美）

Column 9-2

高次脳機能障害へのケア

脳に損傷を受けると、言いたいことが言えない、新しいことが覚えられない、1つのことに注意を向け続けられなくなる、自分で計画を立てて物事を実行することができないなどの症状が見られることがあります。これらの症状を高次脳機能障害といいます。子どもでも読み、書き、計算力等の学習が難しい、授業に集中できないなど、高次脳機能障害の問題が見られることがあります。

高次脳機能障害は麻痺などの身体障害と違い、障害が見えにくいという特徴があります。そのため周囲から誤解されやすく、コミュニケーションや生活が難しくなり、本人やその家族はストレスや心理的な問題も抱えることが多くなります。

私たち言語聴覚士は、様々な高次脳機能障害によるコミュニケーションの問題、日常生活や社会生活の困難さを改善するためにリハビリテーションを行います。また、周囲の人たちに障害を理解してもらえるように説明をしたり、障害を補えるような手段を提供するなど、高次脳機能障害を抱えた方やご家族の支援も行います。たとえば、新聞を「ごじゅらん」と言ったり、「眼鏡を取って」と頼むと違うものを取るという脳卒中の方がいました。「ごじゅらん」は、言葉の障害である失語症で見られる「新造語」という症状です。新造語という症状は「語新作」ともよばれ、日本語にない言葉に置きかわる症状です。また失語症になると、発話だけでなく聞き取るほうの言葉の理解も難しくなります。たとえば「リンゴ」と「バナナ」を見せて、「バナナはどれですか？」と聞いても「バナナ」を指せないという症状です。しかし聴力は保たれます。この事例では、これらの症状についてご家族に説明し理解していただきました。また「頼むときは漢字を紙に書き、見せながら言葉で伝えてください」という方法を提案しました。

また、脳損傷後の検査で高次脳機能障害と診断された方で、実は高次脳機能障害ではなかったという方がいました。この方は聞こえや視力に問題があり、それが原因で高次脳の検査に失敗してしまい、高次脳機能障害と診断されたようです。脳に損傷を受けているから高次脳機能障害があるに違いないという思い込みをせずに、聞こえや視力の問題を考え、そのうえで検査結果を判断することが大切だと思います。

障害された能力だけに目を向けるのではなく、残された能力にも目を向けることも大事だと思います。たとえば、言葉は話せないが指さしや文字を書くことで伝える能力があるのであれば、言葉によるコミュニケーションにこだわらず、それらの残った能力を使ってコミュニケーションをとるように提案することで、ご本人も周囲の方もコミュニケーションが取りやすくなると思います。

また、高次脳機能障害の方々の話に絶えず耳を傾けるという態度も重要だと思います。脳卒中後、職場復帰に向けて訓練を積極的に頑張っておられ、医療者や周囲に不安やストレスを訴えることがなかった失語症の方がいました。そのため、周囲は何も心配することはないと思っていました。しかし、じっくり話を聞くと、今の状態や職場に戻って本当にやっていけるのだろうかなど、悩みや不安を抱えてとてもつらい気持ちになっていた、ということがありました。

私たちは高次脳機能障害という障害や症状だけに目を向けるのではなく、障害を抱えた方々やそのご家族の立場に立った支援をしていく、という視点が必要だと思います。

（安井美鈴）

地域の子育て支援における多職種連携

昨今，子育て支援は社会全体の関心事となっており，そこには少子化への危機感，乳幼児に対する虐待事件などに目が向けられるようになった社会的背景があるように思われます。安心して子どもを産み，育てられる社会を目指そうということで，各自治体で様々な取り組みがなされていますが，ここでは私（臨床心理士）の視点から乳幼児期の子育て支援の実際を紹介し，多職種連携について考えます。

臨床心理士が初めて親子と出会う場面としては，乳幼児健診時であることが多いです。特に1歳半健診，3歳児健診に関わることが多く，発達は1歳半と3歳時に質的に変化するといわれており，そこでの発達を丁寧に見ていくことで，知的障害や発達障害の可能性がある子どもを早期に発見し，関係機関（療育・医療機関など）へとつなぐことで，その子に合ったアプローチを乳幼児期から行うことができます。さらに，育児不安を抱える親への相談援助や，児童虐待の予防および早期発見と介入といった役割も求められます。健診では保健師が中心となって家庭状況や親子の健康面について把握していくことが多く，さらに臨床心理士の視点から見た親子の様子を保健師にカンファレンスで伝え，今後の方針を話し合い，共有を図ります。

地域によっては健診後のフォロー親子教室を月に数回のペースで開催している自治体も多く，保健師や保育士とともに親子に合ったプログラムを考えながら，集団で遊ぶ体験を通して親に子どもと関わる手がかりを提供しつつ，子どもの発達上の経過を追っていきます。そこでの臨床心理士の役割としては，子どもの行動や関わり方を観察し，発達の見立てを行うこと，子どもへの関わり方のモデルとなることです。

また，保育所や幼稚園などに出向いて行う訪問相談をすることもあります。そこでは自由遊びや設定保育，給食前後の生活の流れなどの保育場面を観察して子どもの様子をつかみます。訪問が継続していて親の了解がある場合には発達検査を行うこともあります。そして情報を総合して子どもの発達の状況を見立て，保護者や保育者に伝えたうえで養育や保育上の配慮についてともに考えます。

以上のことから，地域の子育て支援における多職種連携は，様々な事情を抱えた親子に対する支援の可能性を広げるためには必要不可欠であるといえます。効果的な支援をしていくためには，一人ひとりの支援者が地域の様々な機関と連携できる柔軟性が必要になります。それぞれが協働関係を築き，役割に応じて，どの機関あるいは職種がどのような角度から親子を支えていくのかを明確にし，互いの立場を尊重しながらともに解決方法を探る姿勢が大切になってくるでしょう。どの機関あるいは職種がどのような角度から親子を支えていくのかを明確にし，互いの立場を尊重しながらともに解決方法を探る姿勢が大切になってくるでしょう。

（長谷部さやか）

Column 9-4

発達障害児を養育する保護者に対する発達支援講座

　自閉スペクトラム症（以下，ASD），注意欠如・多動症（ADHD）といった発達障害児を養育する保護者への心理教育（行動療法）として，ペアレント・トレーニング（通称：ペアトレ）が昨今注目を集めています。ペアトレの趣旨は，子どものことをもっともよく知っている保護者自身に障害特性，子どもへの対応方法を学んでもらうことにあります。ペアトレを実施している民間機関（有料）は限られており，なおかつ，少人数で実施する場合が多いため，すぐには参加できないことが多いです。私は福祉の現場で勤務していた際，発達障害だけではなく，虐待，経済問題（生活保護など）といった様々な課題を同時に抱えているケースを担当することが多くありました。経済的・精神的に余裕のない人たちにとってもペアトレのような場は必要だと思い，講座・勉強会といった名で，新たな相談業務として取り入れ実践してきました。

　講座の初回では，子どもの発達特性，講座に期待すること（保護者のニーズ）も含めた保護者の自己紹介をしてもらい，その後，ASDを描いた映画を観ることで，講座へのウォーミングアップとします。

　次回から具体的な内容に入り，発達障害，知的障害などの一般的な説明をするだけではなく，定型発達（障害のない子どもたちがたどる一般的な発達の道筋）を紹介し，どのあたりに子どもが課題を抱えているか考えます。

　発達検査・知能検査では，言語性（聴覚）より動作性（視覚）の課題の方が優位な結果になることもあり，また，言葉で繰り返し伝えるより，視覚支援の方が良い場合も多いため，TEACCH（ティーチ）といわれる視覚的構造化（視覚的な刺激に反応しやすいASDの人の特性を生かした一目見てわかる情報）の紹介もします。視覚

的構造化は，とりわけ発語のない重度の知的障害児へ有効だといわれていますが，ユニバーサル・デザイン（障害の有無に関係なく利用できる情報の設計などの環境整備）の観点からも有効だといえます。私たちの中にもスケジュールの一覧やトイレのマークなど視覚化されていることにより，おおいに助かった経験をした人も数多くいると思います。

　ASDの場合，微細運動（手先の巧緻性など），粗大運動（全身運動），感覚過敏など感覚面・身体面の問題を抱えていることも多いため，視覚・聴覚・味覚・触覚・嗅覚・固有受容覚（身体感覚を把握する）・前庭覚（姿勢などバランス感覚をコントロールする）といった感覚と，障害特性ゆえに抱える感覚面の問題を保護者に説明し，継続した療育につないだ方が良い場合は，作業療法士（感覚統合療法）へとつなぎます。

　また，不登校，ひきこもり，いじめ，強度行動障害など，二次障害といわれる状態に関しても説明し，二次障害を防ぐために家庭でできることを参加者で考えてもらったりもします。ABA（応用行動分析）といわれる臨床心理学の視点も紹介し，架空事例をもとに，保護者同士のグループワークも設定し，対応などを発表してもらいます。

　最終回には，事前に保護者から集めていた質問に対して返答し全体で共有します。講座終了後，保護者たちは個々に携帯番号を交換し，食事・お茶に行ったりするなど，横のつながりが構築される場合も多々あります。同じ障害・悩みを抱える者同士，同じ地域に居住する者同士で悩みや情報を共有することは，専門家による支援とは異なり，ピアサポートのような効果も副次的にもたらしてくれます。

（髙塚広大）

文 献 一 覧

1-1

Baltes, P. B., & Lindenberger, U. (1997). Emergence of a powerful connection between sensory and cognitive functions across the adult life span: a new window to the study of cognitive aging? *Psychology and Aging*, **12**(1), 12-21.

Fozard, J. L., & Gordon-Salant, S. (2001). Changes in vision and hearing with aging. In J. E. Birren & K. W. Schaie (Eds.), *Handbook of psychology of aging* (*5th ed*). San Diego: Academic Press, pp. 241-266.

石松一真 (2011). 視覚機能のエイジング. 大川一郎・土田宣明・宇都宮博・日下菜穂子・奥村由美子 (編著) エピソードでつかむ老年心理学　ミネルヴァ書房，pp. 26-29.

石松一真・三浦利章 (2003). 分割的注意と加齢. 心理学評論，**46**(3)，314-329.

岩田誠 (監修) (2011). 脳のすべてがわかる本　ナツメ社

Kosnik, W., Winslow, L., Kline, D., Rasinski, K., & Sekuler, R. (1988). Visual changes in daily life throughout adulthood. *The Journal of Gerontology*, **43**(3), 63-70.

松田隆夫 (2007). 「知覚不全」の基礎心理学　ナカニシヤ出版

1-2

エルゴノミクスショップ (http://ergs.jp/products/list.php?category_id=14)

石松一真 (2011). 聴覚機能のエイジング. 大川一郎・土田宣明・宇都宮博・日下菜穂子・奥村由美子 (編著) エピソードでつかむ老年心理学　ミネルヴァ書房，pp. 30-33.

岩田誠 (監修) (2011). 脳のすべてがわかる本　ナツメ社

加我君孝 (編) (2000). 中枢性聴覚障害の基礎と臨床 (第Ⅰ版)　金原出版

Lin, F. R., Metter, E. J., O'Brien, R. J., Resnick, S. M., Zonderman, A. B., & Ferrucci, L. (2011). Hearing loss and incident dementia. *Arch Neurol*, **68**(2), 214-220.

松田隆夫 (2007). 「知覚不全」の基礎心理学　ナカニシヤ出版

Pearson, J. D., Morrell, C. H., Gordon-Salant, S., Brant, L. J., Metter, E. J., Klein, L. L., & Fozard, J. L. (1995). Gender differences in a longitudinal study of age-associated hearing loss. *Journal of the Acoustical Society of America*, **97**(2), 1196-1205.

Strawbridge, W. J., Wallhagen, M. I., & Shema, S. J. (2007). Impact of spouse vision impairment on partner health and well-being: a longitudinal analysis of couples. *The Journals of Gerontology. Series B, Psychological Sciences and Social Sciences*, **62**(5), S315-322.

1-3

岩田誠 (監修) (2011). プロが教える脳のすべてが分かる本　ナツメ社

Miron, D., Duncan, G. H., & Bushnell, M. C. (1989). Effects of attention on the intensity and unpleasantness of thermal pain. *Pain*, **39**(3), 345-352.

Ramachandran, V. S., & Rogers-Ramachandran, D. (1996). Synaesthesia in phantom limbs induced with mirrors. *Proceedings of the Royal Society B: Biological Sciences*, **263**(1369), 377-386.

Stevens, J. C. (1992). Aging and spatial acuity of touch. *The Journal of Gerontology*, **47**(1), 35-40.

Stevens, J. C., & Choo, K. K. (1998). Temperature sensitivity of the body surface over the life span. *Somatosensory and Motor Research*, **15**(1), 13-28.

渡邉淳司 (2014). 情報を生み出す触覚の知性　化学同人

山口創 (2006). 皮膚感覚の不思議──「皮膚」と「心」の身体心理学　講談社

1 - 4

権藤恭之 (2007). 感覚・知覚のエイジング. 谷口幸一・佐藤眞一（編）エイジング心理学　老いについての理解と支援　北大路書房, pp. 69-86.

長谷川守・服部卓 (2009). VAS・MPQ. 赤居正美（編）リハビリテーションにおける評価法ハンドブック——障害や健康の測り方　医歯薬出版, pp. 127-135.

石原忍 (1968). 学校用色覚検査表　半田屋商店

北原健二 (1994). 色覚異常検査法. 大山正・今井省吾・和気典二（編）新編感覚・知覚ハンドブック　誠信書房, pp. 425-426.

ムーア, B. C. J.　大串健吾（監訳）(1994). 聴覚心理学概論　誠信書房（Moore, B. C. J. (1989). *An introduction to the psychology of hearing* (*3rd ed*). London Academic Press.）

日本心理学会認定心理士資格認定委員会 (2015). 実験・実習で学ぶ心理学の基礎　金子書房

望月登志子 (1994). 感覚・知覚の発達　幼児・開眼者. 大山正・今井省吾・和気典二（編）新編感覚・知覚ハンドブック　誠信書房, pp. 104-135.

岡嶋克典 (2008). 測光・測色学. 岡嶋克典（編）講座感覚・知覚の科学5　感覚・知覚実験法　朝倉書店, pp. 68-89.

佐藤愛子 (1994). 痛み感覚. 大山正・今井省吾・和気典二（編）新編感覚・知覚ハンドブック　誠信書房, pp. 1262-1278.

清水豊 (2008). 触覚刺激. 岡島克典（編）講座感覚・知覚の科学5　感覚・知覚実験法　朝倉書店, pp. 110-114.

下條信輔・Held, R. (1983). 乳児の視力発達. 基礎心理学研究, **2**, 55-67.

心理学実験指導研究会 (1985). 実験とテスト＝心理学の基礎　実習編　培風館

和田有史 (2013). 視野. 藤永保（監）最新心理学事典　平凡社, p. 308.

コラム 1 - 1

Levin, D. T., Momen, N., & Drivdahl, S. (2000). Change blindness blindness: the metacognitive error of overestimating change-detection ability. *Visual Cognition*, **7**(1-3), 397-412.

Rensink, R. A., O'Regan, J. K., & Clark, J. J. (1997). To see or not to see: The need for attention to perceive changes in scenes. *Psychological Science*, **8**(5), 368-373.

Simons, D. J., & Levin, D. T. (1998). Failure to detect changes to people during a real-world interaction. *Psychonomic Bulletin & Review*, **5**(4), 644-649.

コラム 1 - 2

日経サイエンス (2008). こころのサイエンス04号　視覚の心理学　幻に触れる　日経サイエンス社, p. 73.

山口創 (2006). 皮膚感覚のふしぎ「皮膚」と「心」の身体心理学　講談社

コラム 1 - 3

Gibson, J. J. (1962). Observations on active touch. *Psychological Review*, **69**, 477-491.

岩田誠（監修）(2011). プロが教える脳のすべてが分かる本　ナツメ社

Kosfeld, M., Heinrichs, M., Zak, P. J., Fischbacher, U., & Fehr, E. (2005). Oxytocin increases trust in humans. *Nature*, **435**(7042), 673-676.

2 - 1

河内十郎 (1994). 視空間失認. 大山正・今井省吾・和気典二（編）新編感覚・知覚ハンドブック　誠信書房, pp. 221-222.

Levine M., Jankovic, I. N., & Palij, M. (1982). Principles of spatial problem solving. *Journal of Experimental Psychology: General*, **111**, 157-175.

関啓子（2009）．行動性無視検査（BIT）．赤居正美（編）リハビリテーションにおける評価法ハンドブック——障害や健康の測り方　医歯薬出版，pp. 79-83.

積山薫（1997）．身体表象と空間認知　ナカニシヤ出版

積山薫（1995）．空間視とその発達・障害．乾敏郎（編）認知心理学 1　知覚と運動　東京大学出版会，pp. 193-216.

太城敬良（2000）．逆さメガネの心理学——自分の視覚や知覚が信じられなくなる不思議実験室　河出書房新社

山田規畝子（2004）．壊れた脳生存する知　講談社

吉村浩一（2003）．逆さめがねの左右学　ナカニシヤ出版

2-2

Baddeley, A. (2012). Working Memory: Theories, Models, and Controversies. *The Annual Review of Psychology*, **63**, 1-29.

Ericsson, K. A., & Kintsch, W. (1995). Long-term working memory. *Pyschological Review*, **102**, 211-245.

Goldman-Rakic, P. S. (1987). Circuitry of the prefrontal cortex and the regulation of behavior by representational knowledge. In F. Plum & V. Mountcastle (Eds.), *Handbook of Physiology*. Bethesda, MD: American Physiological Society, pp. 373-417.

Luria, A. R. (1968). *Маленькая книжка о большой памяти (Ум мнемониста)*, Москва: Изд-во Московского университета. (ルリヤ，A. R.　天野清（訳）(2010)．偉大な記憶力の物語——ある記憶術者の精神生活　岩波書店)

Miller, G. A. (1956). The magical number seven, plus or minus two: Some limits on our capacity for processing information. *Psychological Review*, **63**, 81-97.

Scoville, W. B., & Milner, B. (1957). Loss of recent memory after bilateral hippocampal lesions. *Journal of Neurology, Neurosurgery and Psychiatry*, **20**, 11-21.

Squire, L. R. (1987). *Memory and Brain*. Oxford University Press.

Squire, L. R., & Kandel, E. R. (2009). *Memory: From Mind to Moleculues (2nd ed)*. Colorado: Roberts & Company.

2-3

Baron-Cohen, S., Leslie, A. M., & Frith, U. (1985). Does the autistic child have a 'theory of mind'?. *Cognition*, **21**, 37-46.

Coricelli, G. (2005). Two-levels of mental states attribution: From automaticity to voluntariness. *Neuropsychologia*, **43**, 294-300.

Dual, C., Piolino, P., Bejanin, A., & Eustache, F. (2011). Age effects on different components of theory of mind. *Conscious Cognition*, **20**, 627-642.

Dubois, B., Slachevsky, A., Litvan, I., & Pillon, B. (2000). The FAB A frontal assessment battery at bedside. *Neurology*, **55**, 1621-1625.

Goldman-Rakic, P. S. (1984). The frontal lobes:Uncharted provinces of the brain. *Trends Neuroscience*, **7**, 425-429.

Gupta, R., Tranel, D., & Duff, M. C. (2012). Ventromedial prefrontal cortex damage does not impair the development and use of common ground in social interaction: Implications for cognitive theory of mind. *Neuropsychologia*, **50**, 145-152.

半田智久（1994）．脳——心のプラットホーム　新曜社

Luria, A. R. (1973). *The working brain*. London: Penguin

Miyake, A., Friedman, N. P., Emerson, M. J. Witzki, A. H. et al. (2000). The unity and diversity of executive functions and their contributions to complex "Frontal Lobe" tasks: A latent variable analysis. *Cognitive Psychology*, **41**, 49-100.

Stuss, D. T., & Benson, D. F. (1985). *The Frontal Lobe*. New York: Raven Press.

鈴木光太郎（2013）．ヒトの心はどう進化したのか——狩猟採集生活が生んだもの　筑摩書房

ウォルシュ，K. W.　河内十郎・相馬芳明（監訳）（1983）．神経心理学——臨床的アプローチ　医学書院
2-4

Baltes, P. B., Staudinger, U. M., & Lindenberge, U. (1999). Lifespan psychology: Theory and application to intellectual functioning. *Annual Review of Psychology*, **50**, 471-507.

Salthouse, T. A. (1984). Effects of age and skill in typing. *Journal of Experimental Psychology: General*, **113**, 343-371.

佐藤眞一（2007）．生涯発達とその研究法．谷口幸一・佐藤眞一（編）エイジング心理学——老いについての理解と支援　北大路書房，pp. 19-35.

佐藤達哉（1997）．知能指数　講談社

Shaie, K. W. (2005). *Developmental influences on adult intelligence: The Seattle Longitudinal Study*. New York: Oxford University Press.

鈴木忠（2008）．生涯発達のダイナミックス——知の多様性　生きかたの可能性　東京大学出版

鈴木忠・西平直（2014）．生涯発達とライフサイクル　東京大学出版会

武政太郎・辰野千尋・岡本奎六（1952）．武政・びねー式知能検査法　世界社
2-5

Evans, J. J., Emslie, H., & Wilson, B. A. (1998). External cueing systems in the rehabilitation of executive impairments of action. *Journal of the International Neuropsychological Society*, **4**, 399-408.

Fleming, J. M., Lucas, S. E., & Lightbody, S. (2006). Using occupation to facilitate self-awareness in people who have acquired brain injury: A pilot study. *Canadian Journal of Occupational Therapy*, **73**, 44-55.

Levinson, R. (1997). The planning and execution assistant and trainer (PEAT). *The Journal of Head Trauma Rehabilitation*, **12**, 85-91.

柴崎光世（2012）．前頭葉機能障害の認知リハビリテーション．明星大学心理学年報，**30**，23-40.

Stuss, D. T. (2009). Rehabilitaion of frontal lobe dysfunction: A working framework. In M. Oddy, & A. Worthington (Eds.), *The rehabilitation of executive disorders: A guide to theory and practice*. Oxford: Oxford University Press, pp. 3-17.

種村純・椿原彰夫（2009）．教材による認知リハビリテーション——その評価と訓練法　永井書店
2-6

Folstein, M. F., Folstein, S. E., & McHugh, P. R. (1975). Mini-Mental State: A practical method for grading the cognitive state of patients for the clinician. *Journal of Psychiatric Research*, **12**, 189-198.

Hodges, J. R. (2007). *Cognitive assessment for clinicians (2nd ed)*. Cambridge: Oxford University Press.（ホッジス，J. R.　森悦朗（監訳）（2011）．臨床家のための高次精神機能のみかた　新興医学出版会）

Luria, A. R. (1973). *The Working Brain: An Introduction To Neuropsychology*. Basic Books.

森悦朗・三谷洋子・山鳥重（1985）．神経疾患患者における日本語版—— Mini-Mental State Test の有用性．神経心理学，**1**，82-90.

Newton 別冊（2012）．知能と心の科学　ニュートンプレス

杉下守弘（2019）．MMSE-J 精神状態短時間検査　改訂日本版　日本文化科学社
コラム2-1

板倉徹（2006）．ラジオは脳にきく——頭脳を鍛える生活習慣術　東洋経済新聞社
コラム2-2

戸名久美子（2017）．注意機能とマス計算——スクリーニング検査としての可能性．高齢者のケアと行動科学，**22**，28-40.
コラム2-3

Petersen, R. C., Smith, G. E., Ivnik, R. J., Tangalos, E. G., Schaid, D. J., Thibodeau, S. N., & Kurland, L. T. (1995).

Apolipoprotein E status as a predictor of the development of Alzheimer's disease in memory-impaired individuals. JAMA.

Petersen, R. C. (2004). Mild cognitive impairment as a diagnostic entity. *Journal of Internal Medicine.* **256**(3), 183-194.

コラム 2 - 4

相星さゆり・浜田博文・稲益由紀子・尾堂友予・森越ゆか・猪鹿倉武（2001）．老年期地方患者に対して現実見当識訓練（RO）法と回想法を併用した心理的アプローチの結果．老年精神医学雑誌，**12**(5)，505-512.

Ball, K., Berch, D. B., Helmers, K. F., Jobe, J. B., Leveck, M. D., Marsiske, M., Morris, J. N., Rebok, G. W., Smith, D. M., Tennstedt, S. L., Unverzagt, F. W., & Willis, S. L. (2002). Effects of cognitive training interventions with older adults: A randomized controlled trial. *The Journal of the American Medical Association,* **288**(18), 2271-2281.

Butler, R. N. (1963). The life review: An interpretation of reminiscence in the aged. *Psychiatry,* **26**, 65-76.

Clare, L., Wilson, B. A., Carter, G., Hodges, J. R., & Adams, M. (2001). Long-term maintenance of treatment gains following a cognitive rehabilitation intervention in early dementia of Alzheimer type: a single case study. *Neuropsychological Rehabilitation,* **11**, 477-494.

孫琴・吉田甫・土田宣明・大川一郎（2014）．健康高齢者における学習活動の持続効果に関する研究――持続年数を中心とした検討．日本発達心理学会第25回大会抄録集，p. 202.

Thompson, G., & Foth, D. (2005). Cognitive-training programs for older adults: What are they and can they enhance mental fitness? *Educational Gerontolgy,* **31**, 603-626.

吉田甫・孫琴・土田宣明・大川一郎（2014）．学習活動の遂行で健康高齢者の認知機能を改善できるか――転移効果から．心理学研究，**85**(2)，130-138.

3 - 1

Mazur, J. E. (1998). *Learning and Behavior* (*4th ed*). Upper Saddle River, NJ: Prentice Hall.

Nursing-plaza.com（2012）．快適な院内環境に関するアンケート（http://www. nursing-plaza.com/report/details/201203.html）

3 - 2

Cason, H. (1922). The conditioned eyelid reaction. *Journal of Experimental Psychology,* **5**, 153-196.

Garcia, J., Kimeldorf, D. J., & Koelling, R. A. (1955). Conditioned aversion to saccharin resulting from exposure to gamma radiation. *Science,* **122**, 157-158.

Garcia, J., & Koelling, R. (1966). Relation of cue to consequence in avoidance learning. *Psychonomic Science,* **4**, 123-124.

Kandel, E. R. (2001). The molecular biology of memory storage: a dialogue between genes and synapses. *Science,* **294**, 1030-1038.

Pavlov, I. (1927). *Conditioned reflexes: an investigation of the physiological activity of the cerebral cortex.* Oxford University Press.

Schneiderman, N., & Gormezano, I. (1964). Conditioning of the nictitating membrane of the rabbit as a function of CS-US interval. *Journal of Comparative and Physiological Psychology,* **57**, 188-195.

Siegel, S. (1975). Evidence from rats that morphine tolerance is a learned response. *Journal of Comparative and Physiological Psychology,* **89**, 498-506.

Watson, J. B., & Rayner, R. (1920). Conditioned emotional reaction. *Journal of Experimental Psychology,* **3**, 1-14.

3 - 3

Mazur, J. E. (1998). *Learning and Behavior* (*4th ed.*). Upper Saddle River, NJ: Prentice Hall.

野田光彦・山崎勝也・林野泰明・泉和生・後藤温（2014）．糖尿病受診中断対策包括ガイド　厚生労働科学研究「患

者データベースに基づく糖尿病の新規合併症マーカーの探索と均てん化に関する研究——合併症予防と受診中断抑止の視点から」.

Reynolds, G. S. (1975). *A primer of operant conditioning*. Glenview, IL: Scott, Foresman.

Skinner, B. F. (1953). *Science and human behavior*. New York: MacMillan.

Thorndike, E. L. (1898). Animal intelligence: An experimental study of the associative processes in animals. *Psychological Review Monograph Supplements*, 2 (4, Whole No. 8).

3-4

Bechara, A., Tranel, D., Damasio, H., Adolphs, R., Rockland, C., & Damasio, A. R. (1995). Double dissociation of conditioning and declarative knowledge relative to the amygdara and hippocampUS in humans. *Science*, **269**, 1115-1119.

Castellucci, I., Pinsker, H., Kupfermann, I. & Kandel, E. (1970). Neuronal Mechanisms of Habituation and Dishabituation of the Gill-Withdrawal Reflex in Aplysia. *Science*, **167**, 1745-1748.

Johansen, J. P., Cain, C. K., Ostroff, L. E., & LeDoux, J. E. (2011). Molecular mechanisms of fear learning and memory. *Cell*, **147**, 509-524.

Kupfermann, I., Castellucci, I., Pinsker, H., & Kandel, E. (1970). Neuronal Correlates of Habituation and Dishabituation of the Gill-Withdrawal Reflex in Aplysia. *Science*, **167**, 1743-1745.

Olds, J., & Milner, P. (1954). Positive reinforcement produced by electrical stimulation of septal area and other regions of rat brain. *Journal of Comparative and Physiological Psychology*, **47**, 419-427.

Pinsker, H., Kupfermann, I., Castellucci, I., & Kandel, E. (1970). Habituation and Dishabituation of the Gill-Withdrawal Reflex in Aplysia. *Science*, **167**, 1740-1742.

Project H. M.   URL: https://www.thebrainobservatory.org/projecthm

坂井建雄（2014）．プロメテウス解剖学アトラス　医学書院

Scoville, W. B., & Milner, B. (1957). Loss of recent memory after bilateral hippocampal lesions. *Journal of Neurology, Neurosurgery and Psychiatry*, **20**, 11-21.

3-5

Gorczynski, R. M. (1990). Conditioned enhancement of skin allografts in mice. *Brain, Behavior, and Immunity*, **4**, 85-92.

Mesibov, G., Shea, V., & Schopler, E. (2004). *The TEACCH approach to autism spectrum. disorders*. New York: Kluwer Academic/Plenum.

Mowrer, O. H., & Mowrer, W. M. (1938). Enuresis: A method for its study and treatment. *American Journal of Orthopsychiatry*, **8**, 436-459.

Solvason, H. B., Ghanta, V. K., & Hiramoto, R. N. (1988). Conditioned augmentation of natural killer cell activity. Independence from nociceptive effects and dependence on interferon-beta. *Journal of Immunology*, **140**, 661-665.

Wolpe, J. (1958). *Psychotherapy by reciprocal inhibition*. Stanford, CA: Stanford University Press.

コラム3-2

服巻繁（2003）．対人支援における人間行動の科学理解と実践——医療・福祉・看護学生のための分かりやすい応用行動分析　ふくろう出版

4-1

戸田正直（1992）．感情——人を動かしている適応プログラム　東京大学出版会

4-3

Gottman, J. M., Katz, L. F., & Hooven, C. (1997). *Meta-Emotion: How Families Communicate Emotionally*. Mathway,

NJ: Erlbaum.

Gross, J. J. (1998). The Emerging Field of Emotion Regulation: An Integrative Review. *Review of General Psychology*, **2**(3), 271-299.

今田寛（2002）．情動研究の最近の動向を探る．感情心理学研究，**9**(1), 1-22.

Kashdan, T. B., & Biswas-Diener, R. (2014). *The Upside of your dark side-Why being your whole self, not just your good self, drives success and fulfillment.* Hudson Street.

森口竜平（2009）．児童期・青年期における感情コンピテンスの特質と発達的傾向に関する検討．発達研究，**23**, 263-268.

Parrott, W. G. (2014). *The Positive Side of Negative Emotions.* Guilford Press.

Smith, R. H. (2013). *The Joy of Pain: Schadenfreude and the Dark Side of Human Nature.* Oxford University Press.

4-4

Harker, L., & Keltner, D. (2001). Expressions of Positive Emotion in Women's College Yearbook Pictures and Their Relationship to Personality and Life Outcomes Across Adulthood. *Journal of Personality and Social Psychology*, **80**(1), 112-124.

コラム 4-1

Hochschild, A. R. (1983). *The Managed Heart.* Berkeley, CA: University of California Press.

金子多喜子・関谷大輝・伊藤まゆみ（2015）．看護師の職務における感情調整に関する探索的検討．日本ヒューマン・ケア心理学会学術集会第17回大会プログラム・発表論文集，40.

コラム 4-2

遠藤寛子・湯川進太郎（2018）．怒りの維持過程に基づいた筆記開示法の検討――思考の未統合感に着目して．カウンセリング研究，**51**, 81-93.

遠藤寛子・湯川進太郎（2011）．高校における思考の未統合感と怒りの維持との関係．カウンセリング研究，**44**, 92-100.

遠藤寛子・湯川進太郎（2012）．怒りの維持過程――認知および行動の媒介的役割．心理学研究，**82**, 505-513.

遠藤寛子・湯川進太郎（2013）．怒りの維持過程における思考の未統合感に影響を及ぼす諸要因の検討．心理学研究，**84**, 458-467.

畠山朋子・佐々木久長・米山奈奈子（2016）．看護師の患者対応場面での怒り発生とその後の行動．秋田大学保健学専攻紀要，**24**, 41-51.

Pennebaker, J. W., & Beall, S. (1986). Confronting a traumatic event: Toward an understanding of inhibition and disease. *Journal of Abnormal Psychology*, **95**, 274-281.

Watanabe, S., & Kodama, M. (2002). The role of anger lengthiness in the relationship between anger and physiological responses in Japanese college students. *Japanese Health Psychology*, **10**, 33-44.

5-1

安藤寿康（2014）．遺伝と環境の心理学――人間行動遺伝学入門　培風館

伊坂裕子（2013）．類型論と特性論．二宮克美・浮谷秀一・堀毛一也他（編）パーソナリティ心理学ハンドブック　福村出版，pp. 43-49.

神村栄一（1999）．パーソナリティ．中島義明他（編）心理学辞典　有斐閣，pp. 686-687.

河合隼雄（1967）．ユング心理学入門　培風館

倉島徹（2004）．パーソナリティとは何か．近藤卓（編著）パーソナリティと心理学――コミュニケーションを深めるために　大修館書店，pp. 31-70.

Kretschmer, E. (1955). *Körperbau und Charakter: Untersuchungen zum Konstitutionsproblem und zur Lehre von den*

Temperamenten. Springer Verlag.（相場均（訳）(1960). 体格と性格――体質の問題および気質の学説によせる研究　文光堂）

Loehlin, J. C., & Nichols, R. C. (1976). *Heredity, environment and personality*. Austin: University of Texas Press.

大木桃代（2014）. 人格心理学. 大木桃代・小林孝雄・田積徹（編著）日々の生活に役立つ心理学　川島書店，p. 95.

Plomin, R. (1990). *Nature and nurture: An introduction to human behavioral genetics*.（安藤寿康・大木秀一（訳）(1994). 遺伝と環境――人間行動遺伝学入門　培風館），p. 78.

坂野雄二（1999）. 気質論. 中島義明他（編）心理学辞典　有斐閣，p. 160.

Sheldon, W. H., & Stevens, S. S. (1942). *The varieties of temperament: A psychology of constitutional differences*. New York: Harper & Brothers.

鈴木公啓（2012）. パーソナリティの諸理論. 鈴木公啓（編）パーソナリティ心理学概説　ナカニシヤ出版，p. 20.

5-2

馬場禮子（2008）. 精神分析的人格理論の基礎　岩崎学術出版社

遠藤由美（2006）. 自己意識. 二宮克美・子安増生（編）パーソナリティ心理学　新曜社，pp. 112-115.

伊藤美奈子（2005）. 文化と性格. 戸田まり・サトウタツヤ・伊藤美奈子（編）グラフィック性格心理学　サイエンス社，pp. 67-84.

河合隼雄（1967）. ユング心理学入門　培風館

河合隼雄（1970）. カウンセリングの実際問題　誠信書房

倉島徹（2004）. パーソナリティとは何か. 近藤卓（編著）パーソナリティと心理学――コミュニケーションを深めるために　大修館書店，pp. 31-70.

前田重治（1985）. 図説精神分析学　誠信書房

NHK放送文化研究所（1997）. 現代の県民気質――全国県民意識調査　日本放送出版協会

Nolen-Hoeksema, S., Fredrickson, B. L., Loftus, G. L., & Wagenaar, W. A.　内田一成（監訳）(2012). ヒルガードの心理学第15版　金剛出版，p. 713.

Rochat, P. (2003). Five levels of self-awareness as they unfold early in life. *Consciousness and Cognition*, **12**, 717-731.

Rogers, C. R. (1957). The necessary and sufficient conditions of therapeutic personality change. *Journal of Counseling Psychology*, **21**, 95-103.（伊藤博・村山正治（訳）(2001). ロジャーズ選集（上）　セラピーによるパーソナリティ変化の必要にして十分な条件　誠信書房，pp. 265-285.）

Rogers, C. R. (1959). A theory of therapy, personality, and interpersonal relationships, as developed in the client-centered framework. In S. Koch (Ed.) *Psychology: A study of a science, Vol. 3. Formulation of the Person and the Social Context*. New York: McGraw-Hill, pp. 184-256.（伊藤博・村山正治（訳）(2001). クライエント・センタードの枠組みから発展したセラピー，パーソナリティ，人間関係の理論. ロジャーズ選集（上）　誠信書房，pp. 286-313.）

祖父江孝男（1971）. 県民性　中公新書

上田吉一（1976）. 自己実現の心理　誠信書房

鵜飼美昭（2011）. ロジャーズのパーソナリティ理論. 佐治守夫・飯長喜一郎（編）新版 ロジャーズクライアント中心療法　有斐閣，pp. 101-125.

和辻哲郎（1979）. 風土――人間学的考察　岩波書店

5-3

American Psychiatric Association (2013). *Diagnostic and statistical manual of mental disorders 5th ed.* Arlington, VA. American Psychiatric Publishing.（米国精神医学会　日本精神神経学会（監修）髙橋三郎・大野裕（監訳）染矢俊幸・神庭重信・尾崎紀夫・三村將・村井俊哉（訳）(2014). DSM-5 精神疾患の診断・統計マニュアル　医学書院）

久保田正春 (2009). あなたの家族が心の病になったとき　法研

水田恵三 (2005). 犯罪原因論. 越智啓太 (編) 犯罪心理学　朝倉書店, pp. 9-29.

大野裕・三崎美津江 (2004). パーソナリティ障害. 小此木啓吾・深津千賀子・大野裕 (編) 改訂心の臨床家のための精神医学ハンドブック　創元社, pp. 202-210.

レン・スペリー　近藤喬一・増茂尚志 (監訳) (2012). パーソナリティ障害──診断と治療のハンドブック　金剛出版

牛島定信 (2012). やさしくわかるパーソナリティ障害　ナツメ社

5-4

Babbie, E. (2009) *Practice of social research* (12th ed). Belmont: Wadsworth Publication.

本間房恵 (1999). TAT (Thematic Apperception Test). 大原健士郎・本間修 (監修) 精神科ハンドブック 6　心理検査　星和書店, pp. 38-50.

本間修 (1999). ロールシャッハ・テスト──片口法を中心に. 大原健士郎・本間修 (監修) 精神科ハンドブック 6　心理検査　星和書店, pp. 21-37.

星野良一 (1999a). 文章完成法 (SCT). 大原健士郎・本間修 (監修) 精神科ハンドブック 6　心理検査　星和書店, pp. 51-59.

星野良一 (1999b). 絵画欲求不満テスト (PF スタディ). 大原健士郎・本間修 (監修) 精神科ハンドブック 6　心理検査　星和書店, pp. 60-70.

生和秀敏 (2001). 内田クレペリン検査. 上里一郎 (監修) 心理アセスメントハンドブック第 2 版　西村書店, pp. 198-208.

井上裕光 (2013). 信頼性. 二宮克美・浮谷秀一・堀毛一也ほか (編) パーソナリティ心理学ハンドブック　福村出版, p. 651.

岩脇三良 (2001). EPPS. 上里一郎 (監修) 心理アセスメントハンドブック第 2 版　西村書店, pp. 209-217.

空井健三 (2000). 投影法の効用と限界. 氏原寛・成田善弘 (編) 臨床心理学 2　診断と見立て──心理アセスメント　培風館, pp. 102-109.

田中富士夫 (2001). MMPI. 上里一郎 (監修) 心理アセスメントハンドブック第 2 版　西村書店, pp. 97-110.

依田麻子・杉若弘子 (1993). 心理アセスメント序説. 上里一郎 (監修) 心理アセスメントハンドブック第 2 版　西村書店, pp. 3-7.

吉川眞理 (2000). YG 法 (矢田部-ギルフォード性格検査). 氏原寛・成田善弘 (編) 臨床心理学 2　診断と見立て──心理アセスメント　培風館, pp. 185-193.

吉森護 (1978). 心理テストはどのようにして作られるか. 西山哲・山内光哉 (監修) 目で見る教育心理学　ナカニシヤ出版

コラム 5-1

古川竹二 (1927). 血液型による気質の研究. 心理学研究, **2**, 22-44.

能見正比古 (1971). 血液型でわかる相性　青春出版社

小塩真司 (2010). はじめて学ぶパーソナリティ心理学──個性をめぐる冒険　ミネルヴァ書房

コラム 5-2

Money, J. (1987). Sin, sickness, or status? Homosexual gender identity and psychoneuroendocrinology. *American Psychologist*, **42**(4), 384-399.

コラム 5-3

American Psychiatric Association. (2013). *Diagnostic and statistical manual of mental disorders* (*DSM-5*). Washington, DC: American Psychiatric Association Publishing. (米国精神医学会　日本精神神経学会 (監修) 高橋三郎・大野裕 (監訳) 染矢俊幸・神庭重信・尾崎紀夫・三村將・村井俊哉 (訳) (2014). DSM-5 精神疾患の分類と診断の手引　医学書院)

James, W. (1890). *The principles of psychology*. Cambridge, MA: Harvard University Press.

Loftus, E. F., & Ketcham, K. (1994). *The myth of repressed memory*. New York, NY; St. Martin's Press.（ロフタス，E. F. &ケッチャム，K. 仲真紀子（訳）（2000）．抑圧された記憶の神話——偽りの性的虐待の記憶をめぐって）

McHugh, P. R. (1993). Multiple personality disorder. *Harvard Mental Health Letter*, **10**(3), 4-6.

6−1

Baltes, P. B., & Baltes, M. M. (1990). Psychological perspectives on successful aging: The model of selective optimization with compensation. In P. B. Baltes., & M. M. Baltes (Eds), *Successful aging: Perspectives from the behavioral science*. Cambridge University Press, pp. 1-27.

Erikson, E. H. (1950). *Childhood and Society*. New York: W. W. Norton.（エリクソン，E. H. 仁科弥生（訳）（1977；1980）．幼児期と社会1，2 みすず書房）

Havighurst, R. J. (1972). *Development tasks and education* (3rd ed.). David McKay company.（ハヴィガースト，R. J. 児玉憲典・飯塚裕子（訳）ハヴィガーストの発達課題と教育——生涯発達と人間形成 川島書店）

Laslett, P. (1996). *A fresh Map of life*. (2nd ed.) McCmillan Press.

大川一郎（2011）．中年期～老年期の発達 大川一郎・土田宣明・宇都宮博・日下菜穂子・奥村由美子（編著）エピソードでつかむ老年心理学 ミネルヴァ書房，pp. 1-13.

鈴木忠（2012）．生涯発達 高橋惠子・湯川良三・安藤寿康・秋山弘子（編）発達科学入門1 理論と方法 東京大学出版会，pp. 162-163.

6−2

Ainsworth, M. D. S., Blehar, M. C., Waters, E., & Wall, S. (1978). *Patterns of attachment: A Psychological study of the strange situation*. Hillsdale, NJ: Erlbaum.

Bowlby, J. (1969). *Attachment and loss. Vol. 1: Attachment*. New York: Basic Books.

Clarke-Stewart, K. A. (1973). Interactions between mothers and their young children: Characteristics and consequences. *Monographs of the society for Reseach in Child Development*, **38**(6 & 7, Serial No. 153), 1-108.

Cole, M., & Cole, S. R. (2001). *The development of children*. New York: Worth.

DeCasper, A. J., &Spence, M. J. (1986). Prenatal maternal speech influences newborns' perceptions speech sounds. *Infant Behavier and Development*, **9**, 133-150.

Levy, M., & Orlans, M. (1998). *Attachment, trauma, and healing*. WashingtonDC: CWLA Press.（レビー，M. &オーランズ，M. 藤岡孝志・ATH 研究会（訳）（2005）．愛着障害と修復的愛着療法——虐待児童への対応）

Main, M,. & Solomon, J. (1990). Procedures for identifying infants as disorganized/desoriented during the ainsworth strange situation. In M. T. Greenberg, D. Cicchetti, & E. M. Cummings (Eds), *Attachment in the preschool years*. University of Chicago Press, pp. 121-160.

Nole-Hoeksema, S., Fredrickson, L. B., Loftus, R. G., & Wangenaar, A. W. (2012). *Atkinson & Hilgard's introduction to psychology*. 16 edition. Cengage Leaning.（ホーセクマ，S., フレデリックソン，B., ロフタス，G., &ワーグナー，W. 内田一誠（監訳）（2012）．ヒルガードの心理学16版 金剛出版）

Ramus, F. (2002). Language discrimination by newborns: teasing apart phonotactic, rhythmic, and intonational cues. *Annual Review of Language Acquisition*, **2**, 851-815.

政府広報オンライン 理解する「発達障害ってなんだろう？」https://www.gov-online.go.jp/featured/201104/contents/rikai.html（最終アクセス日：2019年8月27日）

Spock, B.(1946). *The Common Sense Book of Baby and Child Care*. New York: Duell, Sloan, and Pearce.（スポック，B. 暮しの手帳翻訳グループ（訳）（1984）．スポック博士の育児書 暮しの手帳社）

Stayton, D. J. (1973). Infant responses to brief everydays separations: Distress, following, and greeting. *Paper presented at the meeting of the Society for Research in Child Development.*

内田伸子 (1991). 世界を知る枠組みの発達 内田伸子・臼井博・藤崎春代 (著) 乳幼児の心理学 有斐閣, pp. 131-152.

6-3

Horn, j. k., & Cattell, R. B. (1966). Refinment and test of theory of fluid and crystallized intelligence. *Journal of Educational Psychoogy*, **57**, 253-270.

松尾直博 (2010). 人間関係の発達 櫻井茂男・大川一郎 (編) しっかり学べる発達心理学・改訂版 福村出版, pp. 109-124.

まど・みちお・山本直純 (1966). 一年生になったら JASRAC (出):190912020-01

Selman, R. L., & Demorest, A. (1984). Observing troubled children's interpersonal negotiation strategies: Implications for a developmental model. *Child Development*, **55**, 288-304.

6-4

Aron, A., Norman, C. C., & Aron, E. N. (1998). The self-expansion model and motivation. *Representative Research in Social Psychology*, **22**, 1-13.

Capsi, A., &Harbener, E. S. (1990). Continuity and changer: Assortative marriage and the consistency of personality in adulthood. *Journal of personarity and social psychology*, **58**, 250-258.

Erikson, E. H. (1959). Identity and the life cycle. *Psychological Issues* Vol. 1, No. 1, Monograph 1. New York: International Universities Press. (エリクソン, E. H. 小此木啓吾 (訳編) (1973). 自我同一性――アイデンティティとライフサイクル 誠信書房.)

Hill, C., Rubin, Z., & Peplau, L. A. (1976). Breakups before marriage: The end of 103 affairs. *Journal of Social Issues*, **32**, 147-168.

大野久 (1995). 青年期の自己意識と生き方. 落合良行・楠見孝 (編) 講座生涯発達心理学 4 自己への問い直し――青年期 金子書房, pp. 89-123.

尾崎豊 (1983). 僕が僕であるために 十七歳の地図 CBS ソニー

Rubin, Z. (1973). *Liking and loving*. New York: Holt, Rinehart and Winston.

Sternberg, R. J. (1986). A triangular theory of love. *Psychological Review*, **93**, 119-135.

6-5

望月嵩・木村汎 (編) (1980). 現代家族の危機――新しいライフスタイルの設計 有斐閣

文部科学省 (2004). キャリア教育の推進に関する総合的調査研究協力者会議報告書

岡本祐子 (1994). 成人期における自我同一性の発達過程とその要因に関する研究 風間書房

Schein, E. H. (1978). *Career dynamics- Matching individual and organizational needs*. Addison-Wesley Publishing company, Inc. (シャイン, E. H. 二村敏子・三善勝代 (訳) キャリア・ダイナミクス――キャリアとは, 生涯を通しての人間の生き方・表現である。白桃書房)

6-6

朝日新聞「吉本隆明さんと考える現代の「老い」」2006年 9 月19日

Baltes, P. B., & Linenberger, U. K. (1997). Emergence of powerful connection between sensory and cognitive function across the adult life span: A new window of the study of cognitive aging? *Psychology and Aging*, **12**, 15

権藤恭之 (2008). 生物学的加齢と心理学的加齢. 権藤恭之 (編) 高齢者心理学 朝倉書店

増井幸恵・権藤恭之・河合千恵子・呉田陽一・高山緑・中川威・高橋龍太郎・藺牟田洋美 (2010). 心理的well-being が高い虚弱高齢者における老年的超越の特徴――新しく開発した日本版老年的超越質問紙を用いて 老年社会科学, **32**, 33-47.

Shock, N. W. (1963). *Gerontology*. In C. B. Vedder, & C. Charles (Eds). Tomas Publisher, pp. 264-279.

鳥羽研二（1997）. 施設介護の問題点. 日本老年医学会雑誌, **34**(12), 981-986.

Tornstam, L. (1989). Gero-transcendence: A reformulation of the disengagement theory. *Aging: Clinical and Expermental Research*, **1**, 55-63.

財団法人長寿科学振興財団（2006）. 健康長寿ネット　https://www.tyojyu.or.jp/net/kenkou-tyoju/koureisha-sho-kuji/karei-shokuyoku.html（最終アクセス日：2019年8月27日）

コラム6-1

内閣府（2016）. 若者の生活に関する調査報告書　https://www8.cao.go.jp/youth/kenkyu/hikikomori/h27/pdf-index.html（最終アクセス日：2019年9月24日）

齊藤万比古（研究代表）ほか（2007）. ひきこもりの評価・支援に関するガイドライン　厚生労働科学研究費補助金こころの健康科学研究事業　mhlw.go.jp/file/06-seisakujouhou-12000000-shakaiengokyoku-shakai/0000147789.pdf

コラム6-3

内閣府男女共同参画局（2012）.「男性にとっての男女共同参画」に関する意識調査報告書　http://www.gender.go.jp/research/kenkyu/dansei_ishiki/index.html（最終アクセス日：2019年9月24日）

コラム6-4

西村優紀美（2017）. 発達障害学生に対する支援体制の構築. 学園の臨床研究, **16**, 15-20.

山下智子・徳本弘子（2016）. 発達障害及び発達障害の疑いのある看護学生の臨地実習における学習困難の様相. 埼玉医科大学看護学科紀要, **9**(1), 11-17.

7-1

Allport, G. W. (1958). *The nature of prejudice*. New York: Doubleday & Company, Inc.

Asch, S. E. (1946). Forming impressions of personality. *Journal of Abnormal and Social Psychology*, **41**, 258-290.

Beach, L., & Wertheimer, M. (1961). A free response approach to the study of person cognition. *Journal of Abnormal and Social Psychology*, **62**, 367-374.

Dion, K. K. (1972). Physical attractiveness and evaluation of children's transgressions. *Journal of Personality and Social Psychology*, **24**, 207-213.

Fiske, S. T., & Depret, E. (1996). Control, interdependence and power: Understanding social cognition in its social context. In W. Strobe, & M. Hewstone (Eds.), *European Review of Social Psychology. Vol. 7*. New York: John Wiley & Sons. Ltd., pp. 31-61.

Fiske, S. T., & Neuberg, S. L. (1990). A continuum of impression formation, from category-based to individuating processes: Influences of information and motivation on attention and interpretation. In M. P. Zanna (Ed.), *Advances in Experimental Social Psychology. Vol. 23*. New York: Academic Press, pp. 1-74.

Fiske, S. T., & Taylor, S. E. (1991). *Social Cognition*. (2nd ed.). New York: McGraw-Hill.

Guilbert, D. T., & Osborne, R. E. (1989). Thinking backward: Some curable and incurable consequences of cognitive busyness. *Journal of Personality and Social Psychology*, **57**, 940-949.

Pratto, F., & Bargh, J. A. (1991). Stereotyping based on apparently individuating information: Trait and global components of sex stereotypes under attention overload. *Journal of Experimental Social Psychology*, **27**, 26-47.

Sigall, H., & Ostrove, N. (1975). Beautiful but dangerous: Effects of offender attractiveness and nature of the crime on judgement. *Journal of Personality and Social Psychology*, **31**, 410-414.

Wicklund, R. A., & Braun, O. L. (1990). Creating consistency among pairs of trait: A bridge from social psychology to trait psychology. *Journal of Experimental Social Psychology*, **26**, 545-558.

山本眞理子（1995）. 身長のステレオタイプは存在するか——身長が対人印象に与える影響について. 筑波大学心理

学研究，**17**，123-134.

山本眞理子・原奈津子（2006）．他者を知る——対人認知の心理学　サイエンス社

7-2

相川充（2000）．人づきあいの技術——社会的スキルの心理学　サイエンス社

Altman, I. (1973). Reciprocity of interpersonal exchange. *Journal for the Theory of Social Behavior*, **3**, 249-261.

Argyle, M. (1967). *The psychology of interpersonal behavior*. Baltimore, MD: Penguin books.

Cook, M. (1970). Experiments on orientation and proxemics. *Human Relations*, **23**, 61-76.

大坊郁夫（1995）．魅力と対人関係．安藤清志・大坊郁夫・池田謙一（著）社会心理学　岩波書店

Jones, E. E., & Pittman, T. S. (1982). Toward a general theory of strategic self-presentation. In J. Suls (Ed.), *Psychological perspectives on the self, Vol. 1.* Hillsdale, NJ: Lawrence Erlbaum Associates.

Tompson, L. L., & Hastie, R. (1990). Social perception in negotiation. *Organizational Behavior and Human Decision Processes*, **47**, 98-123.

7-3

Allport, F. H. (1924). *Social Psychology*. Boston: Houghton Miffin.

Asch, S. E. (1951). Effects of group pressure upon the modification and distortion of judgements. In H. Guetzkow (Ed.), *Groups, Leadership and men*. Pittsburgh, PA: Carnegie press.

Janis, I. L. (1971). Group think. *Psychology Today*, **5**, 43-46, 74-76.

三隅二不二（1984）．リーダーシップ行動の科学　有斐閣

Sampson, R. J. (1997). The embeddedness of child and adolescent development: A community-level perspective on urban violence. In J. McCord (Ed.). *Violence and Childhood in the Inner City*, Cambridge, MA: Cambridge University Press, pp. 31-77.

Shmitt, B. H., Gilovich, T., Goore, N., & Joseph, L. (1986). Mere presence and social facilitation: One more time. *Journal of Experimental Social Psychology*, **22**, 242-248.

Stoner, J. A. F. (1961). *A comparison of individual and group decisions including risk*. Unpublished master's thesis, School of Industrial Management, MIT.

7-4

Brewer, M. B. (1988). A dual process model of impression formation. *Advances in social cognition*, 1, Hillsdale, NJ: Lawrence Erlbaum Associates. pp. 1-36.

Fiske, S. T., & Neuberg, S. L. (1990). A continuum of impression formation, from category-based to individuating processes: Influences of information and motivation on attention and interpretation. In M. P. Zanna (Ed.), *Advances in Experimental Social Psychology. Vol. 23*. New York: Academic Press, pp. 1-74.

公益財団法人日本医療評価機構（2018）．参加医療機関数と報告の現況．医療事故情報収集等事業2018年年報，1，p. 4.

厚生労働省，地域包括ケアシステム　http://www.mhlw.go.jp/stf/seisakunitsuite/bunya/hukushi_kaigo/kaigo_koureisha/chiiki-houkatsu/（最終アクセス日：2019年8月27日）

成瀬信裕（2013）．多職種連携で進めるリスク認識力を高めるチームづくり　リスク認識力を高めるための取り組み　5分間KYTの継続で想定外のリスクに対応できるチームをつくる，*Nursing BUSINESS*, **7**(11), 22-26.

Peplau, H. E. (1952). Interpersonal Relations in Nursing: A Conceptual Frame of Reference for Psychodynamic Nursing.（ペプロウ，H. E.　稲田八重子・小林冨美栄・武山満智子・都留伸子・外間邦江（訳）（1973）．人間関係の看護論——精神力学的看護の概念枠　医学書院，p. 9.）

櫻井尚子・渡部月子・臺有桂（編）（2012）．ナーシンググラフィカ㉑在宅看護論——地域療養を支えるケア　メディカ出版，p. 122.

Greenwald, A. G., McGhee, D. E., & Schwartz, J. L. K. (1998). Measuring individual differences in implicit cognition: The implicit association test. *Journal of Personality and Social Psychology*, **74**, 1464-1480.

菊池章夫 (1988). 思いやりを科学する——向社会的行動の心理とスキル 川島書店

McKenna, K. Y. A., & Bargh, J. A. (1998). Coming out in the age of the Internet: Identity de-marginalization' from virtual group participation. *Journal of Personality and Social Psychology*, **75**, 681-694.

三隅二不二 (1984). リーダーシップ行動の科学 有斐閣

Moscovici, S., & Zavalloni, M. (1969). The group as polarizer of attitudes. *Journal of Personality and Social Psychology*, **12**, 125-135.

Yamaguchi, S., Kuhlman, D., & Sugimori, S. (1995). Personality correlates of allocentric tendencies in individualist and collectivist cultures. *Journal of Cross-Cultural Psychology*, **26**, 658-672.

McKenna, K. Y. A., & Bargh, J. A. (1998). Coming out in the age of the Internet: Identity de-marginalization' from virtual group participation. *Journal of Personality and Social Psychology*, **75**, 681-694.

Moscovici, S., & Zavalloni, M. (1969). The group as polarizer of attitudes. *Journal of Personality and Social Psychology*, **12**, 125-135.

川島隆太 (2002). 高次機能のブレインイメージング 医学書院

高橋伸子 (2013). 高齢者支援から見えてきたもの——地域での新しい展開. 村本邦子・土田宣明・徳田完二・春日井敏之・望月昭 (編) 対人援助学を拓く 晃洋書房, pp.174-186.

Tamir, D. I., & Mitchell, J. P. (2012). Disclosing information about the self is Intrinsically rewarding. *Proceedings of the National Academy of Sciences*, **109**, 8038-8043.

Grice, P. (1989). *Studeies in the way of words*. Harvard University Press, Cambridge, Mass. (清塚邦彦 (訳) (1998). 論理と会話 勁草書房)

Saulner, C. A., & Ventola, P. E. (2012). *Essentials of Autism Spectrum Disorders Evaluation and Assessment*, John Wiley & Sons. (黒田美保・辻井正次 (2014). 自閉症スペクトラム障害の診断・評価 必携マニュアル 東京書籍)

Ajzen, I. (1985). From intention to actions: a theory of planned behavior, in J. Kuhl & J. Beckmann (Eds), *Action-control: From Cognition to Behavior*. Heidelberg: Spring, pp. 11-39.

Bandura, A. (1997). *Self-efficacy: The exercise of control*. New York: W. H. Freeman and Company.

Becker, M. H., & Mainman, L. A. (1975). Sociobehavioral determinants of compliance with health and medical care recommendations. *Medical Care*, **13**, 10-14.

Danaei, G., et al. (2009). The preventable causes of death in the United States: Comparative risk assessment of dietary, lifestyle, and metabolic risk factors. *PloS Med*, **6**, e1000058. Covered by Creative Commons Attribution License.

厚生労働省ホームページ 平成28年簡易生命表の概況 http://www.mhlw.go.jp/toukei/saikin/hw/life/life16/dl/life16-15.pdf

Marks, D. F., Murray, M. E., Evans, B., Willing, C., Woodall, C., & Sykes, C. M. (2005). *Health psychology : Theory, research, and practice, (2nd ed.)*. Sage Publications.

西垣悦代（2011）．大学生の生活習慣と主観的健康度・不安・自己効力感との関連．日本心理学会第75回大会発表論文集，p. 1255.

Prochaska, J. O., & DiClemente, C. C. (1982). Transtheoretical therapy: Toward a more in-tegrative model of change. *Psychotherapy: Theory Research and Practice*, **19**, 276-288.

Richman, R. M., Loughnan, G. T., Droulers, A. M., Steinbeck, K. S., & Caterson, I. D. (2001). Self-efficacy in relation to eating behaviour among obese and non-obese women. *International Journal of Obesity*, **25**(6), 907-913.

Sniehotta, F. F., & Aunger, R. (2010). Stage models of behavior change. IN D. French, K. Vedhara, Ad A. Kaptein & J. Weinman (Eds.) *Health psychology*, (*2nd ed.*). BPS Blackwell, pp. 135-146.

8 - 2

Ader, R. (2001). Psychoneuroimmunology. *Current Direction in Psychological Science*, **10**, 94-98.

Davidson, R. J., Kabat-Zinn, J., Schumacher, J., Rosenkranz, M., Muller, D., Santorelli, S. F., Urbanowski, F., Harrington, A., Bonus, K., & Sheridan, J. F. (2003). Alterations in Brain and Immune Function Produced by Mindfulness Meditation. *Psychosomatic Medicine*, **65**, 564-570.

林果林（編）（2005）．医療スタッフ特有のストレス．坪井康次（編）オウン・メンタルヘルス　中山書店，pp. 36-45.

Kiecolt-Glaser, J. K., Page, G. G., Marucha, P. T., MacCallum, R. C., & Glaser, R. (1998). Psychological influence on surgical recovery. *American Psychologist*, **53**, 1209-1218.

Lazarus, R. S., & Folkman, S. (1984). Stress, Appraisal, and Coping. New York: Springer.

Neenan, N., & Dryden, W. (2002). *Life Coaching A Cognitive-Behavioural Approach*.（ニーナン，N. & ドライデン，W.　吉田悟（監訳）（2010）．認知行動療法に学ぶコーチング　東京図書）

Palmer, S., & Cooper, C. (2013). *How to deal with stress* (*3rd ed.*). Kogan Page; London.

Selye, H. A. (1936). Syndrome Produced by Diverse Nocuous Agents. *Nature*, **138**, 32.

Swanson, V., & Power, K. (1996). A Comparison of stress and job satisfaction in female and male GPs and consultants. *Stress Medicine*, **12**, 17-26.

8 - 3

Danner, D., Snowdon, D., & Friesen, W. (2001). Positive Emotions in Early Life and Longevity: Findings from the Nun Study. *Personality and Social Psychology*, **80**(5), 804-813.

Ekman, P., & Friesen, W. (1975). *Unmasking the face*. Prentice-Hall, INC.

Fredrickson, B. L. (2001). The role of positive emotions in positive psychology: The broaden-and-build theory of positive emotions. *American Psychologist*, **56**, 218-226.

Gable, S., & Haidt, J. (2005). What (and why) is positive psychology? *Review of General Psychology*, **9**, 103-110.（ファンデンボス，G. R.（監修）繁枡算男・四本裕子（監訳）（2013）．APA 心理学大辞典　培風館）

Isen, A. M., Johnson, M. S., Mertz, E., & Robinson, G. F. (1985). The influence of positive affect on the unusualness of word associations. *Journal of Personality and Social Psychology*, **48**, 1413-1426.

Lewis, M. (2000). The emergence of human emotions. In M. Lewis & J. M. Haviland (Eds.). *Handbook of emotions* (*2nd ed.*). New York: The Guilford Press, pp. 265-280.

Linley, P. A., & Harrington, S. (2005). *Hand book of Coaching Psychology*.（堀　正（監訳）（2011）．ポジティブ心理学とコーチング心理学の統合．コーチング心理学ハンドブック　金子書房，pp. 46-66.）

Maslow, A. H. (1954). *Motivation and personality*. New York: Harper.

西垣悦代（2014）．大学生におけるポジティブ──ネガティブ感情とウェルビーイングとの関連．第三回日本ポジティブサイコロジー医学会学術集会プログラム抄録集，p. 35.

Nishigaki, E. (2018). *Positive Intervention for High School Teachers in Japan: A Preliminary Study*, Poster presented at the 9th European Conference on Positive Psychology (Budapest).

大竹恵子 (2006). ポジティブ感情の機能と社会的行動. 島井哲志 (編) ポジティブ心理学　ナカニシヤ出版, pp. 83-98.

大竹恵子・島井哲志・池見陽・宇津木成介・Peterson, C., & Seligman, M. E. P. (2005). 日本版生き方の原則調査票 (VIA-IS Values in Action inventory of Strengths) 作成の試み. 心理学研究, **76**(5), 461-467.

Park, N., Peterson, C., & Seligman, M. E. P. (2004). Strengths of character and well-being. *Journal of Social & Clinical Psychology*, **23**(5), 603-619.

Peterson, C., & Seligman, M. E. P. (2004). *Character strengths and virtues: A handbook and classification.* Washington, DC; American Psychological Association.

Richard, S., Lazarus, R. S., & Folkman, S. (1984). *Stress, Appraisal, and Coping.* Springer Publishing Company.

Seligman, M. E. P., & Csikszentmihalyi, M. (2000). Positive Psychology: An introduction. *American Psychologist*, **55**(1), 5-14.

Seligman, M. E. P. (2011). *Flourish A Visionary New Understanding of Happiness and Well-being.* (セリグマン, M. E. P.　宇野カオリ (監訳) (2014). ポジティブ心理学の挑戦――"幸福"から"持続的幸福"へ　ディスカヴァー・トゥエンティワン)

Watson, D., Clark, L. A., & Tellegen, A. (1988). Development and validation of brief measures of positive and negative affect: The PANAS scal. *Journal of personality and Social Psychology*, **54**, 1063-1070.

8 - 4

稲岡文昭 (1988). Burnout 現象と Burnout スケールについて. 看護研究, **21**(2), 147-155.

北岡 (東口) 和代 (2004). バーンアウトを構成する概念について――日本版 MBI (Maslach Burnout Inventory) の因子構造に関する検証的研究. 日本精神保健看護学会誌, **13**(1), 99-104.

小木和孝 (1985). 交代勤務. 坂本弘 (編) 講座生活ストレスを考える　第4巻　職場集団にみるストレス　垣内出版, pp. 104-131.

久保真人 (2007). バーンアウト (燃え尽き症候群) ――ヒューマンサービス職のストレス. 日本労働研究雑誌, **558**, 54-64.

宗像恒次 (1988). 燃えつき現象研究の今日的意義. 看護研究, **21**(2), 122-131.

日本看護協会 (2006). 新版　看護者の基本的責務――定義・概念／基本法／倫理　日本看護協会出版会

日本看護協会 (2012). 2011年病院看護実態調査　日本看護協会調査研究報告85

日本看護協会 (2013). 看護職の夜勤・交替制勤務に関するガイドライン　公益社団法人日本看護協会

折山早苗・宮腰由紀子・小林敏生 (2011). 深夜勤務労働が看護師に及ぼす影響――深夜勤務中の活動量, 眠気, 疲労感および生理学的指標の変化. 日本医療・病院管理学会誌, **48**(3), 23-32.

佐藤和子・天野敦子 (2000). 看護職者の勤務条件と蓄積的疲労との関連についての調査. 大分看護科学研究, **2**(1), 1-7.

渡辺直登 (2002). 職業性ストレス. 宗方比佐子・渡辺直登 (編著) キャリア発達の心理学――仕事・組織・生涯発達　川島書店, pp. 201-228.

8 - 5

Berne, R. M., & Levy, M. N. (2000). *Principles of Physiology* (3rd ed.). Mosby, Inc. (バーン, R. M. & レヴィ, M. N.　坂東武彦 (監訳) (2003). カラー基本生理学　西村書店)

Heuchert, J. P., & McNair, D. M. (2012). *Profile of Mood States 2.* Toronto. (横山和仁 (監訳) (2015). *POMS2* 日本語版マニュアル第2版　金子書房)

Highley, J. D., Suomi, S. J., & Linnoila, M. (1992). A longitudinal assessment of CSF monoamine metabolite and plasmacortisol concentrations in young rhesus monkeys. *Biological Psychiatry*, **32**, 127-145.

井川原弘一（2006）．案内人との散策が人にもたらす心理的・生理的効果．中部森林研究，**54**，61-65.

Kudiela, B. M., Buske-kirschbaum, A., Hellhammer, D. H., et al. (2004). HPA axis responses to laboratory psychosocial stress in healthy elderly adults, younger adults, and children : impact of age and gender. *Psychoneuroendocrinology*, **29**(1), 83-98.

常次祐子・宮崎義文・李宙営（2011）．森林環境要素の生理効果の解明——異なる自然環境におけるセラピー効果の比較と身近な森林のセラピー効果に関する研究．独立行政法人森林総合研究所交付金プロジェクト研究成果集，**46**(4)，37-42.

横山和仁（2005）．POMS 短縮版——手引と事例解説　金子書房

コラム 8-1

Gendlin, E. T. (1981). *Focusing.* (2nd ed.). New York: Bantam Books.（ジェンドリン，E. T.　村山正治・都留春夫・村瀬孝雄（訳）（1982）．フォーカシング　福村出版）

池見陽（1995）．心のメッセージを聴く——実感が語る心理学　講談社

コラム 8-3

Butler, R. N. (1975). *Why Survive? Being Old in America.* The Johns Hpokins University Press.

Erikson, E. H. (1982). *The life cycle completed.* Norton.

Erikson, E. H. (1986). *Vital involvement in old age.* Joan M. Erikson, Helen Q. Kivnick, Norton.

野村豊子（1998）．回想法とライフレビュー——その理論と技法　中央法規

9-1

ゴードン，M.　上鶴重美（訳）（2009）．アセスメント覚え書——ゴードン機能的健康パターンと看護診断　医学書院

ヘンダーソン，V.　湯槇ます・小玉香津子（訳）（2016）．看護の基本となるもの　日本看護協会出版会

井出訓（2014）．高齢者のアセスメント．北川公子ほか（著）系統看護学講座　専門分野Ⅱ　老年看護学　医学書院，p. 87.

川野雅資・本江朝美・藤森里実・鳥原真紀子（2005）．基本から学ぶ看護過程と看護診断スタディガイド（第 5 版）医学書院

渡邊トシ子（編）（2011）．ヘンダーソン・ゴードンの考えに基づく実践看護アセスメント——同一事例による比較　ヌーヴェルヒロカワ

山田律子（2011）．生活機能からみた老年看護過程＋病態・生活機能関連図．山田律子・井手訓（編）医学書院

9-2

American Psychiatric Association (2013). *Diagnostic and Statistical Manual of Mental Disorders,* (5th ed.) (*DSM-5*).（米国精神医学会　日本精神神経学会（日本語版用語監修）高橋三郎・大野裕（監訳）染矢俊幸・神庭重信・尾崎紀夫・三村將・村井俊哉（訳）（2014）．DSM-5 精神疾患の診断・統計マニュアル　医学書院）

Korchin, S. J. (1976). *Modern clinical psychology.* New York: Basic Books.

厚生労働省　平成25年厚生労働省老健局高齢支援課認知症・虐待防止対策推進室説明資料

坂野雄二・菅野純・佐藤正二・佐藤容子（1996）．ベーシック現代心理学 8　臨床心理学　有斐閣

9-3

Hayes, S. C. (2004). Acceptance and Commitment Therapy, Relational Frame Theory and the Third Wave of behavioral and cognitive therapies. *Behavior Therapy*, **35**, 639-665.

Kabat-Zinn, J. (1990). *Full catastrophe living: using the wisdom of your body and mind to face in Stress, Pain and illness.* New York Dell Publishing.（カバットジン，J.　春木豊（訳）（1993）．生命力がよみがえる瞑想法——"こころ"と"からだ"のリフレッシュ　実務教育出版）

Rogers, C. R. (1961). *On becoming a person: A therapist's view of psychotherapy.* Boston, MA Houghton Mifflin.（ロジ

ャーズ，C. R.　諸富祥彦・末武康弘・保坂亨（訳）（2005）．ロジャーズが語る自己実現の道　岩崎学術出版社）

Stahl, B., & Goldstein, E. (2010). *Mindfulness-based stress reduction workbook*. New Harbinger Publications.（スター
　　ル，B. & ゴールドステイン，E.　家接哲次（訳）（2013）．マインドフルネス・ストレス低減法ワークブック　金
　　剛出版）

吉川悟・東　豊（2001）．システムズアプローチによる家族療法のすすめ方　ミネルヴァ書房

9 – 4

American Psychiatric Association (2013). *Diagnostic and Statistical Manual of Mental Disorders,* (*5th ed.*) (*DSM-5*).
　　（米国精神医学会　日本精神神経学会（日本語版用語監修）高橋三郎・大野裕（監訳）染矢俊幸・神庭重信・尾
　　崎紀夫・三村將・村井俊哉（訳）（2014）．DSM-5 精神疾患の診断・統計マニュアル　医学書院）

Ivey, A. E. (1983). *Introduction to Microcounseling.* Cole Publishing Company, Calfornia.（アイビィ，A. E.　福原真知
　　子・椙山喜代子・国分久子・楡木満生（訳）（1985）．マイクロカウンセリング　川島書店）

渡辺三枝子　ハー，E. L.（2001）．キャリアカウンセリング入門――人と仕事の橋渡し　ナカニシヤ出版

9 – 5

American College of Medical Genetics Board of Directors. (1995). Points to Consider: Ethical, Legal, and Psychosocial
　　Implications of Genetic Testing in Children and Adolescents. *American Journal of Human Genetics,* **57**(5), 1233-
　　1241.

American Society of Human Genetics Board of Directors and American College of Medical Genetics Board of
　　Directors. (1995). Points to Consider: Ethical, Legal, and Psychosocial Implications of Genetic Testing in Children
　　and Adolescents. *American Journal of Human Genetics,* **57**(5), 1233-1241.

朝田隆・池嶋千秋・野瀬真由美ほか（2009）．厚生労働科学研究補助金（長寿科学総合研究事業）総合研究報告書：
　　若年性認知症の実態と対応の基盤整備に関する研究．

Epstein, C., et al. (1975). Genetic counseling (statement of the American Society of Human Genetics Ad Hoc
　　Committee on Genetic Counseling). *American Journal of Human Genetics,* **27**, 240-242.

福永幹彦（2004）．医師は心理士に何を求めるか――心療内科医の立場から．心身医学，**45**(9)，663-673．

Heilman, K. M., Watson, R. T., & Valenstein, E. (1993). Neglect and related disorders. Heilman, K. M., Valenstein, E.
　　(Eds) *Clinical Neuropsychology* (*3rd ed.*), Oxford University Press; New York, pp. 279-336.

東山弘子（2005）．電話相談員の養成．村瀬嘉代子・津川律子（編）電話相談の考え方とその実践　金剛出版，pp.
　　54-64.

乾吉佑（2007）．医療心理学実践の手引き　金剛出版

加藤佑佳・武田圭祐・成本迅（2011）．高齢者ケアにおけるアセスメント　精神的側面．高齢者のケアと行動科学，
　　16特別号，16-30.

加藤佑佳（2012）．総合的な報告書の心得――神経心理検査報告書の表し方と工夫．小海宏之・若松直樹（編著）高
　　齢者こころのケアの実践（上）――認知症ケアのための心理アセスメント　創元社，pp. 95-102.

加藤佑佳（2015）．若年性認知症――職場復帰を目指す若年性認知症に対する神経心理検査を活かした復職へ向けた
　　支援と心理的アプローチ．飯干紀代子・吉畑博代（編著）高齢者の言語聴覚障害――症例から学ぶ評価と支援の
　　ポイント　建帛社，pp. 46-50.

Kearney, J., & Bartell, A. S.　尾形明子（訳）（2011）．小児期，青年期のがん患者に対する心理療法．M. Watson & D.
　　Kissane（編）内富庸介・大西秀樹・藤澤大介（監訳）（2013）．がん患者心理療法ハンドブック　医学書院，pp.
　　349-366.

国立社会保障・人口問題研究所（2021）．第16回出生動向基本調査（結婚と出産に関する全国調査）結果の概要，64.

久保春海（2007）．不妊カウンセリング．産婦人科治療，**95**(2)，149-153.

松野俊夫（2002）．心身医療で求められる心理臨床家の資質は何か――卒前・卒後教育の視点から．心身医学，**42**(7)，

292

　427-431.

日本産科婦人科学会倫理委員会（2022）．令和3年度倫理委員会　登録・調査小委員会報告．日本産科婦人科学会雑
　誌，**74**(9)，2414.

日本社会事業大学研究所（2015）．児童相談所児童心理司の業務に関する研究調査報告書（第1報──単純集計・ヒ
　アリング調査）．

日本臓器移植ネットワーク　「改正法後の脳死下臓器提供におけるコーディネートに関する研究──脳死下臓器提供
　における家族対応のためのガイドブック」平成25年度厚生労働科学研究費補助金　難治性疾患等克服研究事業
　（免疫アレルギー疾患等予防・治療研究事業）

野澤美江子（2022）．不妊症──不妊カップルの心理・社会的反応．中込さと子・小林康江・荒木奈緒（編）概論・
　リプロダクティブヘルスと看護　第2版　メディカ出版，pp. 171-173.

大橋正洋（2002）．一般用語になりつつある高次脳機能障害．失語症研究，**22**，194-199.

大島剛・山野則子（2009）．児童相談所児童心理司の業務に関する一考察．人間福祉学研究，**2**(1)，19-32.

Petersen, R. C., & Morris, J. C. (2005). Mild cognitive impairment as a clinical entity and treatment target. *Archives*
　Neurology, **62**, 1160-1163.

佐藤孝道（編）（2010）．不妊に悩む女性への看護　メディカ出版

白井徳満（2009）．自殺予防を目的とする電話相談──自殺の実態と危機介入理論．日本いのちの電話連盟（編）自
　殺予防いのちの電話──理論と実際　ほんの森出版，pp. 40-54.

高田治（2008）．児童福祉施設はネットワークづくりで決まる．中釜洋子・高田治・齋藤憲司（著）心理援助のネッ
　トワークづくり〈関係系〉の心理臨床　東京大学出版会，pp. 75-156.

コラム9-1

河合俊雄・内田由紀子（編）（2013）．『ひきこもり』考　創元社

厚生労働省（2010）．ひきこもりの評価・支援に関するガイドライン（研究代表者　齋藤万比古）．mhlw.go.jp/
　file/06-seisakujouhou-12000000-shakaiengokyoku-shakai/0000147789.pdf

索　引
（＊印は人名）

295

《執筆者紹介》（執筆順，＊は編者）

＊大川　一郎（おおかわ　いちろう）　埼玉学園大学人間学部教授，筑波大学名誉教授

　石松　一真（いしまつ　かずま）　滋慶医療科学大学大学院医療管理学研究科教授

＊土田　宣明（つちだ　のりあき）　立命館大学総合心理学部教授

　多田美香里（ただ　みかり）　関西福祉科学大学心理科学部准教授

　坂口　佳江（さかぐち　よしえ）　看護師，保健師

　戸名久美子（とな　くみこ）　星ヶ丘医療センターリハビリテーション部言語聴覚士，
　　　　　　　立命館大学客員研究員，公認心理師

　石川眞理子（いしかわ　まりこ）　立命館大学衣笠総合研究機構人間科学研究所客員協力研究員，
　　　　　　　臨床心理士，公認心理師，高校スクールカウンセラー

　孫　　琴（そん　きん）　立命館大学衣笠総合研究機構客員研究員

　北口　勝也（きたぐち　かつや）　武庫川女子大学教育学部教授

　伊勢由佳利（いせ　ゆかり）　特定非営利活動法人神経発達症研究推進機構研究員

　成田　健一（なりた　けんいち）　関西学院大学文学部教授

　関谷　大輝（せきや　だいき）　東京成徳大学応用心理学部准教授

　遠藤　寛子（えんどう　ひろこ）　埼玉学園大学人間学部心理学科准教授

　榎本　尚子（えのもと　なおこ）　川崎市こども家庭センター精神保健福祉士，社会福祉士，
　　　　　　　公認心理師

　田中　真理（たなか　まり）　鹿児島県立短期大学准教授

　箕浦有希久（みのうら　ゆきひさ）　佛教大学教育学部講師

　髙塚　広大（たかつか　こうだい）　大阪医専・ECC国際外語専門学校・帝塚山学院大学・
　　　　　　　姫路大学非常勤講師，サルビアジュニア　臨床心理士，
　　　　　　　公認心理師，精神保健福祉士，社会福祉士，特別支援教育士

　濱田　智崇（はまだ　ともたか）　京都橘大学健康科学部准教授

　堀口　康太（ほりぐち　こうた）　白百合女子大学人間総合学部講師

＊高見　美保（たかみ　みほ）　兵庫県立大学看護学部教授

　藤　　桂（ふじ　けい）　筑波大学大学院人間総合科学研究科准教授

　高橋　伸子（たかはし　のぶこ）　立命館大学衣笠総合研究機構人間科学研究所客員協力研究員，
　　　　　　　精神保健福祉士，公認心理師

広瀬結美子（ひろせ　ゆみこ）　近畿大学心理臨床・教育相談センター非常勤講師，
　　　　　　　　　　　　　　　いちメンタルクリニック臨床心理士，公認心理師

西垣　悦代（にしがき　えつよ）　関西医科大学医学部教授

増野　園惠（ましの　そのえ）　兵庫県立大学地域ケア開発研究所教授

平野　智子（ひらの　ともこ）　関西医科大学非常勤講師，関西医科大学心理学教室研究員

志田　有子（しだ　ゆうこ）　関西医科大学心療内科学講座博士研究員，
　　　　　　　　　　　　　　関西医科大学心理学教室非常勤講師

桑田　直弥（くわた　なおや）　運動器ケア　しまだ病院公認心理師，臨床心理士，社会福祉士，
　　　　　　　　　　　　　　　介護福祉士

日下菜穂子（くさか　なほこ）　同志社女子大学現代社会学部教授

津村　麻紀（つむら　まき）　法政大学現代福祉学部助教

宮　　裕昭（みや　ひろあき）　市立福知山市民病院公認心理師，臨床心理士

小野　陵太（おの　りょうた）　彦根市発達支援センター公認心理師

才藤千津子（さいとう　ちづこ）　西南学院大学教授

加藤　佑佳（かとう　ゆか）　京都府立医科大学大学院医学研究科精神機能病態学助教

川崎　優子（かわさき　ゆうこ）　兵庫県立大学看護学部教授

野澤美江子（のざわ　みえこ）　東京工科大学医療保健学部教授

今村　友紀（いまむら　ゆき）　兵庫県臓器移植コーディネーター

福原　末美（ふくはら　すえみ）　医療法人音花会　なかもずこころのクリニック

安井　美鈴（やすい　みすず）　大阪人間科学大学保健医療学部言語聴覚学科准教授

長谷部さやか（はせべ　さやか）　元　発達相談員，臨床心理士

《編著者紹介》

大川一郎（おおかわ　いちろう）

埼玉学園大学人間学部教授，筑波大学名誉教授，日本老年行動科学会副理事長。

主著：『新訂　中高年の心理臨床』（共編著，放送大学教育振興会）

『エピソードでつかむ老年心理学』（共編著，ミネルヴァ書房）

『高齢者のこころとからだ事典』（編集代表，中央法規出版）

『老いとこころのケア』（共編著，ミネルヴァ書房）

土田宣明（つちだ　のりあき）

立命館大学総合心理学部教授。

主著：『心理学スタンダード』（共編著，ミネルヴァ書房）

『エピソードでつかむ老年心理学』（共編著，ミネルヴァ書房）

『行動調節機能の加齢変化──抑制機能を中心とした検討』（北大路書房）

高見美保（たかみ　みほ）

兵庫県立大学看護学部教授。

主著：『最新老年看護学 第4版』（共著，日本看護協会出版会）

『新版　認知症の人々の看護』（共著，医歯薬出版）

『超高齢者の緩和ケア』（共著，南山堂）

基礎から学べる
医療現場で役立つ心理学

| 2020年3月31日　初版第1刷発行 | 〈検印省略〉 |
| 2023年2月20日　初版第2刷発行 | |

定価はカバーに
表示しています

編著者	大　川　一　郎
	土　田　宣　明
	高　見　美　保
発行者	杉　田　啓　三
印刷者	田　中　雅　博

発行所　株式会社　ミネルヴァ書房

607-8494　京都市山科区日ノ岡堤谷町1
電話代表　（075）581-5191
振替口座　01020-0-8076

創栄図書印刷・藤沢製本

ISBN978-4-623-07066-4
Printed in Japan

大川一郎・土田宣明・宇都宮　博・　　　　　　　Ａ５判・296頁
日下菜穂子・奥村由美子 編著　　　　　　　　　本　体2,600円

エピソードでつかむ老年心理学

佐藤眞一・権藤恭之 編著　　　　　　　　　　　Ｂ５判・216頁
　　　　　　　　　　　　　　　　　　　　　　本　体2,500円
よくわかる高齢者心理学

松田　修・飯干紀代子・小海宏之 編著　　　　　Ｂ５判・170頁
　　　　　　　　　　　　　　　　　　　　　　本　体2,400円
公認心理師のための
基礎から学ぶ神経心理学

村井俊哉・森本恵子・石井信子 編著　　　　　　Ａ５判・234頁
　　　　　　　　　　　　　　　　　　　　　　本　体2,400円
メンタルヘルスを学ぶ
──精神医学・内科学・心理学の視点から

◎公認心理師スタンダードテキストシリーズ（全23巻）
Ｂ５判・各巻200頁程度・本体2,400円（予価）　　＊随時刊行予定
下山晴彦・佐藤隆夫・本郷一夫 監修

◎公認心理師の基本を学ぶテキスト（全23巻）
Ａ５判・各巻平均220頁程度・本体2,200円（予価）　　＊随時刊行予定
川畑直人・大島　剛・郷式　徹 監修

──────────── ミネルヴァ書房 ────────────
https://www.minervashobo.co.jp/